CLINICAL SIGNS MASTER GUIDE

上肢臨床症候の診かた・考え方

編集

玉井和哉 獨協医科大学 教授
金谷文則 琉球大学 教授
池上博泰 東邦大学 教授

南山堂

編 集

玉井和哉
獨協医科大学 教授

金谷文則
琉球大学 教授

池上博泰
東邦大学 教授

執 筆 (執筆順)

玉井和哉
獨協医科大学 教授

西須 孝
千葉県こども病院 部長

守重昌彦
あんしん病院

杉本勝正
名古屋スポーツクリニック 院長

船越忠直
北海道大学 講師

浜田純一郎
桑野協立病院 部長

伊﨑輝昌
福岡大学 准教授

鈴木一秀
麻生総合病院 部長

林田賢治
大阪警察病院 部長

吉村英哉
川口工業総合病院 部長

岩堀裕介
愛知医科大学 特任教授

望月智之
東京医科歯科大学 准教授

山本敦史
群馬大学 助教

後藤昌史
久留米大学医療センター 准教授

松村 昇
慶應義塾大学 助教

金谷文則
琉球大学 教授

射場浩介
札幌医科大学 准教授

普天間朝上
琉球大学 助教

青木光広
北海道医療大学 教授

佐竹寛史
山形大学 講師

高原政利
泉整形外科病院　副院長

六角智之
千葉市立青葉病院　部長

村瀬　剛
大阪大学　准教授

古島弘三
慶友整形外科病院　スポーツ医学センター長

伊藤恵康
慶友整形外科病院　院長

松浦哲也
徳島大学　准教授

建部将広
名古屋大学医学部手外科　特任准教授

新井　猛
聖マリアンナ医科大学　講師

別府諸兄
聖マリアンナ医科大学　教授

稲垣克記
昭和大学　教授

池田　純
昭和大学　講師

西浦康正
筑波大学　教授

越智健介
東京歯科大学市川総合病院　講師

池上博泰
東邦大学　教授

関　敦仁
国立成育医療研究センター　医長

佐藤和毅
慶應義塾大学　准教授

奥山訓子
慶應義塾大学　特任講師

亀山　真
東京都済生会中央病院　担当部長

関口昌之
東邦大学　准教授

太田憲和
東京都立小児総合医療センター　医長

髙木岳彦
東海大学　講師

西脇正夫
川崎市立川崎病院　手肘外科センター長

丹治　敦
足利赤十字病院　副部長

中山政憲
東京女子医科大学附属膠原病リウマチ痛風センター
整形外科　助教

山部英行
済生会横浜市東部病院　副部長

小原由紀彦
豊岡第一病院

杉木　正
平塚市民病院　主任医長

森田晃造
国際親善総合病院　医長

岩本卓士
慶應義塾大学 助教

森澤　妥
国立病院機構埼玉病院 医長

坂井健介
聖マリア病院 医長

齊藤　毅
埼玉メディカルセンター 医長

谷野善彦
藤井外科胃腸科・整形外科 院長

岡崎真人
荻窪病院 手外科センター長

鈴木　拓
藤田保健衛生大学 講師

阿部耕治
山王病院

序

　整形外科の診療における身体診察の重要性は言うまでもない．画像診断だけで患者さんの持っている問題を診断できないことは，椎間板ヘルニアや腱板断裂で明らかである．しかしながら現実の診療では診察時間は限られ，また十分な設備や人的資源があるとは限らない．そのような状況の中でも，最初の診察で想起された鑑別診断病名の中に正しい診断名が含まれていることが重要である．そうでなければ，その後いくら検査をしても真実を見出すことはできないかもしれないし，少なくとも真実に到達するまでに時間がかかってしまう．

　適切な問診と身体診察によって可能性のある病態を絞り込み，さらに必要にして十分な検査を行って真実に到達する能力は，整形外科医の診断力量の根底をなすものである．これらの能力を磨くことにより，迅速に治療戦略を立てることが可能となるだろう．

　本書は既刊「下肢臨床症候の診かた・考え方」の姉妹本として，後期研修医あるいは専門医をめざす整形外科医を読者対象に，上肢の臨床症候についての診断能力を高める手助けをすることを目的として企画したものである．

　「肩関節・上腕部」「肘関節・前腕部」「手関節・手部」の3部構成とし，それぞれを総論と各論に分けた．総論では，基本解剖や機能解剖をはじめ，患者の年代を考慮した鑑別のための病歴聴取，視診，身体所見のとり方などを解説した．各論では，疾患ごとに具体的症例を用いた診察の流れを呈示し，確定診断までの思考と着眼点を解説した．また重要な身体所見について，それを正しく捉えるための手技，判断のポイント，所見の解釈で陥りやすい落とし穴などをイラストレイテッドに示した．

　本書の執筆者としては，肩関節，肘関節，および手外科領域における気鋭のスペシャリストの方々を選抜し，日常診療で行っている思考を分かりやすく伝えていただくようお願いした．本書を手にされた皆様が，病歴聴取や身体診察の要点を再整理し，患者さんの持っている問題の本質に効率よく到達できる助けになれば，この上ない幸いである．

2016年4月

編者を代表して　玉井和哉

目次

I編 肩関節・上腕部
（編集：玉井和哉）

第1章 肩関節・上腕部の解剖とバイオメカニクス

解剖と機能
（玉井和哉） 2

- I．表面・基本解剖 …… 2
  - 1．骨 …… 2
    - ▶鎖骨 …… 2
    - ▶肩甲骨 …… 2
    - ▶上腕骨 …… 3
  - 2．関節 …… 3
    - ▶胸鎖関節 …… 3
    - ▶肩鎖関節 …… 3
    - ▶肩関節（肩甲上腕関節）…… 3
    - ▶肩峰下関節 …… 4
    - ▶肩甲胸郭関節 …… 4
- II．筋・神経の解剖 …… 4
  - ▶筋 …… 4
  - ▶神経 …… 5
- III．機能解剖とバイオメカニクス …… 5
  - 1．関節の動き …… 5
    - ▶胸鎖関節の動き …… 5
    - ▶肩鎖関節の動き …… 5
    - ▶肩（肩甲上腕）関節の動き …… 5
    - ▶肩甲胸郭関節の動き …… 6
  - 2．肩関節の安定化機構 …… 6

第2章 肩関節・上腕部の臨床診断総論

小児の診かた
（西須 孝） 10

- I．小児の肩を診るにあたり …… 10
- II．問診 …… 11
- III．視診 …… 11
- IV．触診 …… 13
- V．身体所見 …… 13
  - 1．関節可動域 …… 13
  - 2．関節不安定性 …… 14
  - 3．肩甲胸郭関節の異常運動 snapping (grinding) …… 14
- VI．画像検査 …… 14
  - 1．単純X線検査 …… 14
  - 2．CT・MRI検査 …… 15
- VII．血液検査 …… 15
- VIII．経過観察 …… 15
- IX．早期診断の意義 …… 15

思春期・成人の診かた 〈守重昌彦〉 17

- Ⅰ．入室時の観察 17
- Ⅱ．病歴聴取 17
- Ⅲ．視診・触診 17
  1. 視診 17
     - ▶腫脹 17
     - ▶変形 17
     - ▶筋萎縮 17
     - ▶肩甲骨の観察 18
  2. 触診 18
- Ⅳ．必要となる身体所見の取り方 18
  1. 可動域 18
     - ▶肩甲胸郭関節に対する徒手検査 19
     - ▶腱板に対する徒手検査 19
     - ▶関節唇と関節安定性に対する徒手検査 21
     - ▶上腕二頭筋長頭腱に対する徒手検査 22
     - ▶投球障害について 22
     - ▶全身のバランスについての評価 23
- Ⅴ．診察室で行える検査 23
  1. 超音波検査 23
  2. 単純X線検査 23
- Ⅵ．その後の検査や次回受診についてのプランニング 23
  1. 初診後の検査の選択 23
  2. 次回受診についての指示 23

中・高齢者の診かた 〈玉井和哉〉 25

- Ⅰ．入室時の観察 25
- Ⅱ．病歴聴取 25
- Ⅲ．視診・触診 26
- Ⅳ．必要となる身体所見の取り方 28
  1. 関節可動域 28
  2. 筋力 28
  3. ストレステスト 28
     - ▶有痛弧徴候 28
     - ▶インピンジメント徴候 28
     - ▶インピンジメント注射テスト 29
     - ▶腕落下徴候 29
     - ▶棘上筋テスト 29
     - ▶外旋ラグ徴候 29
     - ▶hornblower's sign 30
     - ▶lift-off test 30
     - ▶belly press test 30
     - ▶Yergason test 31
     - ▶Speed test 31
- Ⅴ．診察室で行える検査 31
- Ⅵ．その後の検査や次回受診についてのプランニング 31

超音波像の見かた 〈杉本勝正〉 32

- Ⅰ．超音波診断の基本 32
  1. 正常関節構成体の超音波像 32
  2. 損傷，障害で出現する超音波像 32
  3. 超音波診断に必要な肩関節の解剖 32
     - ▶腱板 33
     - ▶上腕二頭筋長頭腱 33
     - ▶関節唇 33
- Ⅱ．超音波装置および肩関節検査法 33
  1. 超音波装置およびプローブ 33
  2. 肩関節超音波診断手技および正常像 33
     - ▶上腕骨近位端骨折 33
     - ▶リトルリーグ肩 33
     - ▶腱板損傷 33
     - ▶関節唇損傷 36
     - ▶ガングリオンによる肩甲上神経麻痺 38
     - ▶肩鎖関節損傷，鎖骨遠位端骨折 38
     - ▶上腕二頭筋長頭腱炎，脱臼，断裂 38
     - ▶インピンジメント症候群, swimmer's shoulder 40
     - ▶肩甲胸郭部滑液包炎，肩甲骨内上角炎，小菱形筋損傷 40

第3章　肩関節・上腕部の臨床診断各論

● 小児期

1. Sprengel 変形　　　　　　（船越忠直）　44
2. リトルリーグ肩　　　　　（浜田純一郎）　46
3. 上腕骨近位骨端離開　　　　（伊﨑輝昌）　48

● 思春期・青年期（スポーツ障害・外傷含む）

1. 外傷性肩関節脱臼（初回）　（鈴木一秀）　51
2. 反復性肩関節脱臼　　　　　（鈴木一秀）　54
3. 上方関節唇損傷　　　　　　（林田賢治）　57
4. 動　揺　肩　　　　　　　　（吉村英哉）　60
5. 関節唇損傷　　　　　　　（浜田純一郎）　62
6. 上腕二頭筋長頭腱断裂　　　（船越忠直）　64
7. 肩峰下インピンジメント症候群
　　　　　　　　　　　　　　（林田賢治）　67
8. 胸郭出口症候群　　　　　　（岩堀裕介）　70
9. 腋窩神経障害　　　　　　　（岩堀裕介）　73
10. 肩鎖関節脱臼　　　　　　　（望月智之）　76

● 中・高齢期

1. 腱板断裂（小〜中断裂）　　（山本敦史）　78
2. 腱板断裂（大〜広範囲断裂）（山本敦史）　80
3. 石灰性腱炎　　　　　　　　（後藤昌史）　82
4. 変形性肩関節症　　　　　　（松村　昇）　84
5. 関節リウマチ　　　　　　　（松村　昇）　87
6. 肩関節拘縮　　　　　　　　（後藤昌史）　90
7. 上腕骨近位端骨折　　　　　（伊﨑輝昌）　92

II編　肘関節・前腕部
（編集：金谷文則）

第1章　肘関節・前腕部の解剖とバイオメカニクス

解剖と機能
（金谷文則）　96

I．肘関節の機能と解剖 ……… 96
　1．機　能 ……… 96
　2．機能解剖 ……… 96
　　▶ ランドマークと解剖 ……… 96
　　▶ 骨・関節 ……… 97
　　▶ 靱　帯 ……… 98

II．前腕の機能と解剖 ……… 98
　1．ランドマークと解剖 ……… 98
　2．機　能 ……… 99
　3．バイオメカニクス ……… 99

第2章　肘関節・前腕部の臨床診断総論

小児の診かた　　　　　　　　　　　　　　　　　　　　　　　　　　　　（射場浩介）102

- Ⅰ．病歴聴取 ……………………………………… 102
- Ⅱ．視　診 ………………………………………… 102
- Ⅲ．触　診 ………………………………………… 104
- Ⅳ．身体所見 ……………………………………… 104
  - ▶関節可動域 …………………………………… 104
  - ▶筋力検査 ……………………………………… 105
  - ▶測　定 ………………………………………… 105
- Ⅴ．診察室での検査・処置 ……………………… 105
  - ▶外固定処置や装具の処方 …………………… 105
- Ⅵ．その後の検査や次回受診のプランニング
   ………………………………………………… 106

思春期・成人の診かた　　　　　　　　　　　　　　　　　　　　　　　　（普天間朝上）107

- Ⅰ．問　診 ………………………………………… 107
  - 1．職業歴・作業歴 ……………………………… 107
  - 2．外　傷 ………………………………………… 107
  - 3．疼　痛 ………………………………………… 107
  - 4．神経障害 ……………………………………… 109
- Ⅱ．視　診 ………………………………………… 109
- Ⅲ．身体所見 ……………………………………… 110
  - 1．肘 ……………………………………………… 110
  - 2．前　腕 ………………………………………… 111
- Ⅳ．検　査 ………………………………………… 111

中・高齢者の診かた　　　　　　　　　　　　　　　　　　　　　　　　　（青木光広）113

- Ⅰ．中・高齢者の肘を診るにあたり …………… 113
- Ⅱ．歩　容 ………………………………………… 114
- Ⅲ．病歴聴取 ……………………………………… 114
- Ⅳ．視診・触診・局所所見 ……………………… 114
- Ⅴ．必要となる身体所見の取り方 ……………… 115
  - 1．関節可動域 …………………………………… 115
  - 2．筋　力 ………………………………………… 116
  - 3．関節不安定性 ………………………………… 116
- Ⅵ．診察室で行える検査 ………………………… 116
  - 1．徒手筋力検査 ………………………………… 116
  - 2．超音波検査 …………………………………… 116
  - 3．ストレスX線検査 …………………………… 117
  - 4．神経伝導速度検査 …………………………… 117
- Ⅶ．次回の検査と診察プランニング …………… 117

超音波像の見かた　　　　　　　　　　　　　　　　　　　　　　　　（佐竹寛史/髙原政利）118

- Ⅰ．肘関節前方撮影 ……………………………… 118
- Ⅱ．肘関節内側撮影 ……………………………… 118
- Ⅲ．肘関節外側撮影 ……………………………… 120
- Ⅳ．肘関節後方撮影 ……………………………… 120
- Ⅴ．前腕近位撮影 ………………………………… 121
- Ⅵ．前腕遠位撮影 ………………………………… 121

第3章　肘関節・前腕部の臨床診断各論

● 小児期
1. 肘内障　　　　　　　　　　（六角智之）124
2. 肘周辺骨折，Monteggia脱臼骨折
　　　　　　　　　　　　　　（六角智之）126
3. 前腕骨塑性変形　　　　　　（村瀬　剛）128
4. 内反肘　　　　　　　　　　（村瀬　剛）130

● 思春期・青年期（スポーツ障害・外傷含む）
1. 肘頭骨端離開，肘頭疲労骨折
　　　　　　　　　　　（古島弘三/伊藤恵康）133
2. リトルリーグ肘　　　　　　（松浦哲也）136
3. 離断性骨軟骨炎　　　　　　（松浦哲也）138
4. 内側側副靱帯機能不全
　　　　　　　　　　　（古島弘三/伊藤恵康）140
5. 外傷性肘関節脱臼，靱帯損傷
　　　　　　　　　　　　　　（建部将広）142
6. 後外側回旋不安定症　　　　（建部将広）144
7. スポーツによる尺骨神経障害
　　　　　　　　　　　（新井　猛/別府諸兄）146
8. 滑膜ひだ障害　　　（新井　猛/別府諸兄）148
9. 関節リウマチ　　　　　　　（稲垣克記）150

● 中・高齢期
1. 変形性肘関節症　　　（池田　純/稲垣克記）152
2. 上腕骨外側上顆炎　　　　　（西浦康正）155
3. 上腕二頭筋遠位部腱断裂　　（西浦康正）158
4. 特発性前骨間神経麻痺，
　　特発性後骨間神経麻痺　　（越智健介）160
5. 肘部管症候群　　　　　　　（越智健介）162

Ⅲ編　手関節・手部
（編集：池上博泰）

第1章　手関節・手部の解剖とバイオメカニクス

解剖と機能　　　　　　　　　　　　　　　　　　　　　　（池上博泰）166

Ⅰ．表面・基本解剖 …………………… 166
　1. 皮膚 …………………… 166
　2. 骨格 …………………… 167
　　▶ 手関節 …………………… 167
　　▶ 手指関節 …………………… 168

Ⅱ．筋肉・腱・靱帯の解剖 …………………… 169
　1. 筋肉 …………………… 169
　2. 腱 …………………… 170
　3. 靱帯 …………………… 171

Ⅲ．血管・神経の解剖 …………………… 173
　1. 血管 …………………… 173
　2. 神経 …………………… 173

第2章 手関節・手部の臨床診断総論

小児の診かた
（関 敦仁） 176

- Ⅰ．手指の使い方の観察 …………………… 176
- Ⅱ．病歴聴取 ……………………………… 177
- Ⅲ．視診・触診 …………………………… 177
- Ⅳ．身体所見 ……………………………… 178
- Ⅴ．診察室での検査 ……………………… 179
- Ⅵ．その後の検査や次回受診についての
  プランニング …………………………… 180

思春期・成人の診かた
（佐藤和毅） 182

- Ⅰ．入室時の観察 ………………………… 182
- Ⅱ．病歴聴取 ……………………………… 182
- Ⅲ．視診・触診 …………………………… 183
- Ⅳ．必要となる身体所見の取り方 ……… 185
  1. 関節可動域 ………………………… 185
  2. 筋力検査 …………………………… 185
  3. 知覚検査 …………………………… 186
- Ⅴ．診察室で行える検査 ………………… 187
  1. 末梢循環障害 ……………………… 187
  2. 末梢神経障害の回復評価 ………… 187
  3. 屈筋腱損傷 ………………………… 188
  4. 指関節靱帯損傷 …………………… 188
  5. 三角線維軟骨複合体（TFCC）損傷 … 189
  6. 遠位橈尺関節（DRUJ）不安定性 … 189
  7. 手根管症候群 ……………………… 189
  8. 前骨間神経麻痺 …………………… 189
  9. 手関節狭窄性腱鞘炎（de Quervain 病）- 190
  10. 尺骨神経麻痺 ……………………… 190
  11. 舟状骨月状骨間不安定性 ………… 190
  12. 内在筋麻痺 ………………………… 190
- Ⅵ．その後の検査や次回診察についての
  プランニング …………………………… 191
  1. 単純 X 線 …………………………… 191
  2. ストレス X 線 ……………………… 191
  3. MRI ………………………………… 191
  4. CT …………………………………… 192
  5. 電気生理学的検査 ………………… 192
  6. 関節造影 …………………………… 192
  7. 血管造影 …………………………… 192

中・高齢者の診かた
（奥山訓子） 193

- Ⅰ．中・高齢者の手を診るにあたり …… 193
- Ⅱ．入室時にチェックすべき事項 ……… 193
- Ⅲ．病歴聴取 ……………………………… 193
  1. 主訴 ………………………………… 193
  2. 生活環境 …………………………… 195
  3. 既往歴 ……………………………… 195
  4. 家族歴 ……………………………… 195
- Ⅳ．視診・触診 …………………………… 195
  1. 視診 ………………………………… 195
  2. 触診 ………………………………… 196
- Ⅴ．必要となる身体所見の取り方 ……… 196
  1. 可動域 ……………………………… 196
  2. 神経学的診察 ……………………… 197
  3. 手の機能評価：身のまわり動作，日常生活動作 … 197
  4. 疾患特異的な徒手検査 …………… 197
- Ⅵ．診察室で行える検査・処置 ………… 198
  1. 単純 X 線 …………………………… 198
  2. 超音波検査 ………………………… 198
  3. 血液検査 …………………………… 198
  4. 外固定 ……………………………… 198
- Ⅶ．その後の検査や次回受診についての
  プランニング …………………………… 199

超音波像の見かた　　　　　　　　　　　　　　　　　　　　　　　　　（亀山　真）200

- Ⅰ．超音波診断装置の設定 ……………………… 200
- Ⅱ．基本走査 ……………………………………… 201
- Ⅲ．代表的な疾患のエコー画像 ………………… 201
  - ▶ 狭窄性屈筋腱腱鞘炎（ばね指）…………… 201
- ▶ de Quervain 病 ………………………………… 201
- ▶ 手根管症候群 …………………………………… 201
- ▶ オカルトガングリオン ………………………… 202

第3章　手関節・手部の臨床診断各論

● 小児期
1. 合指症　　　　　　　　　（関口昌之）206
2. （母指）多指症　　　　　（太田憲和）208
3. 先天性絞扼輪症候群　　　（関口昌之）211
4. 母指形成不全　　　　　　（髙木岳彦）214
5. 先天性握り母指症　　　　（髙木岳彦）216

● 思春期・青年期（スポーツ障害・外傷含む）
1. 三角線維軟骨複合体（TFCC）損傷
   　　　　　　　　　　　　（西脇正夫）219
2. 手指骨折　　　　　　　　（丹治　敦）222
3. 舟状骨骨折　　　　　　　（丹治　敦）224
4. 有鉤骨鉤突起骨折　　　　（中山政憲）226
5. 月状骨（周囲）脱臼　　　（西脇正夫）228

● 中・高齢期
1. 手根管症候群　　　　　　（山部英行）230
2. 尺骨神経管症候群（Guyon 管症候群）
   　　　　　　　　　　　　（山部英行）232
3. de Quervain 病，ばね指　（小原由紀彦）234
4. 母指 CM 関節症　　　　　（杉木　正）237
5. Kienböck 病　　　　　　　（森田晃造）240
6. Preiser 病　　　　　　　　（森田晃造）242
7. 手根不安定症　　　　　　（小原由紀彦）244
8. ボタン穴変形，スワンネック変形
   　　　　　　　　　　　　（岩本卓士）246
9. 指屈筋腱損傷　　　　　　（坂井健介）248
10. 指伸筋腱損傷　　　　　　（坂井健介）250
11. 指屈筋腱・伸筋腱皮下断裂（中山政憲）252
12. 指屈筋腱化膿性腱鞘炎　　（谷野善彦）254
13. 手指の循環障害　　　　　（谷野善彦）256
14. Dupuytren 拘縮　　　　　（鈴木　拓）258
15. Heberden 結節　　　　　　（森澤　妥）260
16. Bouchard 結節　　　　　　（森澤　妥）262
17. ガングリオン　　　　　　（齊藤　毅）264
18. グロムス腫瘍　　　　　　（岡崎真人）266
19. 腱鞘巨細胞腫　　　　　　（岡崎真人）268
20. 内軟骨腫　　　　　　　　（阿部耕治）270

日本語索引 ……………………………………… 273
外国語索引 ……………………………………… 278

動画のダウンロードにつきまして

　下記の解説動画をご覧いただけます．
　弊社ホームページ（http://www.nanzando.com）の「上肢臨床症候の診かた・考え方」ウェブページよりzip圧縮フォルダをダウンロード後，mp4ファイルに展開してご利用ください．

書籍ウェブページ：http://www.nanzando.com/books/32181.php
zip展開パスワード：csmg2_jyoushi

	動画No.	タイトル	解説者	該当ページ
Ⅰ編 肩関節・上腕部	1	左肩甲骨腹側外骨腫によるgrinding	西須　孝（千葉県こども病院 整形外科）	p.14
Ⅱ編 肘関節・前腕部	2	上腕骨外側上顆炎に対する圧痛点の触診法	青木光広（北海道医療大学）	p.114
	3	上腕骨内側上顆炎に対する触診法		p.115
	4	尺骨神経脱臼	佐竹寛史（山形大学 整形外科）	p.118
	5	尺骨神経脱臼と上腕三頭筋脱臼		p.118
	6	上腕骨内側上顆陳旧性裂離		p.119
	7	肘前方の観察		p.118
	8	肘内側の観察		p.118
	9	肘後方の観察		p.120
	10	肘頭骨棘の観察		p.122
	11	milking test	古島弘三（慶友整形外科病院）	p.140
	12	moving valgus stress test		p.141
	13	posterolateral pivot test	建部将広（名古屋大学 手外科）	p.144
	14	posterolateral drawer test		p.144
	15	肩内旋肘屈曲テスト	越智健介（東京歯科大学市川総合病院 整形外科）	p.162
Ⅲ編 手関節・手部	16	静的触覚検査	佐藤和毅（慶應義塾大学 整形外科）	p.186
	17	Watson test		p.190
	18	母指CM関節ストレス試験	杉木　正（平塚市民病院 整形外科）	p.238

【視聴にあたり】
・各動画の著作権は当該解説者に帰属いたします．
・動画ファイルの全部または一部を無断で複製・再配布することは，著作者および出版社の権利の侵害となります．ご利用は個人の範囲に限り許可されます．

I編　肩関節・上腕部

第1章

肩関節・上腕部の解剖とバイオメカニクス

第1章　肩関節・上腕部の解剖とバイオメカニクス

解剖と機能

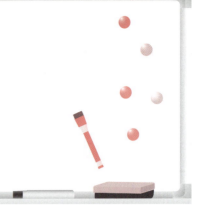

　肩関節部には3つの骨（鎖骨，肩甲骨，上腕骨），3つの解剖学的関節（胸鎖関節，肩鎖関節，肩甲上腕関節），および2つの機能的関節（肩峰下関節，肩甲胸郭関節）がある（図1）．肩関節は解剖学的には肩甲上腕関節のことであるが，その機能はほかの関節が協調して働いてはじめて発揮される．また体幹から肩甲帯，上腕部にかけては多くの筋があって，肩甲骨と上腕骨の動きをコントロールしている．

I. 表面・基本解剖

1. 骨

▶ 鎖　骨

　鎖骨は体幹と上肢を連結する唯一の骨であり，ほぼ全長にわたって体表から観察できる．上方からみると軽くS字状に弯曲しており，介達外力が中央部付近に集中しやすいため，鎖骨骨折は中央1/3に多い．断面は内側端で鈍な三角形，外側端は扁平である．

▶ 肩甲骨

　胸郭の後方に位置し，肩甲棘，肩峰，下角を体表から見ることができる．通常，肩甲棘内縁は第3胸椎の高さに，肩甲骨下角は第7〜8胸椎の高さにある．肩甲骨には多数の筋が骨を包むように付着しているため，肩甲骨は筋肉の海に浮かんだ船にたとえられる．前方で触知することができる烏口突起は，筋肉だけでなく，烏口鎖骨靱帯，烏口肩峰靱帯，烏口上腕靱帯などの付着部となっている（図1）．外側部には楕円形ないしそら豆形をした関節窩があり，上腕骨頭との間で肩関節を作る．

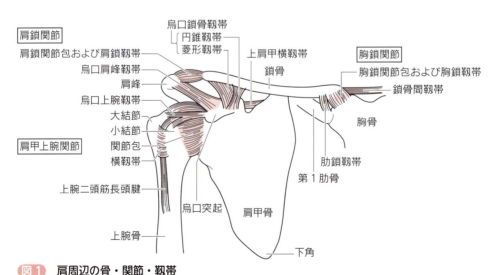

図1　肩周辺の骨・関節・靱帯
（松野丈夫，中村利孝（総編集）：標準整形外科学 第12版．p.435，医学書院，2014）

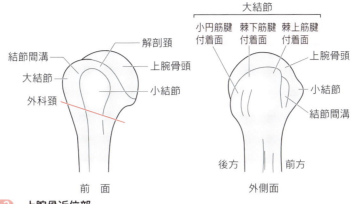

図2 上腕骨近位部
(松野丈夫, 中村利孝(総編集):標準整形外科学 第12版. p.436, 医学書院, 2014)

▶ 上腕骨

上腕骨頭は上腕骨体部に対して約45°内反し, 内側および外側上顆を結ぶ平面に対して約30°後捻している. 骨頭の周囲は関節軟骨の存在しない解剖頸である. 一方, 大・小結節と骨幹端が接合する部分は, 骨折が好発するため外科頸と呼ばれる (図2).

大結節には3つの小面 (superior facet, middle facet, inferior facet) があり, それぞれ上腕骨長軸に対し, およそ90°, 45°, 0°の角度をなす (図2). superior facet に棘上筋腱のほかに棘下筋腱の一部が付着する. middle facet には棘下筋腱, inferior facet には小円筋腱が付着する. 小結節は肩甲下筋腱の付着部である (図3). 大・小結節の間は上腕二頭筋長頭腱を入れる結節間溝となっている. 大・小結節, 結節間溝はいずれも体表から触知できる.

2. 関節

▶ 胸鎖関節

胸骨と鎖骨の間の関節で, 線維軟骨性の関節円板を有する. 関節包の前面と後面は胸鎖靱帯で補強されている. 肋鎖靱帯, 鎖骨間靱帯も胸鎖関節を安定させている (図1).

▶ 肩鎖関節

肩峰と鎖骨の間の関節で, 関節円板が存在するが, その形態には個体差が大きい. 関節包を補強

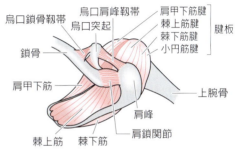

図3 腱板とその周辺の構造
(糸満盛憲他編:TEXT整形外科学. p.121, 南山堂, 2012)

する肩鎖靱帯は主として前後方向の安定性に関与している. 肩鎖関節の上下方向の安定性は, 関節から離れて存在する烏口鎖骨靱帯 (円錐靱帯および菱形靱帯) に依存している (図1).

▶ 肩関節 (肩甲上腕関節)

肩甲骨関節窩と上腕骨との間の関節で, 容量は約20mLである. 解剖学的には球関節に分類されるが, 関節窩は骨頭に対して不釣り合いに小さく, 安定性は軟部組織に依存しているため, 6大関節の中で最も脱臼が多い. 非荷重関節ではあるが, 外転90°では関節面に体重の1/2の力が作用するといわれている.

関節窩の周縁には, 関節包の肥厚部である関節唇がある (図4). 関節唇の上部は上腕二頭筋長頭腱の起始部と合流する. 関節唇の大部分はしっか

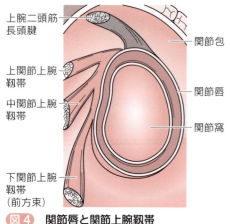

図4 関節唇と関節上腕靱帯
左肩の関節窩を外側から見た図である．

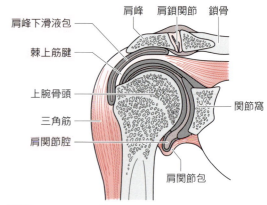

図5 肩甲上腕関節と肩峰下関節
(糸満盛憲他編：TEXT 整形外科．p.121，南山堂，2012)

表1 肩関節と上腕の筋

第1群：体幹から始まり肩甲帯（肩甲骨と鎖骨）に付く筋
  僧帽筋　肩甲挙筋　大菱形筋　小菱形筋　前鋸筋
  小胸筋　鎖骨下筋　胸鎖乳突筋
第2群：体幹から始まり上腕骨に付く筋
  大胸筋　広背筋
第3群：肩甲帯から始まり上腕骨に付く筋
  三角筋　肩甲下筋　棘上筋　棘下筋　小円筋
  大円筋　烏口腕筋
第4群：肩甲帯から始まり前腕骨に付く筋
  上腕二頭筋　上腕三頭筋

りと関節窩縁の骨に結合しているが，前上方部では関節唇が欠損したり，骨との結合がゆるいことがある．

関節包には数本の肥厚したヒダがあり，上・中・下関節上腕靱帯と呼ばれる（図4）．重要なのは下関節上腕靱帯の前方束で，肩関節の前方脱臼を防ぐ役割があると考えられている．関節包前上方の外面には烏口上腕靱帯がある．この靱帯は上肢下垂位で上腕骨頭の下方逸脱を防止している．

腱板は関節包を包むように存在し，関節窩に対する上腕骨頭の位置を制御する．肩甲下筋腱と棘上筋腱の間には腱組織がなく，うすい結合組織が2つの腱をつないでいる（腱板疎部）．この部位は腱の動きや関節内圧の変化を緩衝する働きをしている．

▶ **肩峰下関節**

肩甲上腕関節の上方，肩峰との間の領域を指す．解剖学的な関節ではないが機能的に重要で，第2肩関節とも呼ばれる（図5）．屋根の部分は，肩峰，烏口肩峰靱帯，烏口突起（これらを総称して烏口肩峰アーチと呼ぶ），ならびに肩鎖関節からなる．基底の部分は上腕骨頭，大結節，および腱板（棘上筋腱）である．この間に人体最大の滑液包である肩峰下滑液包があり，肩峰下関節における関節腔の役割を果たしている．肩峰の直下の部分を肩峰下包，三角筋の深層にある部分を三角筋下包と呼び分けることがある．腱板や肩峰下包の障害があると，肩関節のスムーズな動きが失われる．

▶ **肩甲胸郭関節**

肩甲骨と胸郭との間の機能的関節である．肩甲上腕関節の運動と同調することによってスムーズな肩の動きを助ける．

II．筋・神経の解剖

▶ **筋**

肩関節運動に関与する筋は次の4群に分けることができる（表1）．

・第1群：体幹から始まり肩甲帯（肩甲骨と鎖骨）に付く筋

　代表的な筋として僧帽筋，前鋸筋が挙げられ

る．ともに肩甲骨の位置を制御する働きがある．僧帽筋は上背部を覆う大きな筋であり，上部は肩甲挙筋とともに肩甲骨の挙上および回旋，中部は菱形筋とともに肩甲骨の内転，下部は肩甲骨の引き下げに働く．前鋸筋は肩甲骨を胸郭の前外方に引きつけている．

- 第2群：体幹から始まり上腕骨に付く筋

    大胸筋，広背筋である．

- 第3群：肩甲帯から始まり上腕骨に付く筋

    代表は三角筋，および腱板を構成する4つの筋である．

    三角筋は前部（鎖骨部），中部（肩峰部），後部（肩甲棘部）からなり，それぞれ肩関節の屈曲（前方挙上），外転（側方挙上），伸展（後方挙上）の主な力源となっている．腱板によって上腕骨頭が安定した状態で筋力を発揮する．

    腱板を構成する棘上筋，棘下筋，小円筋，肩甲下筋は，共同して上腕骨頭を関節窩に引きつけ，三角筋が作用するときの支点を作る役割がある．肩甲下筋は内旋筋であるとともに肩関節の前方安定性に関係する．棘下筋は他の筋では代用しがたい強力な肩関節の外旋筋である．

- 第4群：肩甲帯から始まり前腕骨に付く筋

    上腕二頭筋は本来肘関節屈曲，前腕回外作用をもつ筋であるが，上腕骨が外旋した状態では長頭腱は上腕骨頭をまたぎ，上腕骨頭の位置を調整する役割がある．

▶ 神　経

肩関節周囲で重要な末梢神経は，肩甲上神経と腋窩神経である．

肩甲上神経は腕神経叢の上神経幹から分かれ，肩甲骨上縁にある肩甲上切痕を通過した後，棘上窩で棘上筋に枝を出す．さらに肩甲棘基部（spinoglenoidal notch）を回って棘下窩に入り，棘下筋を支配する（図6）．肩甲上切痕，肩甲棘基部では絞扼性神経障害が起こることがある．

腋窩神経は腕神経叢の後神経束から分かれて肩の後面に向かい，四辺形間隙を通過する．ここで

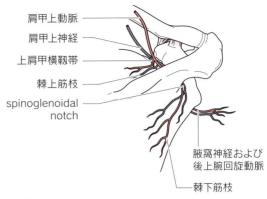

図6　肩甲上神経と肩甲上動脈の走行
（長野　昭編集：整形外科手術のための解剖学　上肢．p.72，メジカルビュー，2000）

前後の2枝に分かれ，後枝は小円筋と三角筋後部を支配する．前枝は上腕骨の外側を巻くように進み，三角筋中部と前部を支配する．四辺形間隙部の打撲，出血，絞扼などによって神経麻痺が起こることがある．

III. 機能解剖とバイオメカニクス

1. 関節の動き

▶ 胸鎖関節の動き

胸骨に対して鎖骨は，上下方向に40°，前後方向に35°動く．また胸鎖関節で鎖骨は30°回旋することができる．

▶ 肩鎖関節の動き

可動性は胸鎖関節より少ない．鎖骨は肩峰に対して20〜30°回旋することができるが，実際の上肢挙上時には5〜8°の動きしか起こらないとされている．

▶ 肩（肩甲上腕）関節の動き

人体で最も広い可動域をもつ関節であり，屈曲-伸展，外転-内転，外旋-内旋，およびこれらの複合運動が可能である．なお，単に「挙上」というときは，上肢の動く平面を特定しない運動をさす．

基本肢位（下垂位）から挙上30°までは，肩甲骨の共同運動なしに肩甲上腕関節を動かすことがで

きる(setting phase)が，それ以上の挙上では肩甲骨の回旋を伴う．その際，肩甲上腕関節での挙上角度と肩甲骨の回旋角度の比はおよそ2〜3：1であり，これを肩甲上腕リズムと呼ぶ．すなわち上肢を180°まで挙上したとすると，肩甲上腕関節で約120〜135°，肩甲骨で約45〜60°の動きがある．

肩関節の外転では上腕骨が外旋する動きを伴う．これは，後捻した骨頭を関節窩に対向させ骨性の安定性を得るためであり，同時に大結節が肩峰に衝突することを避ける動きでもある．上腕骨を最大内旋位のまま外転させると，大結節が肩峰に接近して外転は約90°に留まる．

▶ 肩甲胸郭関節の動き

上肢下垂位では肩甲骨は前額面に対して30°傾いている．これを肩甲骨面という．自然な肩の「挙上」はほぼこの肩甲骨面での運動である．前述のように上肢挙上に伴い，肩甲骨は胸郭の上で約45〜60°回旋（上方回旋）することができる．

肩甲骨は胸郭に沿って内方（内転）あるいは外方（外転）へ移動することもできる．内方に移動すると肩甲骨面はより前額面に近くなり，外方へ移動すると矢状面に近くなる．この肩甲骨面の変化は40〜45°に及ぶ．肩甲骨はまた上下に10〜12 cm移動しうる（挙上と下制）（図7）．

2. 肩関節の安定化機構

坐位や立位で上肢の重みが加わっていても上腕骨の下方移動は起こらない．これは関節窩の傾き，関節液，大気圧，関節唇，関節包，関節周囲筋などが肩関節を安定させているためである．

静的安定化機構としては，陥凹圧迫効果（陥凹のある関節窩に押し付けられている骨頭が脱臼するには，一定以上の力が必要），関節窩の傾斜（関節窩はやや上方を向いているので，骨頭が下方に脱臼するには上方に脱臼するより大きな力が必要），関節内の陰圧などがある．また烏口上腕靱帯，上・中・下関節上腕靱帯は，それぞれ寄与する肢位は異なるが，上腕骨頭が関節窩から逸脱するこ

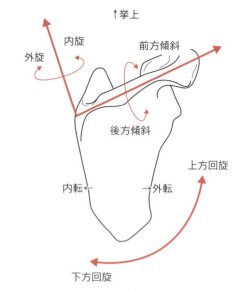

図7 肩甲骨の動き
（信原克哉：肩 その機能と臨床 第4版．p.42, 医学書院，2012より改変）

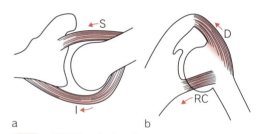

図8 肩関節におけるforce couple
a：水平面．前方の肩甲下筋(S)と後方の棘下筋(I)の力が釣り合っていれば，骨頭は安定する．
b：冠状面．骨頭を持ち上げる三角筋(D)の力と，下内方に引き下げる腱板(RC)の力が釣り合っていれば，骨頭は安定する．
（Omid R：J Am Acad Orthop Surg 2013）

とを制動している．関節唇は関節窩を深くすることによって上述の陥凹圧迫効果を増強している．

動的安定化機構としては腱板筋の寄与が大きい．4つの筋はほぼ同時に収縮して，靱帯が緊張しない中間可動域でも骨頭を関節窩に押し付けている．水平断面でみると，前方にある肩甲下筋と，後方にある棘下筋・小円筋とはほぼ同等の筋力を

有し,バランスを取っている.冠状断面でみると,三角筋が骨頭を上方移動させようとするのに対し,腱板筋全体の合力は骨頭を下方に引き下げる方向に働き,バランスを取っている(図8).

このように適切な force couple が働いているときには肩関節は安定しているが,腱板断裂ではこれが破綻し,骨頭の求心性が失われる.

(玉井和哉)

参考文献

1) 信原克哉:肩 その機能と臨床 第4版.医学書院,2012.
2) 山本龍二(監修),加藤文雄,水野耕作(編集):肩関節の外科 改訂第2版.南江堂,2000.
3) 皆川洋至,井樋栄二:解剖.越智隆弘(総編集)・高岸憲二(責任編集):最新整形外科学体系13肩関節・肩甲帯,p.2-14,中山書店,2006.
4) 山本宣幸,皆川洋至,井樋栄二:バイオメカニクス.越智隆弘(総編集),高岸憲二(責任編集):最新整形外科学体系13肩関節・肩甲帯,p.15-20,中山書店,2006.

第 2 章

肩関節・上腕部の臨床診断総論

第2章 肩関節・上腕部の臨床診断総論

小児の診かた

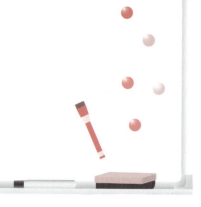

▶ I. 小児の肩を診るにあたり

小児の肩の愁訴の多くは,鎖骨骨折や上腕骨近位端骨折など,外傷に起因するものである.非外傷性疾患による愁訴で訪れる小児はまれではあるが,その病態は成人と比べて多様であり,知っていないと診断できない疾患が多い.また,小児期から肩疾患を抱えた患者の多くは,成人となっても肩の機能障害が残存しているが,一般診療所や一般病院の整形外科を受診することがほとんどないため,肩関節専門医であっても,なじみの少ない領域となっている.一方,小児整形外科医には,さまざまな肩の非外傷性疾患の患者の愁訴を聞く機会があるが,股関節疾患・足部疾患・脊椎疾患などを守備範囲とする医師が多いため,緊急性を有する感染症や腫瘍性疾患を除けば,結果的に放置されてしまうケースが多い.小児の肩は,こうした意味で,専門医不在の未開拓領域と言える.実際に診断に至るまでには,担当医が何回も診察し,数多くの文献を渉猟し,さまざまな専門領域の医師に相談することによって,ようやくたどり着くことが少なくない.

本項では,小児肩関節疾患(表1)の診断方法について解説する.乳幼児では,CT検査やMRI検査を行う場合は睡眠薬の投与などが必要なため,診察所見と単純X線検査から診断することが基本となる.「パターン化できる診断のプロセス」を覚えると,必要最小限の検査で診断にたどり着くことができる.

表1 小児の肩疾患*

先天性疾患	先天性鎖骨欠損症,先天性鎖骨偽関節症,先天性僧帽筋欠損症,Poland 症候群(胸筋欠損),Sprengel 変形,鎖骨頭蓋異形成症,先天性多発性関節拘縮症,Escobar 症候群,先天性鎖骨肩甲骨癒合症,先天性小胸筋拘縮症
感染症	化膿性肩関節炎,化膿性鎖骨骨髄炎,化膿性上腕骨骨髄炎,結核性肩関節炎,猫ひっかき病,化膿性関節炎後上腕骨頭壊死
炎症性疾患	若年性特発性関節炎,慢性再発性多発性骨髄炎(CRMO)
外傷・スポーツ障害	鎖骨骨折,上腕骨近位部骨折,骨折変形癒合,鎖骨遠位端骨溶解症,胸鎖関節脱臼,リトルリーグ肩,上腕骨近位成長軟骨板骨性架橋
関節弛緩	習慣性肩関節脱臼,随意性肩関節脱臼
医原性疾患	分娩麻痺,分娩骨折,上腕骨分娩骨折変形癒合,三角筋拘縮症,ステロイド性上腕骨頭壊死,開胸術後肩甲胸郭関節拘縮
筋疾患	顔面肩甲上腕型筋ジストロフィー,進行性骨化性線維異形成症
腫瘍性疾患	外骨腫,単発性骨嚢腫,ランゲルハンス細胞組織球症,乳幼児血管腫,Gorham 病,内軟骨腫,白血病
その他	内反肩,外反肩,弾発肩甲骨(肩甲骨外骨種,肩甲骨骨折後遺症),血友病性肩関節症

*筆者が実際に経験した疾患

II. 問診

家族歴，既往歴，現病歴の問診は，成人患者同様に行う．①いつ，誰が，どのような症状に気づいたのか，②症状は成長に伴って悪化しているか，③発熱はなかったか，④「かたいたい」などと本人がいう場合，本人が「かた」という言葉の意味をわかっているか，などについて確認する．また，幼児は毎日のように転倒，打撲などのエピソードがあるので，外傷が原因と家族が申告した場合でも，外傷直後に発症したわけではない場合もある．「そういえば症状がでる前に転んで手をついていた」などのように，後から外傷と発症原因を結びつけている可能性もあるので，その点をよく確認することが大切である．

Point 発症時期と症状経過をどのように考えるか

新生児期に異常が発見される疾患としては，分娩骨折・分娩麻痺・化膿性肩関節炎が多い．いずれも上肢全体の動きが低下するため，見逃されることは少ない．先天性鎖骨偽関節症も偽関節部の膨隆があるのでこの時期に発見されることが多い．他の先天異常の多くは，新生児期に家族が気づくことはほとんどなく，健診でも異常を指摘されることはまれである．お座りができるようになった時期や，つかまらなくても立位が保てるようになった時期は，肩を挙上する生活動作が新たに加わるので，家族が異常に気づくチャンスとなるが，実際には保育所や幼稚園に入園して第三者が患児と接するようになった時期に異常を指摘されて気づくケースが多い．この時期に来院する肩疾患で多いのがSprengel変形である．鎖骨頭蓋異形成症を含めた鎖骨欠損症も，この時期に上肢挙上制限を主訴として来院することが多い．幼児期の後半から学童期前半で，異常に気づいたケースでは，進行性の筋疾患も考慮する必要がある．進行性骨化性線維異形成症，顔面肩甲上腕型筋ジストロフィーがこれに該当する．先天性疾患でも筋欠損の場合は，ある程度の腕の重さになってから挙上制限がみられるので，学童期以降に異常に気づくことが多い．骨欠損では成長とともに代償機能が向上して機能回復がみられるが，筋欠損では成長に伴って増加する腕の重さを代償しきれなくなり機能低下がみられることが多い．したがって肩の機能が次第に悪化する場合は，筋疾患や先天性筋欠損を第一に考えることが診断への近道となる．

III. 視診

裸にして全体を視診する．特に肩甲骨高位（図1）や筋欠損，骨欠損がないかを丁寧に視診する．肩甲骨高位がある場合は側弯がないか脊椎の形態もよく視診する．次に本人の協力が得られるケース，すなわち言葉が通じる年齢では，以下に述べるさまざまな肢位をとらせて，視診を行う．①上肢を挙上させる（図2）．②首をすくめるように力を入れさせる（図3）．③胸の前で両側の手掌

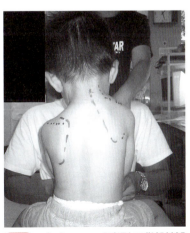

図1 右Sprengel変形の背部外観（1歳10ヵ月男児）

右肩甲骨高位に加えて，頚椎棘突起から右肩甲骨内上角へ連なる骨性隆起がみられる．

第2章 肩関節・上腕部の臨床診断総論

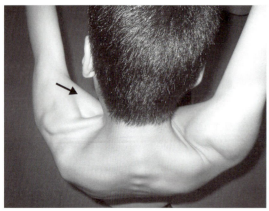

図2 左僧帽筋欠損症の挙上時外観
（上方から見たところ）
13歳男児．大胸筋（矢印），肩甲挙筋，小菱形筋，胸鎖乳突筋鎖骨枝による挙上筋力の代償が観察された．

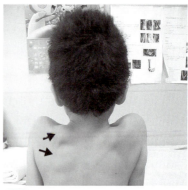

図3 首をすくめたときの肩甲骨係留筋の評価
7歳男児．左僧帽筋完全欠損と右僧帽筋部分欠損の所見がみられ，左側では肥大した肩甲挙筋と菱形筋がこれを代償している（矢印）．

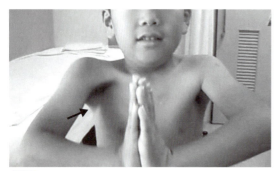

図4 胸筋に力をいれる肢位
右大胸筋・小胸筋の欠損（矢印）がみられる．Poland症候群の診断となった（6歳男児）．

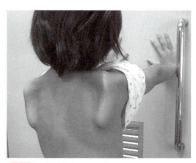

図5 壁押しテスト
前鋸筋の筋力低下があると壁を押したときに翼状肩甲が顕著となる．顔面肩甲上腕型筋ジストロフィーの診断となった（8歳女児）．

を合わせて押しつけるように力を入れさせる（図4）．④前方に壁があるところで，上肢を前方挙上させて壁を手のひらで押してもらう（図5）．⑤両肩を水平外転させる．

これらの肢位での視診は，主に先天疾患や筋疾患の診断に有用である．①の肢位では，肩甲骨の位置（肩甲上腕関節と肩甲胸郭関節の動きの配分がわかる），僧帽筋の筋腹，肩甲挙筋の筋腹，大胸筋の代償の程度などを視診する．②では，僧帽筋の筋腹を主に視診する．③では，大胸筋，小胸筋の筋腹を視診する．④では翼状肩甲の程度が変化するかどうかを視診する（前鋸筋の機能がわかる）．⑤では大小菱形筋の筋腹を視診する．

言葉が通じない年齢や精神発達遅滞の患児に対

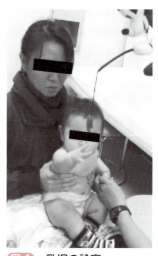

図6 乳児の診察
（生後5ヵ月男児）
玩具やぬいぐるみを利用して手を誘導することによって自動可動域を評価する．

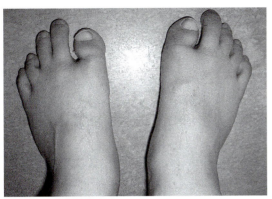

図7 進行性骨化性線維異形成症でみられる母趾の変形（5歳女児）

両肩の挙上制限を主訴に初診した．両母趾が短いため，進行性骨化性線維異形成症を疑って精査を行い，確定診断に至った．

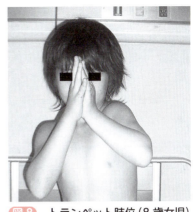

図8 トランペット肢位（8歳女児）

左分娩麻痺で外旋筋群の麻痺がみられていた．両手を合わせて祈祷する肢位をとろうとするとどうしても左肘が上がってしまう．

しては玩具や人形などを用いて，患児の手をさまざまな方向へ誘導して，視診を行う（図6）．

肩甲胸郭関節の拘縮がみられる場合は足趾の視診（図7）を忘れてはならない．挙上困難を主訴とするときは顔の表情をよく見る．胸筋の異常を愁訴とするときは手指の視診も行う．

IV. 触 診

頚椎と肩甲骨の間で連続性のあるところがないか触診する．乳児期のSprengel変形では肩甲脊椎骨が未骨化で単純X線検査で診断できないことがあるが，触診では軟骨性の肩甲脊椎骨を触れることができる．また，肩甲脊椎骨がないSprengel変形では，線維性の索状物を触れることができる．筋欠損症・骨欠損症の診断では，一つひとつの筋・骨を丁寧に触診する．肩甲骨は肩峰後角，内上角，下角の位置を触診して，その大きさと肢位を評価する．

V. 身体所見

1. 関節可動域

肩甲上腕関節の可動域，肩甲胸郭関節の可動性を観察する．肩甲上腕関節の可動域評価では，内転制限を入念にみる必要がある．内転制限がある場合，他動的に脇を閉めると肩甲骨が下方回旋し肩が下がったようにみえる．この時に肩甲骨を触診して，下方回旋の程度を評価すれば，内転制限の程度がわかる．たとえば，三角筋拘縮症や外反肩（上腕骨外反変形）でこのような症状がみられる．分娩麻痺後幼児期以降の患者では，肩の外旋筋群の麻痺が残存しやすく，両手を合わせて祈祷する肢位をとらせると患側の肘が上がりいわゆるトランペット肢位（図8）になることが多い．手を口元に運ぶと肩が外転してしまう徴候はtrumpeter signと呼ばれ，診察に非協力的な幼小児において，簡便に肩の外旋筋力の低下や内旋拘縮をとらえることができる徴候として知られている．

先に述べたように，言葉が通じないケースでは玩具や人形などを用いて，患児の手をさまざまな方向へ誘導して，自動運動の可動域を評価する（図6）．肩甲骨の動きについては，単に全体の移動をみるだけでなく，内上角，下角の移動制限について丁寧に診察する．たとえば，開胸手術や血管腫・血管奇形による前鋸筋拘縮があれば，下角の可動範囲は極端に制限される．

2. 関節不安定性

肩関節不安定症については成人同様にさまざまな身体所見をとる（動揺肩の項，p.60 参照）．前方挙上時に後下方へ脱臼したり，水平内転時に後方へ脱臼する習慣性肩関節脱臼や，下垂位や挙上位で随意性に前方脱臼させる癖がやめられない随意性肩関節脱臼については，愁訴を再現させる段階で診断できる．

骨系統疾患，化膿性肩関節炎後遺症，上腕骨近位端骨折後骨性架橋などが原因で生じる内反肩でも，挙上制限を伴う下方不安定性がみられることが多い．これらは病歴聴取と単純X線検査で診断できる．

3. 肩甲胸郭関節の異常運動 snapping（grinding）

肩甲胸郭関節内の骨腫瘍や，肩甲骨体部骨折の変形癒合（屈曲変形など）がある場合には，grindingと呼ばれる異常運動がみられることがある．肩甲骨が上下に動く際に，肩甲骨腹側の腫瘍や肩甲骨下角が肋骨の一本一本に衝突することによってカクンカクンと何度も引っかかりながら，肩甲骨が移動していく（**動画1**）．小児期には痛みを伴わないことが多いので，積極的にこの所見を観察していかないと発見できない．この所見は snapping scapula ともいわれる．

Point パターン化できる診断のプロセス

① 肩甲骨高位があり，肩甲胸郭関節の動きが悪い
→頚椎と肩甲骨の間の触診で硬い腫瘤を触れる
→ Sprengel 変形
② 挙上困難や翼状肩甲が主訴
→顔を見るとまぶたが重く眠そうな表情をしている
→顔面肩甲上腕型筋ジストロフィー
③ 挙上困難が主訴で，肩甲胸郭関節の動きが悪い→足趾をみると母趾が短く外反している（図7）→進行性骨化性線維異形成症

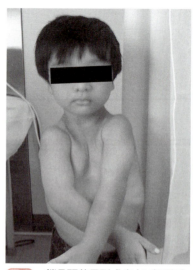

図9 鎖骨頭蓋異形成症（4歳男児）
両鎖骨は近位端を除きほとんど欠損していた．

④ 上肢下垂位で肩が下がる
→上肢下垂位の肩甲骨の触診で肩甲骨が下方回旋している
→外反肩（上腕骨外反変形）または三角筋拘縮症
→単純X線検査で鑑別
⑤ 成長とともに徐々に悪化する挙上制限
→首をすくめさせると僧帽筋の全体または一部が欠損
→先天性僧帽筋欠損症
⑥ 両肩を前方ですぐ近くまで寄せることができる（両肩甲骨が極端に外転できる）（図9）
→鎖骨頭蓋異形成症
⑦ 開胸術後の肩甲骨高位
→肩甲下角が側胸部（本来の位置より前方）で固定され動かない
→前鋸筋の麻痺性拘縮

VI. 画像検査

1. 単純X線検査

成人同様の検査でよいが，正面像を撮影するときはできるだけ両肩・肩甲骨を同時に撮影して，

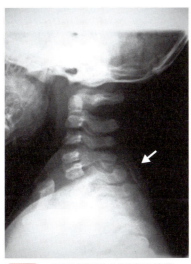

図10 肩甲脊椎骨の単純X線像（生後6ヵ月男児）
頸椎棘突起の後方に肩甲脊椎骨（矢印）がみられた．診察上は右肩甲骨と頸椎棘突起を橋渡しするように肩甲脊椎骨を触れた．右Sprengel変形の診断となった．

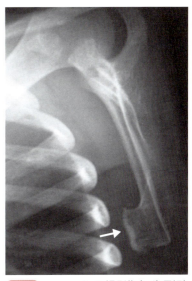

図11 scapula Y撮影像（4歳男児）
左肩甲骨腹側に外骨腫が認められる（矢印）．

肩甲骨の位置の左右差をみられるようにする．言葉が通じる年齢では自動挙上位でも正面像を撮影する．Sprengel変形では肩甲脊椎骨や合併頻度の高い頸椎奇形をみるため頸椎側面像を撮影する（図10）．肩甲骨のsnappingがみられる場合は，スカプラY（scapula Y）撮影を行う（図11）．

2. CT・MRI検査

次のような場合にMRI検査を行う．必要があれば事前に睡眠薬を投与する．
① 腫瘍や感染症を疑うとき．
② 分娩麻痺で成長とともにみられるpseudoglenoid（図12）を評価するとき．
③ 筋欠損症の確定診断をするとき．

Ⅶ. 血液検査

感染症，筋疾患，血液腫瘍（白血病など），若年性特発性関節炎を疑うときに血液検査を行う．感染症ではC反応性蛋白（CRP），赤沈，筋疾患を疑う場合はクレアチンキナーゼ（CK），若年性特発性関節炎を疑うときはマトリックスメタロプロテアーゼ-3（MMP-3）が必須項目である．

Ⅷ. 経過観察

初診時に診断が得られる場合が多いが，診断がつかなければ経過観察を行う．経過をみなければ診断できない代表的疾患としては，慢性再発性多発性骨髄炎 chronic recurrent multifocal osteomyelitis（CRMO）が挙げられる（図13）．MRI検査で複数ヵ所の骨髄炎の所見がみられ，経過観察中に無治療で正常化する病巣と新たに発生する病巣がみられれば，本疾患の可能性が高い．肩に限ったことではないが，疲労骨折，骨髄炎，血液腫瘍などの診断においては，生検を行うか経過観察を行わない限り鑑別できないことが多い．

Ⅸ. 早期診断の意義

小児の肩の疾患では早期診断の意義が大きい．早期診断が特に重要な疾患について，以下に簡単に解説する．

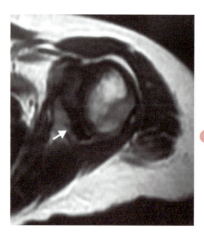
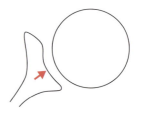

図12 分娩麻痺の肩にみられる pseudoglenoid の MRI 像とそのシェーマ（6歳女児）

外旋筋群の麻痺があると成長に伴って徐々に後方亜脱臼と pseudoglenoid 形成（矢印）がみられることが多い．手術適応を考えるうえで重要な所見である．

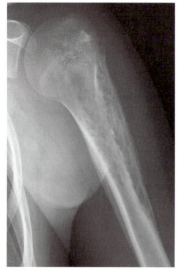

図13 CRMO の左上腕骨病変（13歳女児）

左肩痛を主訴として初診．生検術を行い病理診断を行った．右肋骨，右大腿骨にも無症候性の病変がみつかった．臨床所見と病理診断から慢性再発性多発性骨髄炎の診断となった．

① 進行性骨化性線維異形成症：本疾患は外傷や外科侵襲を受けた筋肉が骨化していく生命予後の悪い疾患であるが，さまざまな注意を行えば通常の生活を長く続けることができる．

② 化膿性肩関節炎：緊急手術を要する疾患で，手術の遅延は上腕骨近位部の成長障害をもたらし，成長に伴って肩関節の骨変形，亜脱臼，機能障害が悪化していく．

③ Sprengel 変形：唯一の治療法が手術であるが，手術が遅れると十分な治療成績が得られにくい．遅くとも2歳ごろまでには診断し，手術適応について検討することが望ましい．

（西須　孝）

参考文献

1) 見目智紀他：肩関節周囲の先天性骨欠損・筋欠損が肩関節に及ぼす影響．肩関節，34：663-666，2010.
2) Kirkos JM, et al.：Late treatment of brachial plexus palsy secondary to birth injuries：rotational osteotomy of the proximal part of the humerus. J Bone Joint Surg Am 80（10）：1477-1483, 1998.
3) Ellefsen BK, et al.：Humerus varus：a complication of neonatal, infantile, and childhood injury and infection. J Pediatr Orthop, 14：479-486, 1994.
4) 西須　孝：小児の肩関節拘縮の治療．MB Orthop, 27：71-76，2014.
5) Pearl ML, et al.：Arthroscopic release and latissimus dorsi transfer for shoulder internal rotation contractures and glenohumeral deformity secondary to brachial plexus birth palsy. J Bone Joint Surg Am, 88：564-574, 2006.
6) Saisu T, et al.：Humeral Shortening and Inferior Subluxation as Sequelae of Septic Arthritis of the Shoulder in Neonates and Infants. J Bone Joint Surg Am, 89（8）：1784-1793, 2007.
7) 西須　孝他：スプレンゲル変形に対する肩甲骨骨切り術—至適手術年齢の検討—．肩関節，31（2）：269-272，2007.

思春期・成人の診かた

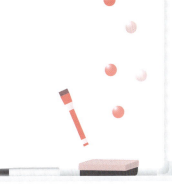

肩関節疾患の診断はわかりにくいという声をよく聞く．それは徒手検査の種類が非常に多く，しかも陽性であればすぐ診断がつくというものも少ないためではないかと考える．また，画像上異常がみられても現在の症状の原因でないということもよくある．これも肩が難しいと考えられる要因であろう．実際の診療では，多数ある徒手検査と問診などから疑った疾患に特有なものを中心に選びだし，画像検査と合わせながら診断を確定していくこととなる．

思春期・成人ではスポーツ活動や労働の負荷が高いことによる障害が多い．これらは局所の器質的異常だけでなく全身のバランス（関節の柔軟性や筋力）低下により症状が引き起こされていることも多い．したがって全身の評価を併せて行っていくことが重要である．

I. 入室時の観察

立位での姿勢，坐位での姿勢を観察する．肩甲骨の前傾・外転は肩甲上腕関節のインピンジメントを惹起するが，これは骨盤後傾，胸腰椎後弯により引き起こされる．

II. 病歴聴取

外傷があれば，受傷状況，受傷肢位について聴取することが重要である．これだけである程度疾患が絞れる．肩関節の直接打撲では脱臼・骨折や腱板断裂が，手をついたというエピソードでは腱板断裂や関節唇損傷がまず念頭に浮かぶ．

外傷がない場合は，スポーツ歴，職業歴が重要となる．時としてスポーツ以外の趣味の動作でも症状が起こることがあるので，こちらについても確認しておく．

スポーツ歴，職業歴の聴取は復帰の時期・目標の設定のためにも必要である．たとえば反復性肩関節脱臼などで根治には手術が必要であっても，術後復帰までの期間により目標としている大会に出られない場合などは保存的治療を選択せざるを得ない．

III. 視診・触診

1. 視診

▶ 腫脹

関節炎では腫脹がみられるが，肩甲上腕関節は体の深部にあるため視診だけでは判然としないことが多い．健側との比較が重要である．また，超音波，MRIなどの画像検査を行うまで水腫の存在はわからないことも多い．

肩鎖関節直上の水腫による隆起は geyser sign と呼ばれ，腱板断裂による水腫の存在を示唆する．

▶ 変形

肩鎖関節脱臼・鎖骨遠位端骨折では鎖骨遠位の上方偏位が観察される．いわゆる肩関節脱臼（肩甲上腕関節脱臼）では，肩峰遠位の陥没が特徴的である．患側の肘を健肢で支える姿勢も参考となる．

上腕二頭筋長頭腱断裂では二頭筋筋腹が下垂し隆起する Popeye sign を呈する（図1a）．

▶ 筋萎縮

腱板はほとんどが深部にあるが，棘下筋だけは

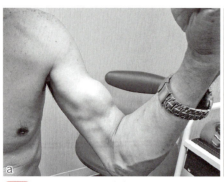
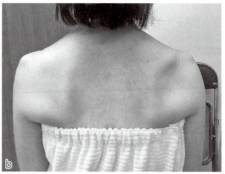

図1 Popeye sign（a）と棘下筋筋萎縮（右肩）（b）
a：上腕二頭筋腱長頭腱断裂により筋腹が下垂し隆起する．
b：ガングリオンによる肩甲上神経麻痺．

筋腹の一部が皮下に存在し，筋萎縮の評価が容易である（図1b）．

▶ 肩甲骨の観察

位置の左右差を確認する．肩甲帯の機能不全により外転，上方偏位していることがよくある．前鋸筋麻痺による翼状肩甲の有無を確認しておく．

2．触　診

表面解剖と触診すべきランドマークを熟知することが必要である（第1章 表面解剖，p.2参照）．圧痛点を見るべきところは肩鎖関節，烏口突起，小結節，結節間溝，大結節（上面，後面），肩甲上腕関節後下方（上腕骨・肩甲骨・上腕三頭筋・大円筋で構成される四辺形間隙にあたる，腋窩神経が存在する）などである．烏口突起は特に問題がなくても圧痛があることがあるので健側との比較が重要である．

大結節上面の触診では腱板断端を触知できることがある（rent test）．腱板断裂の診断として特異度は高いが正確に診断するには熟練を要する．

▶ IV．必要となる身体所見の取り方

前述のように肩関節の徒手検査は数多く報告されており，一回の診療で一通り行うということは現実的ではない．基本的なもの以外は想定される疾患に特異的な徒手検査を選別して組み合わせて行うこととなる．ここでは比較的よく使われる徒手検査に絞って記述する．

1．可動域

肩関節可動域は常に自動運動と他動運動の差に注意を払って計測する必要がある．拘縮による可動域制限では自他動可動域の差はあまりなく，筋力低下による場合は他動可動域は正常であることが多い．疼痛が可動域制限の原因となっている場合，自他動可動域の差が出る場合と出ない場合があるが，局所麻酔による関節ブロックにて自動可動域が正常化する．

肩関節の運動は肩甲上腕関節と肩甲胸郭関節（時に脊椎も含む）の複合運動である．屈曲（前方挙上），伸展（後方挙上），外転，外旋，内旋（結帯や内転と表記する場合あり）を主に計測する．必要であれば外旋，内旋については第2，第3肢位での計測も行う．角度計を用いて計測することが原則であるが，目視で行う場合，屈曲可動域は前方からでは過大評価されやすいので側方から観察する．

肩甲上腕関節の可動域評価は肩甲骨を固定して行う．主に外転をcombined abduction test（CAT）で水平内転をhorizontal flexion test（HFT）で評価する（図2）．

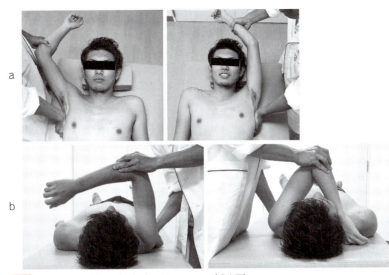

図2　a：combined abduction test (CAT)
　　　　b：horizontal flexon test (HFT)（患側：右肩）
肩甲骨を固定して計測する．CATでは外転角度，HFTでは水平内転角度の低下が見られる．

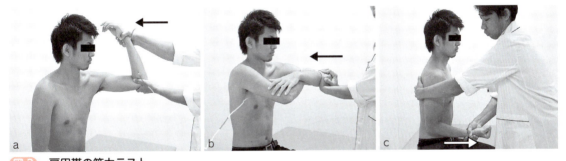

図3　肩甲帯の筋力テスト
　a：elbow extension test (ET)，b：elbow push test (EPT)，c：正拳テスト

▶肩甲胸郭関節に対する徒手検査

① elbow extension test (ET)：上腕三頭筋による肘伸展力を見るか，肩甲帯・体幹の安定性が不十分だと脱力現象が生じ体幹は後方へシフトする（図3a）．

② elbow push test (EPT)：前鋸筋の筋力テスト．肘関節90°屈曲から押し込むと患側で脱力現象を生じる．ET同様に肩甲帯・体幹の安定性の評価となる（図3b）．

③ 正拳テスト：肩関節20°進展，肘関節90°以上屈曲位から抵抗下に肩屈曲，肘伸展していく．このとき検者は肩甲骨内縁を触知し，肩関節屈曲に伴い翼状肩甲が消失しなければ陽性とする．より肩甲帯の機能に絞った評価ができる（図3c）．

▶腱板に対する徒手検査

① 腱板テスト，full can test, empty can test（図4）

肩甲骨面での抵抗下挙上を行う．疼痛または筋力低下の有無で評価する．母指を上にしたfull can testと母指を下にしたempty can testがあるが，full canでは棘上筋の要素を含みempty canでは棘下筋の要素も含むと考えられている．実際には棘上筋，棘下筋の大結節付着部はover lapしているため，このtestでどちらの断裂かを明確に区別することは難しい．

第2章　肩関節・上腕部の臨床診断総論

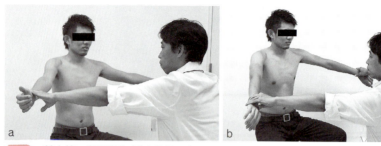

図4 棘上筋・棘下筋に対するテスト
　a：full can test
　b：empty can test

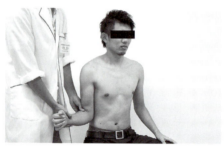

図5 外旋テスト

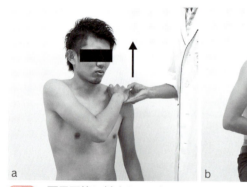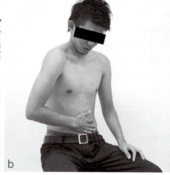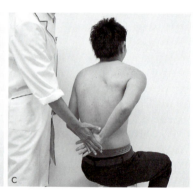

図6 肩甲下筋に対するテスト
　a：bear hug test，b：belly press test，c：lift-off test

② 外旋テスト（**図5**），棘下筋テスト，dropping sign test

　肩関節中間位，肘関節屈曲90°での外旋筋力を見る．自動外旋運動を行えない場合，45°外旋位が保持できるかをみる．検者が手を放すと中間位にもどってしまう場合，dropping sign 陽性で棘下筋の完全断裂が示唆される．

③ 肩甲下筋に対するテスト

　bear hug test（**図6a**），belly press test，lift-off test などにより肩内旋筋力を評価する．belly press test（**図6b**）では手関節の角度をみる．掌屈せずに押せる場合は陰性，90°程度掌屈する場合は陽性でその間はグレーゾーンとなる．

　lift-off test（**図6c**）では本来は手の甲を背中から離せない場合を陽性とするが，実際には離せても筋力低下や痛みがみられる場合も陽性と考えられる．このテストでは上腕三頭筋などによる代償運動がみられるため慎重に評価する．より内旋を強

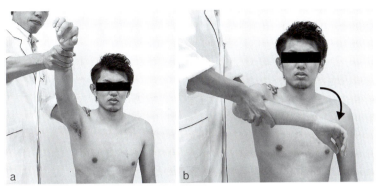

図7　a：Neer の impingement test
b：Hawkins-Kennedy の impingement test

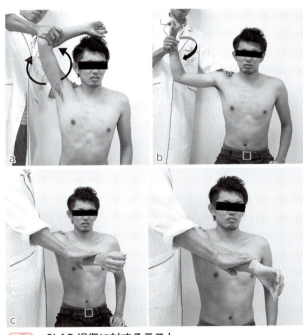

図8　SLAP 損傷に対するテスト
a：crank test，b：Mimori test，c：O'Brien test

くした肢位での評価をすれば代償運動はでにくい．

内旋拘縮がある患者の評価には bear hug test が向いている．

④ インピンジメント徴候

腱板断裂，腱板炎の評価のために行う．

Neer（図7a）：主に棘上筋の肩峰下でのインピンジメントを評価する（棘上筋から肩甲下筋）．

Hawkins（図7b）：主に前上方の腱板の肩峰下から烏口突起へのインピンジメントを評価する．

▶ 関節唇と関節安定性に対する徒手検査

① SLAP 損傷に対する徒手検査

crank test（図8a）：160°外転位で関節窩に軸圧をかけつつ肩関節内外旋を行う．click と痛みの有無をみる．

Mimori test（図8b），pain provocation test：90°肘屈曲肩外転外旋位で前腕を回内外する．回外時に痛みが強くなれば陽性である．前腕回外により二頭筋に緊張がかかり，上方関節唇が引っ張

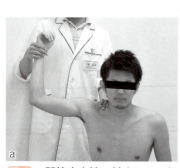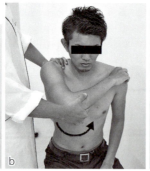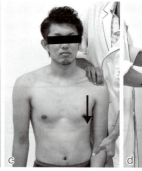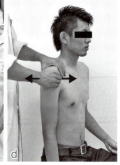

図9 関節安定性に対するテスト
a：anterior apprehension test，b：posterior jerk test，c：sulcus sign，d：load and shift test

られるために痛みが起こる．

O'Brien test（図8c）：90°前方挙上で30°水平内転し，外旋位と最大内旋位での抵抗挙上運動をみる．外旋位より内旋位での痛みが強ければ陽性である．

② Bankart病変，前方安定性に対する徒手検査

anterior apprehension test（図9a）：90°外転から外旋を強制し不安感の出現をみる．

90°外転位ではあまり不安感を訴えないが，他の外転角度では不安感を生じる場合もあるので，他の外転角度でも評価を行う．

③ 後方関節唇損傷，後方安定性に対する徒手検査

posterior jerk test（図9b）：肩90°屈曲90°内旋位から後方へ軸圧をかけつつ水平内転強制する．後方への亜脱臼が生じれば陽性である．

④ 下方安定性に対する徒手検査

sulcus sign（図9c）：下垂位で上腕を下方にけん引し，肩峰下に陥没がみられれば陽性である．

⑤ load and shift test（図9d）

下垂位での前後方向への安定性を評価する．肩甲骨と上腕骨頭を把持し前後に動かす．25～50％の偏位で骨頭中心が関節窩縁を乗り越えないものをgradeⅠ，骨頭が関節窩縁を乗り越えるが手を放すと自然に整復されるものをgradeⅡ，関節窩縁を乗り越え整復されないものをgradeⅢとする．

▶ 上腕二頭筋長頭腱に対する徒手検査

Speed testは特異度が低く，Yergason testは

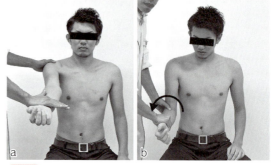

図10 上腕二頭筋長頭に対するテスト
a：Speed test，b：Yergason test

感度が低いため他の所見とも組み合わせて診断をつけていく必要がある．どちらのテストも肩前面の結節間溝付近に痛みが誘発された場合を陽性とする．

Speed test（図10a）：肩関節90°屈曲，上腕回外位で手掌を上に向けた位置から下方へストレスを加える．

Yergason test（図10b）：肩10～20°外転位，肘屈曲90°で抵抗下に前腕を回外させる．

▶ 投球障害について

関節唇，腱板各々だけでなく，internal impingementの評価のためhyper external rotation test（HERT）を行う（図11）．肩甲上腕関節の可動域低下，腱板筋力，肩甲帯筋力の低下，下肢体幹の筋力・柔軟性の低下なども原因となるため，そちらの評価を行う．

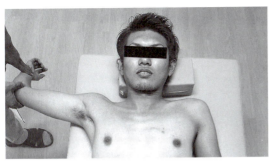

図11　hyper external rotation test (HERT)

▶ 全身のバランスについての評価（図12）

スポーツ障害を考えるうえでは評価は必須である．スポーツ障害の多くは全身の運動連鎖の破綻により生じており，これを改善しなければ局所が治癒しても再発を繰り返す．逆に全身が改善すれば局所の構造的破綻があっても問題がなくなることも多い．

finger floor distance (FFD), straight leg raising (SLR), hip internal rotation (HIR), hip adduction (HADD), heel buttock distance (HBD) などを評価する．

V. 診察室で行える検査

1. 超音波検査

超音波検査は低侵襲で動態検査も行えるため非常に強力な診断ツールとなりうる．詳細は他項に譲る．

SABや肩甲上腕関節への局所麻酔薬注入によるブロックテストは症状の原因がどこにあるのかを判定するのに有効である．画像上腱板断裂や関節唇損傷が存在してもそれが症状の主因ではないことはしばしば経験する．腱板断裂であればSAB，関節唇損傷であれば肩甲上腕関節内のブロックで症状の軽減・消失がみられる．ブロックテストは超音波下や透視下で行うことでより確実となる．

2. 単純X線検査

ほとんどの施設で初診時に撮影が行われているが，骨折，変形性関節症，石灰性腱炎など以外の肩関節疾患ではあまり有益な情報が得られないことが多い．これは肩関節疾患が軟部組織の問題に起因するものが多いためであり，軟部組織の評価に強い超音波，MRI検査は診断確定のためには積極的に行う必要がある．

VI. その後の検査や次回受診についてのプランニング

1. 初診後の検査の選択

肩関節疾患の確定診断にはMRIを要することが多い．大結節などの不全骨折・骨挫傷では症状が強くてもMRI以外では診断は不可能である．腱板断裂では断裂サイズ，形態，筋萎縮など疾患全体を捉えることができる．特に手術を検討するためにはMRIは必須の検査といえる．関節唇損傷の形態評価や腱板関節包側不全断裂などの診断には関節造影MRIが有効である．

骨折の詳細評価，石灰の位置の把握にはCTを用いる．上腕骨近位端骨折のNeer分類では分類により治療方針が変わるが，単純X線だけでは確定できないことも多い．

反復性肩関節脱臼の手術法決定のためにはCTによる骨頭（Hill-Sachs損傷）・関節窩形態評価が有効である．

関節リウマチ，細菌感染などの関節炎を疑う場合は血液検査を行う．関節液が採取できた場合も肉眼的性状を確認のうえ検査へ提出する．特に混濁がみられた場合は感染，偽痛風が疑われる．細胞数の上昇，糖の低下の有無は必ずチェックする．結晶観察と培養検査も併せて行う．

2. 次回受診についての指示

骨折で保存治療を選択した場合，受傷早期には転位のリスクがあり，転位の状況により手術加療に方針を変更する必要がある．1週間以内には再

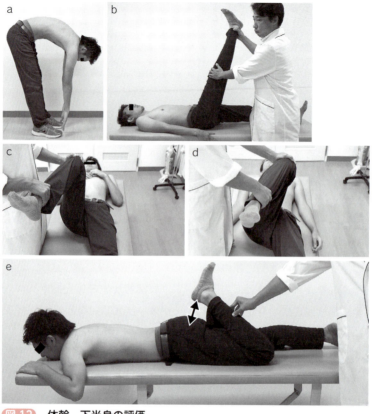

図12 体幹，下半身の評価
a：finger floor distance（FFD）
b：straight leg raising（SLR）
c：hip internal rotation（HIR）
d：hip adduction（HADD）
e：heel buttock distance（HBD）

診し単純Ｘ線を確認する．疼痛の増悪や手指神経障害の観察についても指導し変化があれば早期の再来を指示しておく．

　スポーツ障害で運動療法による治療を選択した場合は，効果が出るのに時間がかかるため2～4週後の再診を指示する．諸事情により理学療法士による介入が困難な場合は各関節のストレッチ法，体幹，腱板，肩甲胸郭関節の筋力強化法などについては医師が指導を行う．

　疼痛コントロールのために注射を行う場合は，その効果が数日以下しか持続しないことも多いため，患者が苦痛を感じる時間が長くならないように再診時期に配慮する．

（守重昌彦）

参考文献

1) 藤井康成他：投球スポーツにおける腱板機能の評価―正拳テストの有用性―．肩関節，33：523-526，2009．
2) 原　正文：復帰に向けて何を目安にどう選手に指導したらよいか―肩の投球障害を中心に―．関節外科，22：1189-1194，2003．
3) T. S. Ellenbecker 著，高岸憲二総監訳：エレンベッカー肩関節検査法，初版，西村書店，2008．

中・高齢者の診かた

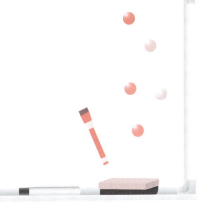

肩・上腕に痛みを訴える中・高年者は多い．**表1**に原因となる病態を挙げた．変性疾患が主であるが，変性に外傷が加わって発症することも多い．また原因部位としては肩関節，肩鎖関節，頚椎を考える．肩こりでは頭頚部や胸腹部の疾患も考える．

I. 入室時の観察

入室時の患者の表情や歩容とともに，上肢の肢位を観察する．下垂位か外転位か，肘伸展位か肘屈曲位か，健側の手で患側上肢を支えているかどうか，などである．脳梗塞の片麻痺では下垂して軽度肘屈曲位をとっていることが多く，肩関節脱臼や石灰性腱炎の急性期では，健側の手で患肢が揺れないようにしていることが多い．

II. 病歴聴取

最も多い主訴は痛みである．痛みの部位を聞くことは重要である．痛いところを患者自身に指で示させると，診断の助けとなる（**図1**）．頚肩部（僧帽筋部）を指すときは頚椎疾患である可能性が高い．肩関節由来の痛みは指で示すことがむずかしく，手掌であいまいに三角筋部から上腕中央あたりを指すことが多い．一方，肩鎖関節疾患では，患者は肩鎖関節の直上を指して「ここが痛い」と示すことができる．

自発痛，夜間痛，運動痛を区別して聴取する．肩関節疾患では夜間痛を生じることが比較的多い（腱板断裂，凍結肩など）．夜間に痛みで目が覚める回数，薬を必要とするか，患側を下にした側臥

表1	中高年者によくみられる肩関節・上腕部の疾患

肩軟部組織の変性疾患
  腱板断裂
  石灰性腱炎
  上腕二頭筋長頭腱炎
  凍結肩
関節の加齢変性
  変形性肩関節症
  変形性肩鎖関節症
頚椎疾患
  頚椎症性神経根症
  頚椎症性脊髄症
  椎間板ヘルニア
リウマチ性疾患
  リウマチ性多発筋痛症

位で眠れるかどうかを尋ねる．

動きが悪いという訴えも多い．肩関節に関しては，遠くに手を伸ばすリーチ機能と，自分の身体に触るボディタッチの機能のどちらが問題なのかをよく聞く．また力が入らないと訴える場合には，真の筋力低下なのか，痛みのためなのかに注目する．腱板断裂では両者が混在していることが多い．運動痛を伴わない筋力低下では頚椎疾患，腕神経叢の病変を疑う．

発症様式について尋ねることは重要である．すなわち急性発症か慢性発症か，1回の外傷に続発したか，繰り返す力学的ストレスがあったか，などをよく聞く．腱板断裂は若年者では外傷によって起こるが，中高年者では変性断裂が多く，徐々に症状が現れるか，または小外傷を契機として発症する．中年女性に外傷なく急に肩の激痛が生じた場合は石灰性腱炎を疑う．

利き手，職業（上肢の使い方）は必ず尋ねる．

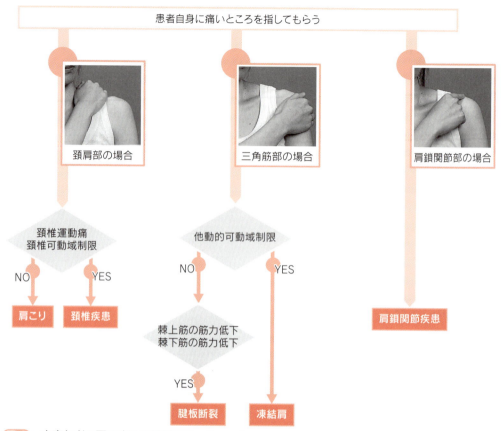

図1 中高年者の肩の痛みの鑑別フローチャート
患者自身に痛いところを指さしてもらう．頚肩部を指すときは，頚椎疾患または肩こりである可能性が高い．肩関節の疾患では主に三角筋部をあいまいに示す．肩鎖関節の疾患では痛い場所を指1本で指すことができる．

また日常生活および職業上の障害程度を確認する．日常生活動作（ADL）の障害は，患者が自ら語ることもあるが，具体的に質問しないと明らかにできない場合がある．頭上の棚のものが取れるか，洗濯物が干せるかなどはリーチ機能，口，頭，反対側の腋窩に手が届くか，トイレで下着が上げられるか，ズボンの後ポケットのものが取れるかなどはボディタッチ機能に関する質問である．

III. 視診・触診

診察は原則として坐位で行い，上半身は裸になってもらう．衣服着脱の様子を観察することは肩関節診察の第一歩である．ただし女性ではブラジャーをつけたままか，診察着を用意する．前方および後方から，左右を比較しながら観察する．

前方からの視診では，まず頚部から鎖骨，胸鎖関節，肩鎖関節をみる．胸肋鎖骨肥厚症では怒り肩になり，両側の胸鎖関節部に骨性膨隆がある．肩鎖関節部での骨性膨隆は変形性肩鎖関節症を疑う．次いで三角筋の萎縮の有無を確認する．三角筋の萎縮は腋窩神経麻痺かC5障害で生じる．腱板断裂では萎縮することはまずない．腱板断裂，関節リウマチなどでは肩峰下滑液包に滑液が貯留し，肩峰の前外側がふくらんで見える（fluid sign 図2a）．上腕二頭筋の筋腹が遠位に移動しているときは上腕二頭筋長頭腱の断裂を疑う（Popeye sign 図2b）．

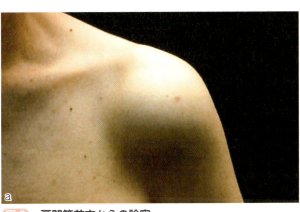
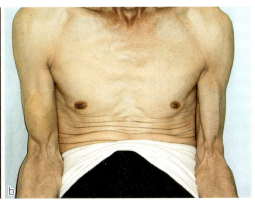

図2 肩関節前方からの診察
a：fluid sign．肩峰下滑液包の液貯留による．
b：Popeye sign（右）．上腕二頭筋長頭腱断裂による．

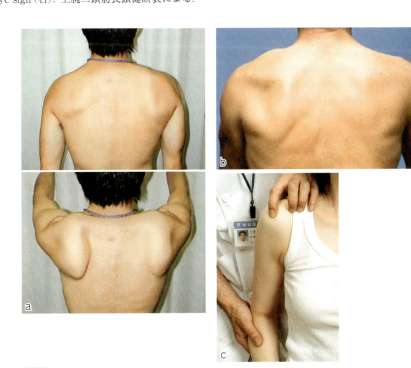

図3 肩関節後方からの診察
a：翼状肩甲．23歳男性，筋ジストロフィ．下垂位でも肩甲骨下角は浮き上がっているか（上段），上肢を挙上させると顕著となる（下段）．
b：棘下筋の萎縮．57歳男性，腱板断裂．左棘下筋の萎縮が著明である．
c：腱板の触診．肩関節を軽度伸展し，肩峰の前方で大結節のsuperior facetを触診する．

後方からの視診では，まず肩甲骨の位置異常，翼状肩甲に注目する（図3a）．肩甲骨下角が浮き上がっているときは前鋸筋麻痺を，肩甲骨が外側に偏位し内側縁が浮き上がっているときは僧帽筋麻痺を疑う．もうひとつ重要な所見は棘下筋の萎縮である（図3b）．受傷後3週以上経過した腱板断裂や肩甲上神経麻痺でみられる．

触診も左右を比べながら，前方と後方とから行う．前方からは胸鎖関節，鎖骨，肩鎖関節を触診する．また上述のfluid signが疑われるときは，

波動を調べる．上腕二頭筋長頭腱の断裂を確認するには，検者の肘頭を患者の手掌で持ち上げさせながら上腕二頭筋筋腹の上端部を触診し，その高位の左右差をみる．

後方からの触診は重要である．母指を軽く肩甲棘に置き，手掌で肩を包むようにしながら示指または中指で触診する．烏口突起，前方関節裂隙，小結節，結節間溝，大結節，後方関節裂隙，肩峰，肩鎖関節をこの順に触診し，変形や圧痛の有無をみる．とくに大結節部での腱板の触診は重要である．肩関節をやや伸展させ，棘上筋腱の付着するsuperior facetを肩峰前縁に出して腱板を触診する（**図 3c**）．断裂部では大結節の骨を直接触れる感触があり，通常，圧痛もある．

IV．必要となる身体所見の取り方

1．関節可動域

日本整形外科学会および日本リハビリテーション医学会制定の関節可動域測定法に従い，自動運動および他動運動の可動域を測定する．

肩関節では屈曲，伸展，外転，内転，外旋，内旋を測定する．さらに詳しくみるには水平屈曲（内転），水平伸展（外転），90°外転位および90°屈曲位での内外旋可動域を測定する．これらは肩甲胸郭関節の動きを含めたtotal shoulder motionである．肩甲上腕関節だけの動きを知りたいときは，助手に肩峰と下角とを押さえてもらい，肩甲骨を固定した状態で可動域を測定する．

肩甲胸郭関節では屈曲，伸展，挙上，引き下げ（下制）が定められているが，そのほかに内転，外転の動きもある（p.6参照）．上肢挙上時の肩甲上腕関節と肩甲胸郭関節の動きの比率は肩甲上腕リズムと呼ばれ，正常ではほぼ2～3：1である．腱板断裂や肩関節拘縮ではこのリズムが乱れ，肩甲胸郭関節の動きが相対的に大きくなる（**図 4**）

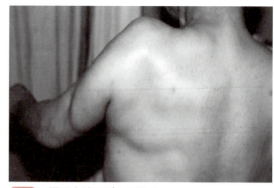

図 4 肩甲上腕リズムの乱れ
腱板断裂例．自動挙上時，上腕骨の外転角度は小さく，肩甲骨は過度に上方回旋している．

2．筋　力

まず徒手筋力テストを行う．肩甲上腕関節については屈曲，外転，外旋，内旋が重要である．

次いでJOAスコアの評価項目の一つである外転耐久力をみる．外転90°で2 kg（日本肩関節学会の改定案）の重錘を何秒間保持できるかを検査する．外転90°が取れない患者については，可及的外転位で行う．さらに国際的によく用いられるConstant scoreに従って外転耐久力をみる．外転90°の位置で25ポンド（約11 kg）まで測れるばね秤を持たせ，検者が秤の他端を下方に引っ張って何ポンドまで外転90°を保つことができるかを調べる．

3．ストレステスト

中高年者で行うことの多い，腱板および上腕二頭筋腱に関連する診察法を中心に述べる．

▶有痛弧徴候

上肢を自動的に挙上するとき，あるいは挙上した位置から下ろしてくるとき，ほぼ60～120°の間で痛みが生じる現象である．病的な腱板あるいは肩峰下滑液包が，上方にある烏口肩峰アーチによって機械的に刺激されるためである．

▶インピンジメント徴候

Neerのインピンジメント徴候は，肩甲骨を押さえながら内旋位にした上肢を他動的に屈曲すると痛みが生じる現象である（**図 5a**）．Hawkinsの

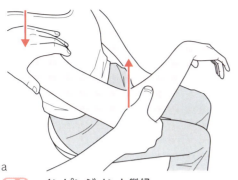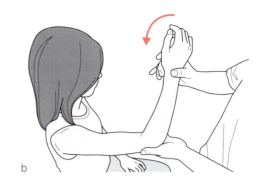

図5 インピンジメント徴候
a：Neerの手技．肩甲骨を押さえながら内旋位にした上肢を他動的に屈曲すると痛みが生じる．
b：Hawkinsの手技．肩関節屈曲90°で内旋を強制すると痛みが生じる．

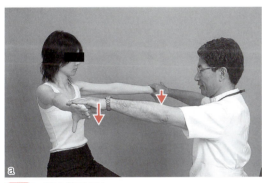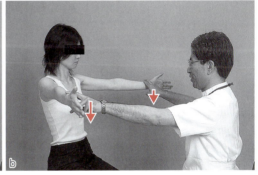

図6 棘上筋テスト
a：約90°挙上した位置で前腕回内位（母指が下方を向く）とし，前腕遠位部を押し下げる．
b：約90°挙上した位置で前腕回外位（母指が下方を向く）とし，前腕遠位部を押し下げる．

インピンジメント徴候は，肩関節屈曲90°で内旋を強制すると痛みを生じる現象である（図5b）．どちらの手技も，腱板あるいは肩峰下滑液包を烏口肩峰アーチに衝突させて疼痛を誘発するprovocation testである．

▶ **インピンジメント注射テスト**

局所麻酔薬（例：リドカイン5 mL）を肩峰下滑液包に注入して，上述のインピンジメント徴候が消えるかどうかをみる．痛みの原因が肩峰下にあることを確かめる手技である．

▶ **腕落下徴候**

上肢を外転位（約90°）で保持できない現象をいう．検者が指1本で前腕遠位部を押し下げると落下してしまう場合も陽性ととる．

▶ **棘上筋テスト**

肩甲骨面で約90°挙上した位置で上肢を内旋位（母指が下方を向く）とし，前腕遠位部を押し下げて筋力に左右差があれば陽性とする．

この手技は手に缶を持っていれば中身がこぼれる肢位なので，empty can testの名がある（図6a）．これに対し母指を上向きにして同様な検査を行う方法はfull can testと呼ばれる（図6b）．どちらが棘上筋の力をよく反映するかについては結論が出ていない．

▶ **外旋ラグ徴候**

上肢下垂位で他動的に最大外旋位とし，その位置を保持するよう指示する．検者が手を離すと内旋してしまうときは外旋力の低下（棘下筋腱の断裂）があると判断する（図7a）．

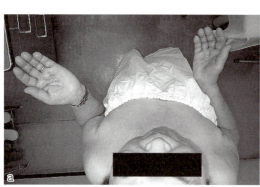
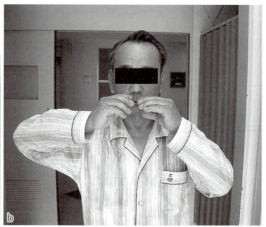

図7 外旋力の評価
a：外旋ラグ徴候．74歳，腱板広範囲断裂例．上肢下垂位で外旋位を保持できない（右肩）．
b：hornblower's sign．59歳，腱板広範囲断裂例．両手を口に持ってくるとき，外転を大きくすることによって外旋力の低下を補う（右肩）．

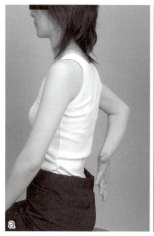
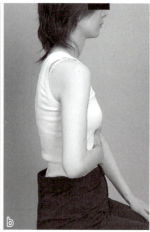
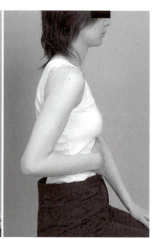

図8 内旋力の評価
a：lift-off test．腰の後で手を浮かせるよう指示する．
b：belly press test．肘を体側に置いて手掌で腹部を押すように指示する．正常では肘の位置を変えないで押すことができる（左図）が，内旋力の低下があると肩を伸展させて押そうとする（右図）．

▶ **hornblower's sign**

両手を口の前に持っていくように指示した際，肘が手と同じかより高い位置に来るとき陽性とする（図7b）．ホルンを演奏するときの格好に似ているため，この名がある．前腕以下を重力に抗して外旋することができないことを意味し，棘下筋腱と小円筋腱の両者が断裂しているときにみられると考えられている．

▶ **lift-off test**

内旋筋力をみる手技である．手背を腰椎下部に当てた肢位をとり，手を身体の後方に浮かせるよう指示する（図8a）．肩甲下筋腱断裂では内旋力低下のため，身体から手を離すことができない．

▶ **belly press test**

これも内旋筋力をみる手技である．手掌を腹部に当て，肘を前額面上に置いたまま腹部を押すよ

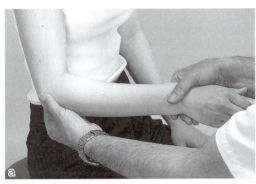
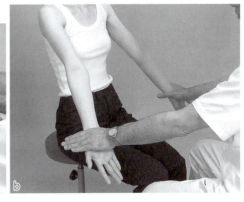

図9 上腕二頭筋長頭腱のテスト
a：Yergason test. 肘関節90°屈曲で前腕を回内位から回外するように指示する．検者はこれに抵抗する．
b：Speed test. 肘関節伸展，前腕回外位で，肩関節を屈曲するよう指示する．検者はこれに抵抗する．

うに指示する（図8b）．肩甲下筋断裂では肘が前額面より後方に移動してしまう．Lift-off test が肩甲下筋下方の筋力をみているのに対し，belly press test は断裂頻度の高い肩甲下筋腱上方部分の筋力を反映しやすいともいわれている．

▶ Yergason test

肘関節90°屈曲，前腕回内位とし，患者の手首を保持した検者の抵抗に抗して回外を指示する（図9a）．このとき結節間溝付近に痛みを生じれば陽性とする．

▶ Speed test

肘関節伸展，前腕回外位とし，検者が手首に加えた抵抗に抗して，肩関節を30〜60°屈曲（前方挙上）させる（図9b）．このとき結節間溝付近に痛みを生じれば陽性とする．

V. 診察室で行える検査

肩峰下滑液包炎または腱板断裂，上腕二頭筋長頭腱腱鞘炎または断裂，ガングリオンなどが疑われるときは超音波検査が有用である．

VI. その後の検査や次回受診についてのプランニング

腱板に関連した痛みは変化するので，身体所見も変わることがまれではない．2〜4週の間隔を置いて再度診察を行い，確認することが必要である．

単純X線撮影は必須である．痛みが強い症例では腋窩撮影を避け，正面と肩甲骨Y撮影の2方向とするか，通常の腋窩撮影の代わりに Velpeau axillary view を撮る．無症候性の腱板断裂や変形性関節症を把握するため，両側の撮影を行うのがよい．

腱板断裂や肩鎖関節症に対する精査が必要なときはMRIをオーダーする．

（玉井和哉）

参考文献

1) 玉井和哉：診察と診断．越智隆弘（総編集）・高岸憲二（責任編集）：最新整形外科学体系13 肩関節・肩甲帯，p.22-38，中山書店，2006
2) 玉井和哉：肩関節・上腕部．中村耕三編：ベッドサイドの高齢者運動器の診かた，p.106-118，南山堂，2014
3) 山本敦史：腱板断裂の疫学―症候性断裂と無症候性断裂―．MB Orthop 24：1-5, 2011

第2章 肩関節・上腕部の臨床診断総論

超音波像の見かた

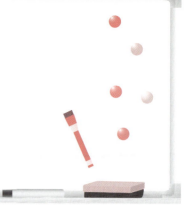

I. 超音波診断の基本

1. 正常関節構成体の超音波像

　各組織の正常なエコー輝度は腱，靱帯組織は比較的高エコー（高輝度，白色）で均一，筋肉組織は比較的低エコー（低輝度，黒色）だが，筋膜，筋中隔は高エコーで描出される．その他硝子軟骨は低エコー，線維軟骨は高エコー，浸出液は低エコー，滑膜は中エコーを呈する．これらの見た目のエコー輝度は gain により変化するので，数多く経験することで，自分の基準を確立する必要がある．

2. 損傷，障害で出現する超音波像

　筋挫傷は外力による筋損傷で深部の骨に接している部位が特に損傷される．肉離れと一般に言われる傷害は，筋肉内や筋膜に接して存在する血腫や浮腫を低エコー像として，筋肉断裂端は高エコーとして捉えることで診断する．急性期には低エコーであった像が，組織の線維化により経時的に高エコー像を呈する．腱組織では肩関節腱板，上腕二頭筋長頭腱，その他の屈筋腱，伸筋腱の断裂を菲薄化と低エコーとして，腱の脱臼などは動態検査を加え診断する．また炎症が長期に存在する症例では，付着部周辺に微小高輝度像を捉える場合がある．靱帯組織では断裂や損傷に伴う靱帯周囲の血腫や浮腫を，滑膜，腱鞘では炎症による浮腫や水腫を低エコー像として捉える．軟骨組織の中で線維軟骨である関節唇の断裂，剥離は主に形態的変化と動態検査を加え診断する．その他関節内遊離体の検索，軟骨損傷に伴う関節面の不整なども診断できる．

3. 超音波診断に必要な肩関節の解剖（図1）

　画像診断にはその部位の解剖に熟知する必要がある．二次元三次元で頭の中で解剖図が描けるようにする必要がある．

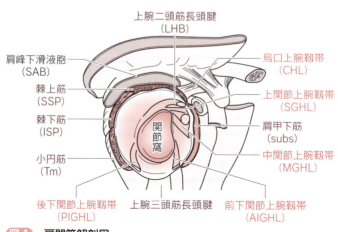

図1 肩関節解剖図

▶ 腱板（肩甲下筋，棘上筋，棘下筋，小円筋）

　肩甲下筋は小結節に停止する．棘上筋は大結節前方に，棘下筋は大結節中央から後方に停止する．小円筋は大結節後方に停止し，肩甲下筋と棘上筋間の膜状部位を腱板疎部という．

▶ 上腕二頭筋長頭腱

　結節間溝内に存在し，頭側は腱板疎部から関節内に入り上方関節唇後方に付着する．

▶ 関節唇（上方，前下方，後方）

　前上方関節唇には上関節上腕靱帯，中関節上腕靱帯が付着し，厚み幅とも脆弱な構造になっている．後上方は長頭腱が起始し厚み幅とも大きくなり，後方関節唇へと連続する．前下方は下関節上腕靱帯の付着部で関節窩縁に幅広く強靱に付着する．

II. 超音波装置および肩関節検査法

1. 超音波装置およびプローブ

　超音波断層装置はある程度の上級機種であれば大差ない．プローブは 7.5 MHz から 10 MHz 程度のリニアプローブを用いるのが一般的である．しかし筆者らが行っている腋窩と肩峰―鎖骨間隙からの関節唇検査では，小型のコンベックスタイプのプローブが有用である．

　プローブの方向は長軸，短軸と表現され，腱組織のような場合腱線維と同じ方向を長軸，これに直行する方向を短軸と呼ぶ．また超音波画像は原則的に左を近位として記録していく．

2. 肩関節超音波診断手技および正常像

　肩関節に対して，筆者らはまず上腕二頭筋長頭腱および結節間溝を中心に検索する．特に炎症の存在を示唆する長頭腱周囲のeffusionに注意して検索する．肩甲下筋腱は被検者の上腕を内外旋して小結節付着部を中心に検索する．次にプローブを頭側へ移動させ，棘上筋腱前縁を描出する．そこから後方へ長軸像のまま棘上筋腱全体を検索する．短軸像でも棘上筋全体を調べた後，棘下筋を長軸像で付着部を中心に検索する．さらに肩甲棘の中点で棘下筋の筋厚を両側計測する．その際後方関節唇や関節窩縁のBennett病変も調べる．前方脱臼，亜脱臼症例では骨頭後上方のHill-Sachs病変を観察する．最後に上腕90°外転位で腋窩から前下方関節唇，上腕骨頚部関節包付着部や関節内effusionを，肩峰鎖骨間隙から上後方関節唇を，烏口突起―上腕骨間から前上方関節唇を観察し一連の検査を終了する．解剖学的バリエーションも存在するので，数多くの正常像も経験する必要がある．

　肩関節の腱板は均一な中等度エコー輝度で描出されるが，正常でも肩甲下筋腱頭側部，前方後方の棘上筋腱の関節包面に低エコーを呈する場合がある．関節唇は関節窩縁に中等度エコー輝度の三角形として描出される．

　図2に肩関節，上腕の正常超音波像(図2)(GE社 E-smart より転用)を示す．以下の部位（結節間溝，上腕二頭筋長頭，肩甲下筋，棘上筋，棘下筋，小円筋，上方関節唇，前下方関節唇，後方関節唇）の正常像は診断上重要である．

　以下，代表的症例を提示する

症例提示

▶ 上腕骨近位端骨折（図3）

　不全骨折の診断は単純X線検査では困難な症例があるが，超音波画像では，上腕骨皮質表面の不連続，血腫形成により診断する．大結節，小結節の不全骨折には特に有用である．

▶ リトルリーグ肩（上腕骨近位骨端線離開）（図4）

　特に後外側の上腕骨近位骨端線離開と，浮腫，血腫形成を確認する．

▶ 腱板損傷

　腱板の表面エコーの変化（下方凸），内部エコーの変化（低エコー領域），骨頭表面の不整を捉える．

　投球により障害を受けやすい腱板の部位は，腱板疎部周辺（上腕二頭筋腱関節内への入口部）の肩甲下筋，棘上筋腱，棘上筋腱中央部，上腕骨後上方に存在する切痕直上の棘上筋―棘下筋の交

第2章 肩関節・上腕部の臨床診断総論

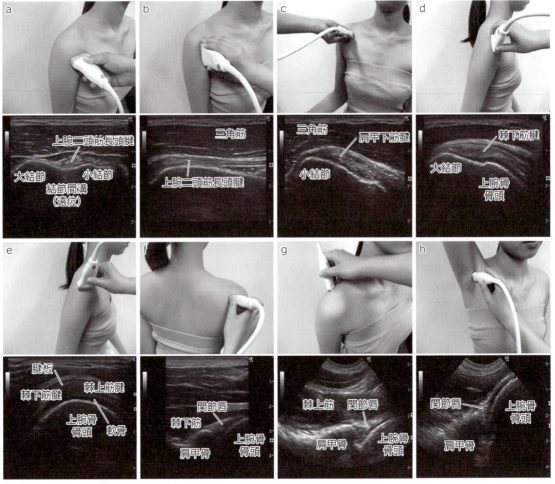

図2　肩関節・上腕の正常超音波像
a：結節間溝の短軸像
b：結節間溝の長軸像
c：肩甲下筋の長軸像
d：棘上筋腱長軸像
e：棘上，棘下筋腱短軸像
f：後方関節唇と棘下筋長軸像
g：上方関節唇
h：前下方関節唇

(GE社 E-smart より)

差する腱板，Bennett 骨棘に近接する棘下筋，小円筋などである．

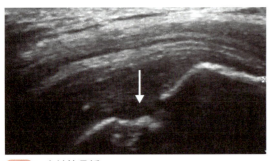

図3　大結節骨折
大結節基部の骨皮質の不連続を認める．

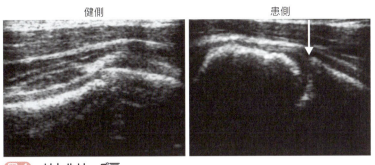

図4 リトルリーグ肩
投球側骨端線は開大し周囲に低エコーを呈している.

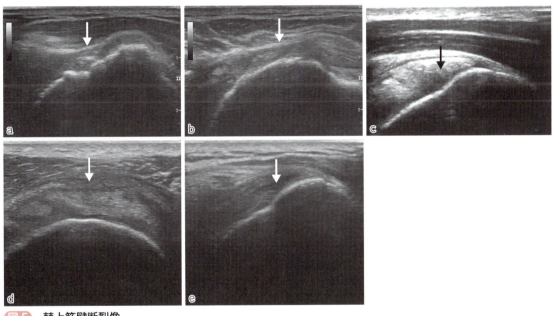

図5 棘上筋腱断裂像
a：腱板（棘上筋腱）完全断裂像, 長軸像
b：腱板（棘上筋腱）完全断裂像, 短軸像
c：関節面断裂, 長軸像
d：滑液包面断裂, 短軸像
e：腱内断裂, 長軸像

① 棘上筋腱断裂

　腱板の表面エコーと内部エコーの変化に注意しながら検査する．表面エコーが下方凸か平坦になっている場合は完全断裂の存在を（図5a, b），腱板関節包面に限局した低エコーが存在する部位は関節面断裂の存在を（図5c），境界エコーが不整で直下の内部エコーが低エコーになっていない症例は滑液包面断裂を示唆する（図5d）．腱内に限局した低エコーは腱内断裂を疑う（図5e）．また超音波像で異常が存在した部位をプローブで圧迫し，限局した圧痛を認めたら〔プローブコンプレッションテスト probe compression test（PC test）〕，臨床的に同部が疼痛に関与していることが多い．投球障害肩などでは関節面断裂がほとんどである．このような症例では関節包面の低エコーと腱板炎に伴う腫脹を認める．

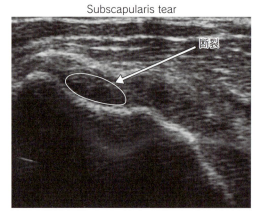

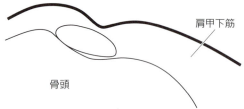

図6 肩甲下筋腱断裂
断裂部の菲薄化を認める.

完全断裂の診断基準を境界エコー(表層エコーライン),内部エコー,実質の厚み,骨頭表面の不整像とした場合,sensitivity, 100%, specificity, 93.4%, accuracy, 93.1%となった.

② 肩甲下筋断裂,損傷(図6)

上腕骨を外旋させて厚み・形態を健側と比較する.大きく断裂している症例では健側と比べ腱が菲薄化する.しかし投球障害では頭側関節包面に低エコーを呈し肥厚している症例が多い.

腱板超音波検査のポイントは,骨頭表面エコーが鮮明になるようにプローブを保持して検索すると自然に腱板も鮮明に描出される.病巣と思われたら,プローブで圧迫し痛みの再現性を確認する.(PCテスト)術後経過を確認する場合はドプラも用いて検索すると血管が描出されやすい.

③ 棘下筋萎縮

投球障害で出現しやすい.棘下筋筋腹の厚みを左右比較すると同時に,経時的に観察する.腱の損傷か神経由来の萎縮かを鑑別するために,頸椎症(Keegan type),胸郭出口症候群,神経痛性筋萎縮症,ガングリオンによる肩甲上神経麻痺などを念頭に置いて診察する.

▶ 関節唇損傷

肩峰,鎖骨間隙から上方関節唇を,腋窩から下方関節唇,後方から後方関節唇を観察する.剥離,断裂が描出される.

① 前下方関節唇損傷,反復性肩関節脱臼,亜脱臼

肩関節外転位で,大胸筋,肩甲下筋を上方へ移動させ,腋窩から観察する.大胸筋の背側で上腕骨の長軸と一致する方向にプローブを固定した場合に,4時の前下方関節唇を最も明瞭に観察することが可能である.骨性Bankart病変は関節窩縁の不整として,関節唇剥離は骨性関節窩と関節唇の間の低エコーラインとして確認できる(detached type)(図7a).ALPSA病変(anterior labroligamentous periosteal sleeve avulsion)は関節窩縁から下方の関節唇の剥離(図7b)を,HAGL病変(humeral avulsion of the glenohumeral ligament)は骨頭頸部の関節包付着部の低エコーとして観察される(図7c).

② 肩関節前上方部損傷(anterosuperior corner injury)(図8)

前上方関節唇,関節包の弛緩は投球障害肩の重要な発症要因であり,同部の画像診断は治療方針を決定するうえで非常に重要である.上腕内外旋動態観察で烏口突起基部に低エコー像(以下black spot)が出現する(図8a).このblack spotは,腱板疎部の拡大により生じる周辺組織の弛緩状態や滑膜増生などの炎症所見と考えられる.投球障害肩にて手術した症例19例19肩関節を対象とし,術前に9MHzマイクロコンベックスのプローブを用いて烏口突起をメルクマールに,腱板疎部を長軸像にて前上方関節窩が描出される位置で関節唇,関節包を観察した.その際に上腕骨を下垂位内外旋し,その動態を左右比較検討した.

術前の超音波検査では,19例中18例で患側の烏口突起基部に上腕下垂位で内外旋運動にてblack spotが出現したが,19例中18例では健側

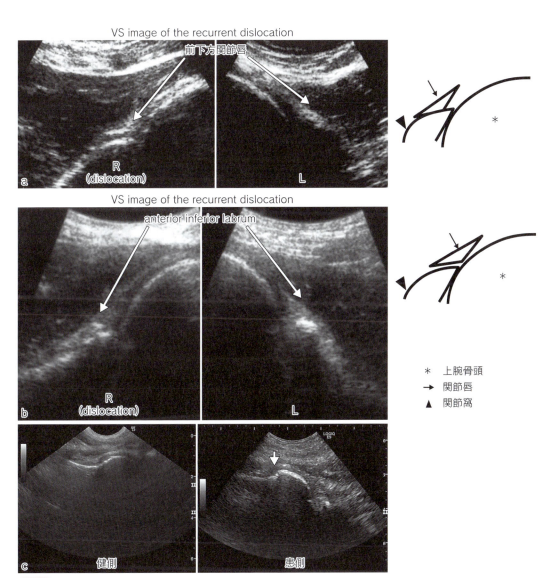

図7a 前下方関節唇損傷，detached type, classical Bankart 損傷
図7b 前下方関節唇損傷，displaced type, ALPSA 病変
図7c HAGL 病変
上腕骨頭部に低エコーや骨片を認める．

には明らかな black spot は出現しなかった．関節鏡による関節内の観察により全例 MGHL を中心に弛緩し，腱板疎部が開大し，その周囲に滑膜増生などの炎症所見を認めた．術後の超音波検査ではこのような低エコー像は消失していた．

③ 上方関節唇損傷

患者を坐位とし，肩峰鎖骨間隙にプローブを固定し，11時の位置における上方関節唇を，骨頭を引き下げたり突き上げたり，外転外旋して観察する．関節唇損傷を認めない症例では下方ストレスにおいて関節唇の形態は保たれ，肩関節外転外旋運動により関節唇が上方へ 90° supraglenoid tubercle を中心に回転し，関節面より近位に移動することはない（図9a）．Snyder 分類で SLAP type III, IV では上方関節唇が下方ストレスにより関節窩から転位移動することが確認される（図

第 2 章　肩関節・上腕部の臨床診断総論

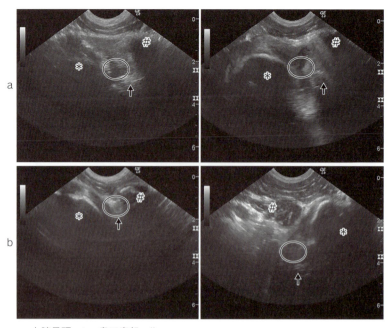

上腕骨頭：＊，烏口突起：＃
◯ black spot：＋，前上方関節窩縁：↑

図8　肩関節前上方部損傷
a：black spot あり
b：black spot なし

9b）．SLAP type II 症例において肩関節外転外旋の動態検査により，関節唇が近位方向に引き込まれる（関節窩面よりも奥に移動する）所見が認められる（近位引き込み現象）（図 9c）．関節注射後に検査するとより明瞭に描出される．また関節唇の形態が不鮮明な症例は，関節包面不全断裂を伴う internal impingement の存在を疑う．

上方関節唇の観察には肩甲骨の位置が重要である．winging して下方回転した位置では超音波ビームが前方に逃げてしまい，鮮明な画像が得られない．しっかりと胸をそらせ，肩甲骨を垂直にした位置で検査するとよい．

④ 後方関節唇損傷（図 10）

後方の 8〜11 時まではプローブを後方から肩甲棘に平行にあてて，明瞭に描出可能である．三角形の形態が不鮮明であったり，エコー輝度が均一でない場合に損傷している症例が多い．

▶ ガングリオンによる肩甲上神経麻痺（図 11）

肩峰上切痕周囲のガングリオンや paralabral cyst は後方または上方アプローチから画像診断できる．超音波下穿刺で治療する場合がある．棘下筋，棘上筋萎縮の計測を経時的に行う．

▶ 肩鎖関節損傷，鎖骨遠位端骨折（図 12）

肩鎖関節上方から関節内の浮腫，鎖骨端の転位状況を診る．炎症が存在する症例では関節腫脹，関節内に effusion が存在する症例が多い．鎖骨の遠位端骨折を伴う場合には骨膜上の血腫を確認する．

▶ 上腕二頭筋長頭腱炎，脱臼，断裂（図 13）

長頭腱炎では主に短軸超音波像で腱周囲の低エコー領域を，脱臼では上腕を伸展外旋させて動態検査を行い，腱の結節間溝からの逸脱を捉える．断裂は長軸像を注意深く観察して腱の連続性を確認する．長頭腱や結節間溝に注射する際には，結節間溝に沿って上行する前回旋動脈の分枝をドプラで確認し，超音波下で行うのが安全である．

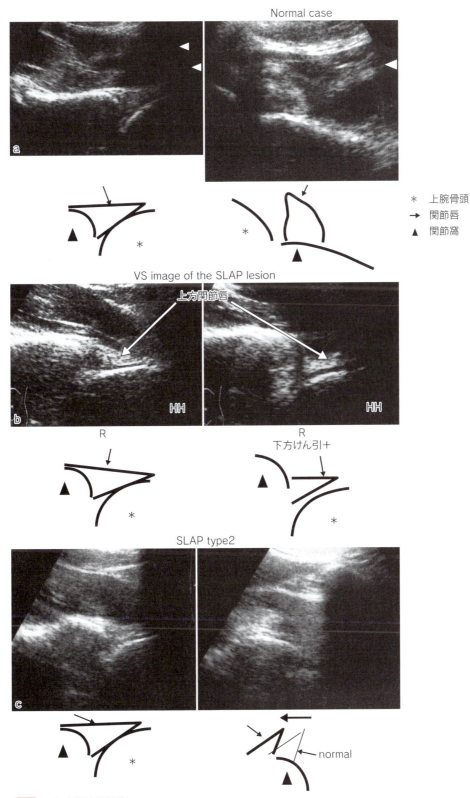

図9　上方関節唇損傷
　a：正常上方関節唇像，b：関節唇の剥離像，c：近位引き込み現象の超音波像

第 2 章　肩関節・上腕部の臨床診断総論

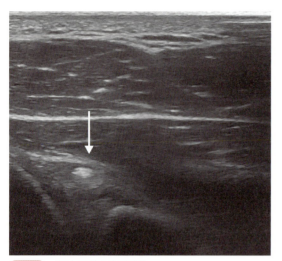

図10　後方関節唇損傷例
関節唇内に亀裂と高エコー像（変性？）を認める．

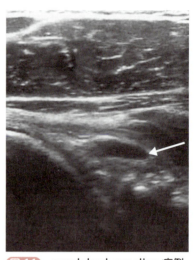

図11　paralabral ganglion 症例
関節唇基部にガングリオンを認める．

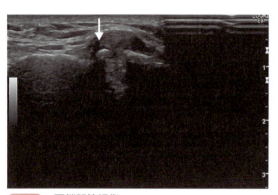

図12　肩鎖関節損傷
鎖骨遠位端に小骨片と肩鎖関節の腫脹を認める．

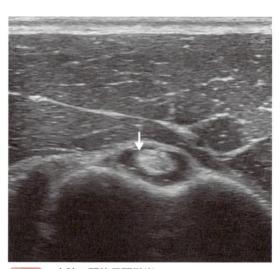

図13　上腕二頭筋長頭腱炎
長頭腱周囲に低エコー像を認める．

▶インピンジメント症候群，
　swimmer's shoulder（図14）

　肩峰と烏口肩峰靱帯により構成されている肩峰下面と肩峰下滑液包，腱板，上腕二頭筋長頭との間に生じる機械的ストレスにより発生するので，肩を外転しながら滑液包の肩峰下への滑動状況を診る．肩峰前方外側に骨棘を認め，腱板実質が腫脹していたり，不全断裂を伴う症例がある．また長頭腱周囲の低エコー像も高頻度に認める．

▶肩甲胸郭部滑液包炎，肩甲骨内上角炎，
　小菱形筋損傷（図15）

　若年の野球選手に多く，肩甲骨内上角や下角に投球時痛，圧痛を認める．超音波上，内上角に停止する肩甲挙筋，僧帽筋の腫脹や下角周辺部に低エコーを認める．小児では内上角骨端核の損傷例もある．

（杉本勝正）

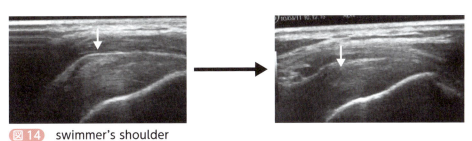

図14 swimmer's shoulder
肩峰下滑液包の腫脹を認めたが安静リハビリで滑液包が正常化した

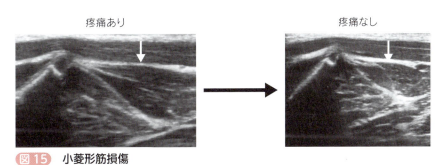

疼痛あり　　　　　　　　　疼痛なし

図15 小菱形筋損傷
小菱形筋に腫脹と低エコーを認める．4週間後に消失した．

参考文献

1) 杉本勝正：超音波による腱板損傷診断の有用性．関節外科, 31：32-42, 2012.
2) 杉本勝正：腱板の超音波断層診断における probe compression test の有用性．肩関節, 19：506-509, 1995.
3) 杉本勝正：肩関節唇の超音波診断．肩関節, 21：405-408, 1997.
4) 杉本勝正：上方関節唇の超音波下動態検査．肩関節, 27：391-394, 2003.
5) Sugimoto K：Ultrasonographic evaluation of the Bankart lesion. J Shoulder Elbow Surg, 13：286-290, 2004.

第3章

肩関節・上腕部の臨床診断各論

第3章 肩関節・上腕部の臨床診断各論

小児期

1. Sprengel 変形

問診（臨床経過）

3歳女児．1歳時に両親が肩の左右差に気づいて小児科を受診し，その後近医整形外科で肩のリハビリなどを行うが，効果がないため，当科紹介初診となる．現在の主訴は左頚部から肩がもり上がっていること，左肩が挙上できないこと，また，リュックサックを背負うと左肩から鞄の紐が落ちてしまうことである．

> **ポイント** 聴取すべき内容は，困っていることは何か？ 外傷の有無，保護者がいつから気づいたか？ 他の先天性疾患の有無などである．

視 診

着衣でも両肩の高さの差が容易に気づく．脱衣にて，両肩の差が5cm以上で，さらに著明な肩幅の差を認める．さらに頚部から肩にかけて明らかな左右差を認める（図1a）．

> **ポイント** Sprengel 変形の主訴は主に外観と可動域制限である．肩甲骨の位置は着衣および脱衣状態で比較する．脊柱側弯症との合併も多く，脊柱アライメントによる肩の左右差なのか，Sprengel 変形によるものなのかを確認する必要がある．視診上の分類としてCavendish 分類（表）がよく用いられる．

身体所見

触診で僧帽筋周囲に硬い索状物（omovertebral bone 肩甲脊椎骨）を触れる．明らかな圧痛を認めない．

著明な自動可動域制限を認める（自動挙上90°，図1b）．

> **ポイント** 側弯症の有無（脊柱アライメント異常による両肩の高さの左右差を合併することがある）．Sprengel 変形に特有のテストはない．

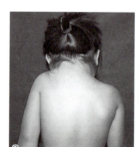
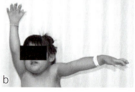

図1 Sprengel 変形
a：両肩の高さ，肩幅の明らかな左右差を認める．
b：挙上が90°程度に制限されている．

表 Cavendish 分類

Grade 1（very mild）：	着衣では両肩の高さの差はほとんど気づかない
Grade 2（mild）：	両肩の高さはほぼ同じであるが，僧帽筋のlumpは着衣でも気づかれる
Grade 3（moderate）：	肩が2～5cmあがっており，容易に気づく
Grade 4（severe）：	肩が5cm以上あがっており，後頚部に近いレベル

（Cavendish ME：J Bone Joint Surg Br, 54：395-408, 1972）

1. Sprengel 変形

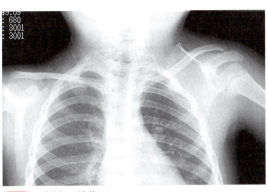

図2 単純X線像
左肩甲骨の高さ異常を認める．omovertebral bone を認める．

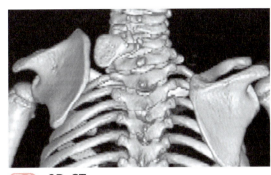

図3 3D-CT
左肩甲骨の形態，位置異常，omovertebral bone の存在を認める．

検査手順と次回受診のプランニング

単純 X 線検査は，胸部正面と頚椎2方向（正面と側面）を行った．胸部正面で両肩甲骨の位置および形態の異常を確認し，頚椎 X 線にて omovertebral bone の存在と Klippel-Feil 症候群を確認した．さらに肩甲骨と omovertebral bone の位置，形態を確認するため 3D-CT を，中枢神経系の異常を確認するため脊髄の MRI を指示した．

単純 X 線は，両側肩甲骨が比較できる，頚椎周囲の異常（omovertebral bone）の有無が確認できるように依頼する（体格が小さければ，胸部正面でよい）（図2）．さらに，脊柱側弯症，Klippel-Feil 症候群，肋骨奇形などが疑われる場合には全脊柱や頚椎，胸部の単純 X 線も必要となる．3D-CT 検査は omovertebral bone の位置，大きさを検討するのに役立つ（図3）．また挙上位での 3D-CT は肩甲骨の回旋異常を確認するのに役立つが，被曝の観点から手術前などに限定されるべきである．

治療法は根治的なものは難しく，肩甲骨の左右差が著しい場合，可動域制限が強い場合には手術治療が行われる．術式はこれまでさまざまな報告がある．Yamada らは可動域制限の強い症例に対して，omovertebral bone および肩甲骨内側切除による回旋矯正と腱移行術を併用した術式による良好な可動域改善を報告している．しかし，肩幅の左右差，肩甲骨形態異常は残存し外観上ではいまだ十分と言えない症例もあったとしている．一般的には 2〜8 歳までに行うべきとされている．そのため，2 歳未満であれば，保護者に十分な説明を行い待機させ，年 1，2 回程度の定期経過観察とする．逆に患児が加齢するに従い手術が困難となるため，いたずらに保存療法を長期化させるべきではない．

本症例の確定診断

肩甲骨高位を視診上確認し，単純 X 線上で胸郭内での肩甲骨位置と大きさの左右差を認め，さらに特徴的な omovertebral bone を認めて確定診断となった．3 歳で両肩の左右差および可動域制限が著しいため，手術加療を選択した．

（船越忠直）

参考文献

1) Cavendish ME：Congenital elevation of the scapula. J Bone Joint Surg Br, 54：395-408, 1972.
2) Yamada K, Suenaga N, Iwasaki N, et al.：Correction in malrotation of the scapula and muscle transfer for the management of severe Sprengel deformity：static and dynamic evaluation using 3-dimensional computed tomography. J Pediatr Orthop, 33：205-211, 2013.

第3章 肩関節・上腕部の臨床診断各論

2. リトルリーグ肩

問診（臨床経過）

11歳男児．軟式野球のクラブチームに所属の投手．右投げ右打ち．受診1ヵ月前より投球時に右肩・肘痛が出現．その後投球時の痛みが強くなり来院した．これまでに同じ症状が出現したことはない．本人の説明では「野球でボールを投げすぎた」とのことであった．

 練習頻度や時間，1日当たりの投球数も障害と関係するため聴取する．守備位置により投球距離や投球法が異なるため，守備機会の多いポジションを把握する必要がある．ピッチャー，キャッチャー，外野手で肩肘障害が多い．

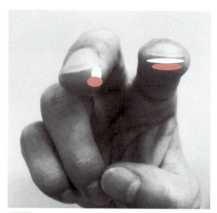

図1 示指，中指の胼胝位置
白マーク：適正な投球でみられる胼胝位置．
赤マーク：爪部から離れた胼胝．ボールへのエネルギー伝達が不十分であることが多い投球動作でみられる．

視診

① 立位・端坐位姿勢において骨盤後傾し，不良姿勢を認めた．
② ボールの握りは，指腹握りで母指が中心から示指寄りであった．示指・中指の胼胝はなく，手関節の尺側変位もなかった．

① 診察室以外（待合室など）での姿勢に注目すると，普段取る姿勢の傾向がわかる．骨盤を後傾した猫背の姿勢では投球時に左右胸郭の分離運動を使えず，上肢の力に頼る投球動作になりやすい．その結果，肩甲上腕関節に過度な負荷が掛かる．
② ボールの握りや指先の胼胝位置，手関節の皺などからも投球動作の特徴を推測できる．爪部より離れた位置に胼胝がある選手はボールへのエネルギー伝達が悪い，すなわちボールリリースの位置が手前であったり，指先でボールを切るリリースである場合が多い（図1）．上体の開きを防ぐため意識的にインステップで投げる選手は，投球目標より右側になる投球方向を手関節で左方向に修正し，その結果投球側の右手関節が尺側偏位している．

身体所見

右上腕骨近位端の圧痛，右肩関節内旋（結帯），2nd内旋，水平内転の制限，胸郭の柔軟性低下，股関節内旋制限を認めた．

 骨端線部の圧痛は骨端損傷を示唆する重要な所見である．胸郭が硬く肩甲上腕関節を使う投げ方をする選手に骨端離開は起こりやすい．胸郭を使った投球動作のポイントは，投球側の胸骨・肩関節・肘関節を直線的に保ちつつ，

46

胸郭の回転により肘頭を出し，肘関節を伸展することである．その結果，肩甲上腕関節を回旋させない投球になる．身体所見や投球動作のビデオ分析から胸郭の柔軟性評価や肩甲上腕関節を回旋させる投げ方かを調べる．

検査手順と次回受診のプランニング

両肩関節2方向と両肘関節2方向の単純X線を撮影した．肩関節正面像で骨端線全体におよぶ骨端離開を認める．3週間投球を禁止し3週後に再診，単純X線撮影を実施．その間肩関節以外のリハビリテーションを実施した．

　小児期の骨端線は閉鎖しておらず，回旋力や牽引力に対する骨端線部の耐性が弱く，骨端障害を起こしやすい．骨端線部の圧痛の有無，健・患側の単純X線像を比較し骨端離開を判定する．

本症例の確定診断

肩関節正面像にて右上腕骨近位部の骨端離開を認め（図2），さらに骨端線部の圧痛と右肩関節可動域制限，痛みを引き起こした誘因が投球動作であることから，上腕骨骨端離開（リトルリーグ肩）

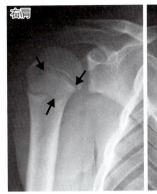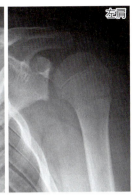

図2　左右肩関節単純X線像
右上腕骨近位骨端線全体におよぶ骨端離開（矢印）．

と診断した．骨端離開の治療は，まず安静，肩関節以外の部位に対する理学療法，痛みがなくなれば障害を起こした原因を探るため，投球動作を観察し改善する．

（浜田純一郎）

参考文献

1) 浜田純一郎他：上肢・肩甲骨・骨盤からみた投球動作の仕組み―トップからリリースまで肩甲上腕関節は動かない―．肩関節，36：725-729，2012．
2) 筒井廣明，山口光國：投球障害肩 こう診てこう治せ，p.112-114，メジカルビュー社，2004．
3) 兼松義二他：少年野球における上腕骨近位骨端線障害．整スポ会誌，8：163-166，1989．

3. 上腕骨近位骨端離開

問診（臨床経過）

15歳男性．左肩痛．

柔道稽古中に受傷し，左肩の疼痛が強く，左上肢を動かすことができないとの訴えで来院した．現場で三角巾を装着され，母親に付き添われて徒歩で入室した．

受傷機転は，柔道稽古で投技を仕掛けた際に体勢が崩れ，相手が左肩に乗る形で倒れ込んだとのことであった．受傷時に意識障害や頸部痛はなかった．来院までの間に嘔気や嘔吐，上肢のしびれ感はなかった．

 柔道はスポーツのなかでも外傷が多い種目である．一般に膝関節や足関節など下肢の受傷が多いが，小学生や中学生では上肢や鎖骨の骨折も多い．受診時には詳細な受傷機転がわからないこともあり，重大な障害を残す頭部外傷や頸椎損傷も念頭に置き診察をすすめることが大切である．上肢の外傷であっても痛みのため車椅子で入室してくることもあるが，全身をくまなく検索する必要がある．

視診

三角巾を外し，柔道衣の上着を脱がせ，体幹と上肢を観察した．皮下溢血はなかったが，左肩に腫脹がみられた．

 着衣のままでは正しい評価ができないため，愁訴のある部位は十分に露出させ診察を行う．

身体所見

肩関節の自動運動はできなかった．肘関節，手関節，手指の自動運動は可能で，左上肢に循環障害，感覚障害はなかった．また，鎖骨，肩鎖関節部にも圧痛はなかった．

肩関節自動運動が不可能な場合は，疼痛による不動性のほか，第5頸神経根障害や腕神経叢麻痺，腋窩神経麻痺を念頭に置くことが重要である．肘関節の自動屈曲が可能であれば第5頸神経根障害は否定的であり，肩外側の感覚障害がなければ腋窩神経麻痺は否定的となる．

検査手順のプランニング

外傷による肩関節周辺の障害が疑われるため，単純X線検査を指示した．

肩関節外傷時には，単純X線 trauma series で評価を行う．trauma seriesは，肩関節AP撮影，肩甲骨Y（scapula Y）撮影，velpeau axillary 撮影の3方向であるが，このうち，前2者の組み合わせの診断価値が高い．

本症例の確定診断

診断および治療方針：単純X線像で，Salter-Harris II型の上腕骨近位骨端離開と診断した（図1）．近位骨片は屈曲，内転，やや外旋していた．遠位骨片の近位端は前方に転位していた．側方転位は横径の2/3，屈曲転位は47°であり，観血的整復固定術を選択した．

3. 上腕骨近位骨端離開

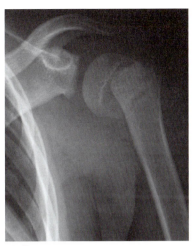

図1 術前単純X線像
Salter-Harris II型．近位骨片は屈曲，内転，外旋，遠位骨片の近位端は前方に転位していた．

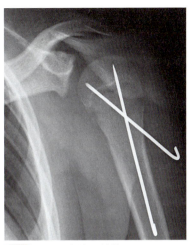

図2 術後単純X線像
整復障害因子を解除して鋼線で骨折部を固定した．

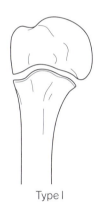 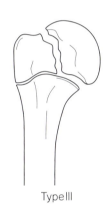 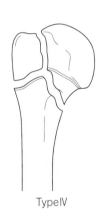

Type I   Type II   Type III   Type IV

図3 Salter-Harris 分類
Type I は新生児と幼児にみられるほか，青年期の投球外傷でもみられる．5〜11歳の小児の骨折は近位骨端線に生じる．Type II は11歳以上の小児にみられる．Type III やIVは高エネルギー外傷で生じるが頻度は少ない．
(Sarwark JF, et al.：Rockwood and Wilkins' Fractures in Children, 6th ed, p.706, 2005)

手術：受傷後3日目に手術を行った．三角筋大胸筋間より進入して骨折部を展開した．整復障害因子となっていた翻転嵌合した骨膜を切離して整復を行い，鋼線を経皮的に刺入して骨折部を固定した(図2)．鋼線は4週後に抜去した．

ポイント 骨折型は Salter-Harris 分類を用いる（図3）．転位は，骨端（近位骨片）に付着する腱板筋と遠位骨片に付着する大胸筋の作用で生じる(図4)．側方転位は，Neer and Horwitz 分類（表1）で評価して grade I, II は保存療法，grade III, IV は観血整復が適応となる．屈曲転位の扱いは，年齢によって異なるが，概ね10歳以上の年長児では30°以上を観血療法の適応としている報告が多い．

(伊﨑輝昌)

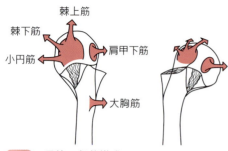

図4 骨片の転位様式

骨端（近位骨片）に付着は腱板筋が付着している．遠位骨片には大胸筋が付着している．近位骨片は屈曲，内転，やや外旋する．
（Sarwark JF, et al.：Rockwood and Wilkins' Fractures in Children, 5th ed, p.931, 2001）

表1 Neer-Horwitz 分類

Grade	Displacement
I	＜5 mm
II	＜1/3 of the shaft width
III	2/3 of the shaft width
IV	＞2/3 of the shaft width

(Neer CS 2nd, Horwitz BS：Fractures of the epiphyseal plate. Clin Orthop, 41：24-30, 1965)

参考文献

1) Sarwark JF, Luhmann S：King ECB：Proximal humerus, scapula, and clavicle, Rockwood and Wilkins' Fractures in Children, 6th ed, p.706, Lippincott Williams & Wilkins Publishers, 2005.
2) Sarwark JF, Kwon Y：Proximal humerus, scapula, and clavicle, Rockwood and Wilkins' Fractures in Children, 5th ed, p.931, Lippincott Williams & Wilkins Publishers, 2001.
3) Neer CS 2nd, Horwitz BS：Fractures of the epiphyseal plate. Clin Orthop, 41：24-30, 1965.
4) Bahrs C, Zipplies S, Ochs BG, et al.：Proximal humeral fractures in children and adolescents. J Pediatr Orthop, 29(3)：238-242, 2009.
5) Fernandez FF, Eberhardt O, Langendörfer M, Wirth T：Treatment of severely displaced proximal humeral fractures in children with retrograde elastic stable intramedullary nailing. Injury, 39(12)：1453-1459, 2008.

思春期・青年期

1. 外傷性肩関節脱臼（初回）

問診（臨床経過）

20歳男性．自転車走行中に転倒し，左手をついて左肩外転外旋位を強制され受傷．左肩痛と脱臼感が出現し受診となった．今まで左肩の脱臼歴はない．

ポイント 特に疼痛の程度や場所，受傷機転（直達か介達外力か），外力の大きさや加わった方向，脱臼感の有無（自己整復の有無），過去の（亜）脱臼歴の有無，しびれの有無，腋窩神経領域の感覚鈍麻などを聴取する．まれに，脱臼もしくは整復操作による腕神経叢麻痺を合併することもあり，神経症状の有無は受診時に把握する必要がある．

視　診

右手で左手の前腕部を把持する形で自立歩行にて入室してきた（図1a）．服を脱がせると左肩峰下に陥凹を認めた（図1b）．肩鎖関節や鎖骨に変形は認めなかった．

ポイント まず，診察室（救急室）に入ってくる際の姿勢や肢位を観察した後，服を脱がせ脱臼による肩峰下の陥凹を観察する．

身体所見

腋窩神経領域に感覚鈍麻は認めず，左手指や前腕および肘関節の運動麻痺や感覚異常は認めなかった．鎖骨や肩鎖関節および肩峰から肩甲骨棘にかけての圧痛はなかったが，肩関節前下方に骨頭を触知した．

ポイント 受傷機転などから肩関節脱臼（骨折）が強く疑われるため，前方不安定症に対する徒手テストや可動域の測定などはむやみに行わない．

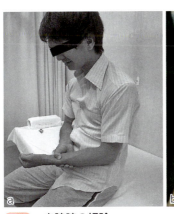
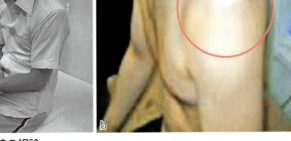

図1 来院時の視診
a：外見，b：肩峰下に陥凹を認める．

検査手順や次回受診のプランニング

まずは単純X線検査を施行した．この際，通常の正面像とscapula Y像の2方向をオーダーした（図2）．

単純X線：診断上必ず撮影するが，正面像（true AP view）に加え，必ずscapula Y像（図2b）を撮影する．前方脱臼の場合は明らかに診断可能であるが，後方脱臼を見逃さないためでもある．
CT：関節窩前縁の骨性Bankart損傷や骨頭の後外側部に欠損を生じるHill-Sachs損傷を診断するが，初回脱臼の場合は大きな骨性Bankart病変が疑われる場合のみに施行する．
MRI：受傷後早期のMRIでは関節内に血腫が存在するため，前方関節唇の関節窩からの剥離であるBankart損傷が診断可能である．また，関節包靱帯の断裂なども診断できる．高齢者の場合は腱板断裂の合併に注意する．

本症例の確定診断

単純X線にて通常の烏口下脱臼であり，烏口突起骨折，関節窩骨折などの合併する骨折はみられなかった（図2）．次に，患者を仰臥位にして挙上位法（Janecki法）（図3）による徒手整復術を試み整復した．整復位の確認のため再度X線検査を施行した．徒手整復後，外旋位固定装具（図4）にて3週間固定した後に受診させた．外来リハビリをオーダーして徐々に可動域訓練を開始．受傷後2ヵ月にて可動域は改善した．受傷後3ヵ月時にはanterior apprehension testも陰性であり，脱臼不安感なくADLレベルまで改善した．

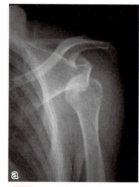 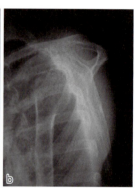

図2 単純X線像
a：正面像，b：scapula Y像

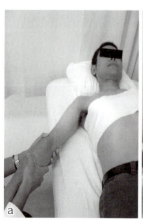 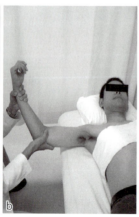 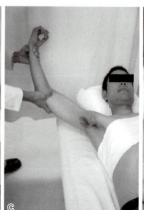 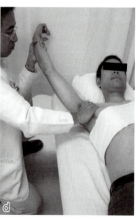

図3 挙上位整復法（Janecki変法）
a：患肢を末梢方向に牽引する，b：外転させる，c：ゼロポジションまで挙上する，d：骨頭を押さえて整復する（押さえなくても整復されることが多い）．

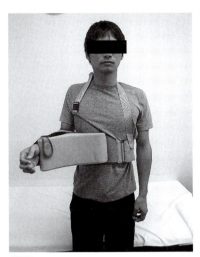

図4 外旋位固定

及的早期にMRIを行いBankart損傷の程度（関節唇の転位の有無）を把握し保存療法を行うか，手術療法を行うかを決定する．10代の男性アスリート，特にコリジョン・コンタクトスポーツの場合は反復性脱臼への移行率が高いため，初回脱臼であっても手術療法が選択されるべきとの報告もある．スポーツ選手の初回脱臼に対する鏡視下Bankart法の術後成績は保存療法よりも良好であるが，15％程度の再脱臼率があるため，筆者はコリジョンアスリートに対しては，初回でも術後再脱臼率の低いBristow法を行っている．スポーツ活動を行わない症例や亜脱臼例に対しては保存療法を選択し，反復性に移行した場合は手術を行う．

（鈴木一秀）

ポイント
脱臼整復法であるが，挙上位法で整復不能な場合はStimson法を用いる．脱臼整復のポイントは患者に脱力させることであり，無理な整復操作は医原性の骨折を惹起する可能性があり慎むべきである．本症例はノンアスリートの初回脱臼のため，外固定（内旋位固定よりも再脱臼率の低い外旋位固定）による保存療法を選択したが，若いアスリートの場合は脱臼整復後，可

参考文献

1) Itoi E, et al.：Is protecting the healing ligament beneficial after immobilization in external rotation for an initial shoulder dislocation？Am J Sports Med, 41 (5)：1126-1132, 2013.
2) Robinson CM, et al.：Functional outcome and risk of recurrent instability after primary traumatic anterior shoulder dislocation in young patient. J Bone Joint Surg Am, 88：2326-2336, 2006

2. 反復性肩関節脱臼

 問診（臨床経過）

21歳男性．大学3年バスケットボール選手．1ヵ月前の試合中にリバウンドボールを取ろうとして，右肩挙上位から水平伸展を強制され受傷．コート外にてトレーナーに整復された．アームスリング固定後練習に復帰したが，脱臼不安感が強くプレーに影響があるため受診した．既往歴では高校3年時に初回脱臼し，接骨院で徒手整復を受けたが外固定はせず，以後完全脱臼を2回，亜脱臼が数回あった．

> **ポイント** 不安定感の有無と肢位，今回の受傷機転（直達か介達外力か），外力の大きさや加わった方向，自己整復の有無，過去の（亜）脱臼歴の聴取，しびれの有無，腋窩神経領域の感覚鈍麻などを聴取する．

 身体所見

腋窩神経領域に感覚鈍麻は認めず，右手指や前腕および肘関節の運動麻痺や感覚異常は認めなかった．烏口突起の圧痛はなかった．肩関節可動域は屈曲160°，外転160°，下垂位外旋45°，外転90°位外旋80°，屈曲90°位外旋80°，内旋L2レベルと軽度の制限を認めた．sulcus sign は陰性で全身の関節弛緩もなかった．anterior apprehension test（図1）は外転45°～120°間で陽性であり，relocation test も陽性であった．

> **ポイント** 身体所見では anterior apprehension test や relocation test により前方不安定性を，sulcus sign により下方不安定性を診断する．

 視診

すでに脱臼は整復されており肩峰下の陥凹はなく，三角筋や棘下筋，上腕二頭筋の萎縮も認められなかった．

> **ポイント** 反復性脱臼の場合，腋窩神経麻痺による三角筋や筋皮神経麻痺による上腕二頭筋の萎縮が認められることがあり注意を要する．また，腱板断裂の合併や disuse による棘下筋の萎縮もチェックする．

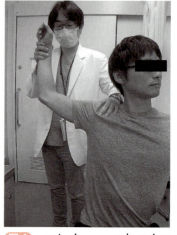

図1 anterior apprehension test
肩関節下垂位から30°，45°，60°，90°，120°，135°の各角度で外旋を加え，検者の親指で患者の骨頭を後方から前方に押すことにより不安定感を訴える．

検査手順や次回受診のプランニング

まずは単純X線検査を施行した．この際，通常の正面像とscapula Y像の2方向に加えStryker撮影をオーダーした．次に3D-CTをオーダーした．この際上腕骨頭を除去した関節窩のみのイメージも構築するようにオーダーした．結果，Hill-Sachs病変は軽度で，関節窩の内下方に転位した小骨片を認めた（図2）．次回診察時にMR関節造影検査を予約した．

ポイント 単純X線では変形性関節症や骨性Bankart病変を，Stryker撮影によりHill-Sachs病変を診断する．3D-CTにより関節窩骨形態（骨性Bankart病変を含む）やHill-Sachs病変の大きさを確認する．正確な関節内の病態診断にはMR関節造影検査が必須である．Bankart損傷，関節包断裂，関節上腕靱帯の骨頭側での剥離であるHAGL損傷などを診断する．

本症例の確定診断

MR関節造影検査の結果，Bankart損傷を認めた（図3）が，関節包断裂やHAGL損傷を疑う所見はなかった．本症例は多数回の（亜）脱臼を反復しており，プレーに支障をきたしているため手術加療を勧めた．1週間後に入院し全身麻酔と伝達麻酔の併用にて関節鏡視下Bankart法（図4）を施行した．術後2週間の内旋位スリング固定後，可動域訓練を開始した．4週からランニングメニューを開始．術後3ヵ月にて可動域は健側の90％まで改善したため，パス・キャッチやシュート練習などボールを使用したプレーとウエイトトレーニングを開始．5ヵ月にて可動域は正常に回復し対人プレーを許可した．術後6ヵ月時には

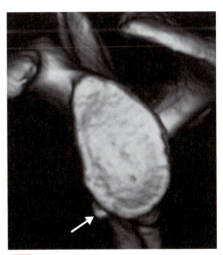

図2 3D-CT像
関節窩前下方に小骨片（矢印）を認める．

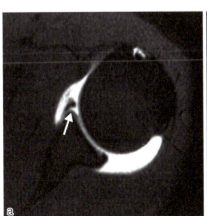
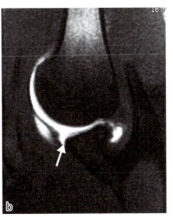

図3 MR関節造影検査
a：横断像：Bankart損傷（矢印），b：外転外旋位像：Bankart損傷（矢印）

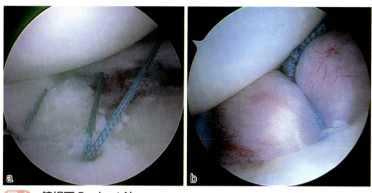

図4 鏡視下 Bankart 法
a：関節窩前縁に刺入されたアンカー糸，b：関節唇修復後（後方鏡視像）

anterior apprehension test も陰性であり，脱臼不安感なく復帰した．

ポイント
　反復性肩関節（亜）脱臼で ADL 上不安定感を訴える場合やスポーツ活動に支障をきたしている場合は手術が第一選択となる．手術は，Bankart 損傷に対しては鏡視下 Bankart 法を行い，関節包断裂に対しては鏡視下に修復する．HAGL 損傷に対しては，鏡視下に上腕骨頭側にアンカーを挿入し修復する．これらの病態が合併している場合はすべてを鏡視下に修復する．コンタクト・コリジョンスポーツ選手，関節窩骨欠損が大きい症例，コントロール不良なてんかん症例などは術後再発率が高いため鏡視下 Bankart & Bristow 法を選択する．

〔鈴木一秀〕

参考文献

1) 鈴木一秀他：外傷性肩関節前方不安定症に対する鏡視下 Bankart 法―Panalok loop アンカーを用いた dual sutures 法―．関節鏡, 33 (2)：181-183, 2008.
2) Cho NS, et al.：Arthroscopic stabilization in anterior shoulder instability：collision athletes versus noncollision athletes. Arthroscopy, 22 (9)：947-953, 2006.
3) 鈴木一秀，永井英：コリジョンアスリートの反復性肩関節脱臼に対する鏡視下 Bristow & Bankart 法. MB Orthop, 27 (5)：7-13, 2014.

3. 上方関節唇損傷

問診（臨床経過）

17歳男性．高校野球部，投手，右投げ左打ち．
患者の訴え：投球時痛

3ヵ月前に，ウエイトトレーニング時，10 kgのダンベルを持ち，仰臥位で最大屈曲位から上肢を戻す際に，右肩に違和感を感じた．その後，日常生活では疼痛はないが，肩が温まるまで投球時に疼痛（加速期に外側痛）が出現．肩が温まると疼痛が消え全力投球可能となる．

2週間で症状が改善しないので近医を受診した．近医では関節内注射などの治療は行われず，1ヵ月間の投球禁止を指示され安静にしたが，投球を再開すると同じ痛みが出現する．30～40球程度投球すると疼痛は軽減する．

症状が改善しないので，当院を受診した．

> **ポイント** 上方関節唇損傷は外傷（投球動作中の場合もある）によって生じるので，転倒やウエイトトレーニング時の過負荷，ある投球での違和感など，症状発現のきっかけがあることが多い．そのため症状発現のきっかけの有無を問診することが重要である．肩痛が日常生活でも生じるか，スポーツなどの高活動時のみに生じるのかは損傷の大きさを類推するのに重要な情報になる．安静期間を置いたか？ 注射や投薬などの加療を受けたか？ その後の症状は変化したか？ も診断を進めるために重要な情報で，炎症性疾患の場合は安静期間やステロイド剤の注射により症状改善することが多い．本症例は安静期間を置いたにもかかわらず症状が軽快しないので，炎症疾患以外の病態を考える必要がある．投球障害の場合は疼痛の起こる投球フェーズや疼痛を感じる部位を問診しておくことも重要である．

身体所見

視診：筋萎縮なし
関節可動域：

	右	左
屈曲	180°	185°
外旋	90°	90°
内旋（C7-母指間距離）	12 cm	2 cm
外転外旋	120°	100°
外転内旋	30°	40°

インピンジメントテスト：陽性
水平内転テスト：陽性　クリック＋
crank test：陽性

棘上筋抵抗テスト：陰性
棘下筋抵抗テスト：陰性
肩甲下筋抵抗テスト：陰性
belly press test：陰性

過外転強制で疼痛陽性
O'Brien test 陽性

自動外転および屈曲での翼状肩甲なし
　肩外転および屈曲90°での抵抗を加えると，翼状肩甲を右肩の軽度認める．
局所麻酔剤テスト：
　肩峰下滑液包および肩関節内に局所麻酔剤を5 mL注射後，身体所見で陽性であった所見を行い疼痛の変化を評価する（表1）．

> **ポイント** 肩関節の可動域は患側だけでなく健側との比較で評価する．野球などの投球肩は発育期での上腕骨の回旋変形を生じていることが多く，外旋可動域が増大し，内旋可動域が減少していることが多い．内旋可動域制限が20°を超えると病的な意味を持つ．多くの誘発テストを行い，総合的に判断し，診断に近づくことが重要である．本症例ではインピンジメント徴候陽性であるが，肩峰下滑液包炎だけでなく上方関節唇損傷でも陽性に出ることがある．1ヵ月の投球中止後も症状変化なし，腱板筋抵抗テストで陰性，肩峰下滑液包への局所麻酔剤テスト後もインピンジメント徴候変化なし，ということから，肩峰下滑液包炎は否定的である．ウエイトトレーニング中の

表1 局所麻酔剤テストの結果

陽性所見	肩峰下滑液包注射	肩関節内注射
インピンジメント徴候	変化なし	50%減少
水平内転テスト	変化なし	70%減少
過外転での疼痛	変化なし	変化なし
O'Brien test	変化なし	30%減少

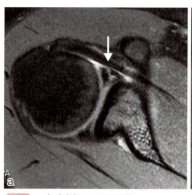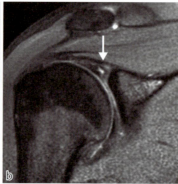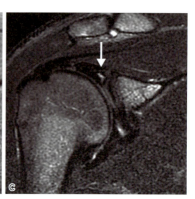

図1　本症例のMRI画像
a：T2*横断像，b：T2*斜冠状断，c：T2脂肪抑制像
各画像にて関節唇損傷（矢印）を認める．

違和感，水平内転テスト陽性，crank test陽性，O'Brien test陽性，関節内への局所麻酔剤テストで疼痛が軽減していることから上方関節唇損傷を疑って画像診断を進めることになる．また，肩外転および屈曲90°で抵抗すると翼状肩甲がみられることから，軽度の肩甲骨機能不全が存在する．治療を進めていくうえで重要な所見である．

検査手順のプランニング

単純X線：単純X線で骨性病変の有無を確認する．通常上方関節唇損傷で骨性変化は認めないが，随伴病変の有無を確認する目的で行う．

MRI（図1）：関節唇損傷の診断に有用であるが，MRIの画質や撮像方法により精度に差がある．本症例では，上方から前方（関節窩面で11～2時）の関節唇に損傷を認める．放射状MRIやMRI関節造影を行うと診断率は向上するので，可能な施設では行うほうがよい．

本症例の確定診断

身体所見およびMRI所見から上方関節唇損傷と診断した．上方関節唇損傷の臨床症状は，1)損傷部位への機械的刺激が加わることによる疼痛，2)剥離した関節唇が関節窩と骨頭間に介在することによる疼痛と脱臼感，3)剥離した関節唇に停止している上腕関節靱帯の機能不全による不安定症と考えられる．本症例の場合，投球時での疼痛であること，関節唇剥離が11～2時と比較的狭い損傷であること，高校2年生の1月に受診し，春の大会が近いことなどを考慮し保存的治療で対応することにした．

治療の目的は骨頭の求心位を獲得し，関節唇による疼痛を解消することで，腱板筋力トレーニングが中心となる．本症例では負荷時の翼状肩甲も認めたので肩甲骨安定化トレーニング＋大胸筋ストレッチを並行して行った．拘縮がある症例では拘縮治療（ストレッチ）も行う必要がある．

治療経過は良好で，初診から1ヵ月で翼状肩甲消失，2ヵ月で肩甲骨安定化トレーニングや腱板筋トレーニングも順調に経過した．翼状肩甲消失時から，塁間での投球開始．2週ごとに対角，捕手を立たせての投球へと進め，2.5ヵ月でブルペン，先発可能となった．今後コンディショニング不良で疼痛が再発することを説明し，現在のトレーニングを継続するように説明し，治療完了した．

本症例は保存的治療で良好な経過を得ることができたが，前方不安定症，関節唇の陥頓による疼痛が取れない症例や，保存的治療に抵抗する症例は外科的治療の適応となる．

（林田賢治）

参考文献

1) 山中　芳：基本的診断法―診察の進め方．高岸憲二編：肩関節外科の要点と盲点, p.14-23, 文光堂, 2008.
2) 中川照彦：投球障害肩(SLAP lesion)の診断と治療．宗田　大編：復帰をめざすスポーツ整形外科．p.76-79, メジカルビュー社, 2011.

4. 動揺肩

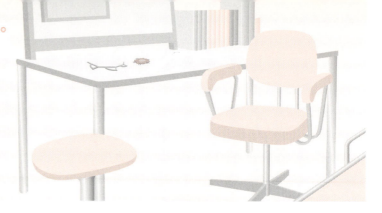

問診（臨床経過）

15歳女性．主訴は右肩亜脱臼，疼痛，不安感．3年前バドミントンでラケットを振った際に亜脱臼し自然整復．以来右肩不安定性や痛みが続く．バドミントン中に10回以上亜脱臼，整復を繰り返す．日常生活上も腕を振ったり，重い荷物を持ち上げたりすると，右肩が外れそうな不安感，痛みがある．

 動揺肩はいわゆる多方向性肩関節不安定症 multidirectional instability (MDI) とも呼ばれ，肩甲上腕関節に少なくとも2方向以上の不安定性がみられる病態である．発症機転として非外傷性か，もしくはごく軽微な外傷により生じる．前方ないしは後方に加え，下方への不安定性を認めるのが特徴である．関節包の弛緩により関節腔の容量が増大することが背景にあるとされている．さらに全身的な関節弛緩性や弾性線維に富む軟部組織の組成，関節包にあるメカノレセプターの機能異常などが原因として考えられている．

臨床症状は多彩で，日常生活動作での脱臼感といった明らかな不安定性の訴えから，関節不安定性の自覚がなく漠然とした痛みやしびれ，脱力感のみの症状もある．

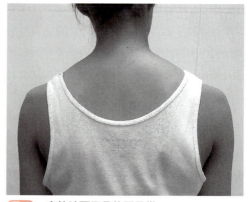

図1　安静時肩甲骨位置異常

 一方で，肩甲骨の位置異常や機能異常が大きく関与しているといわれている．多くのMDI症例で肩甲骨は安静時に下方回旋，前傾，外転位となり，また運動時に上方回旋，後傾，内転方向の機能低下がみられる．このような肩甲骨の位置異常は相対的に上腕骨の位置に影響を及ぼし，また同時に腱板機能の低下を招いて動的安定性を損わせると考えられる．患側肩関節下垂位でのsulcus signおよび前後方向へのapprehension signやload and shift testが陽性となる．また過剰な外旋可動域がみられる．

視診

前方頭位，円背姿勢．右肩甲骨は下方回旋，外転位をとる（図1）．

身体所見

外旋可動域は両側とも下垂位で90°，外転90°位で120°であった．sulcus sign陽性（図2），前方load and shift test陽性であった（図3）．

検査手順や次回受診のプランニング

身体機能評価を行い機能訓練の効果を判定するため，リハビリをオーダーする．画像検査は骨形態の評価にCT検査を行う．リハビリの効果が乏しい場合には関節唇などの評価のため関節造影MRIを行う．

4. 動揺肩

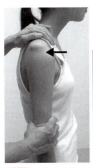
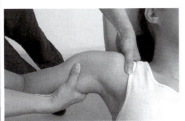

図2 下垂位 sulcus sign

図3 前方 load and shift test
被験者は仰臥位または坐位. 験者が片方の手で肩甲骨を保持し, もう一方の手で上腕骨を関節窩に軽く押し付けながら前後方向へストレスをかけ, 上腕骨頭の移動の程度をみる.

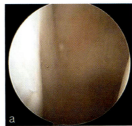
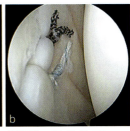

図6a 関節鏡写真
下方関節包の伸長, 弛緩を認める. 関節唇関節包複合体には明らかな損傷を認めない.

図6b 関節鏡下 capsular shift 施行
関節唇を前上方へ引き上げ逢着した.

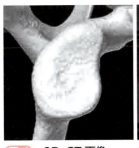
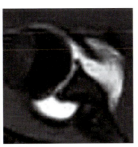

図4 3D-CT 画像

図5 関節造影 MRI axial 像

関節唇には明らかな損傷は認めない (図5). 肩甲骨機能, 腱板機能を中心に訓練を行うも症状改善せず, 鏡視下 capsular shift を施行した (図6).

💡ポイント
単純X線検査で, 上肢に3kgの重錘をかけ撮影すると上腕骨の下方偏位がみられる. CT検査では一般的に骨形態の異常はみられない. 関節造影 MRI 検査において, 特に後下方関節腔および腱板疎部の拡大を認める. 一方で関節唇, 関節包に損傷を認めない場合が多い. 治療の第一選択として, 機能訓練を中心とする保存療法を行うのが一般的である. 特に胸郭の拡大, 胸椎の伸展, 肩甲骨の可動性や安定性を高める訓練, 腱板機能訓練などを行う.

💡ポイント
MDIの定義に関しては意見の分かれるところであるが, 近年の認識では発症機転として外傷の有無は関係なく, 関節唇を含めた関節内構造の損傷を伴わずに多方向不安定性があるものとされている. 保存療法に抵抗する例には手術を検討すべきであり, 特にスポーツ活動をしている若年者に対しては手術が必要となることがある. 手術方法として鏡視下 capsular shift もしくは capsular plication が行われている. thermal shrinkage の治療効果については疑問視されており, 現在では推奨されていない.

(吉村英哉)

本症例の確定診断

3D-CT 画像では骨形態に異常はみられない (図4). 関節造影 MRI 画像で後方関節包と腱板疎部の伸張があり, 関節腔の著明な拡大がみられる.

参考文献

1) Neer CS II, et al.: Inferior capsular shift for involuntary inferior and multidirectional instability of the shoulder. A preliminary report. J Bone Joint Surg Am, 62: 897-908, 1980.
2) Kim SH, et al.: Arthroscopic capsulolabroplasty for posteroinferior multidirectional instability of the shoulder. Am J Sports Med, 32: 594-607, 2004.
3) Merolla G, et al.: Multidirectional instability of the shoulder: biomechanics, clinical presentation, and treatment strategies. Eur J Orthop Surg Traumatol, 25: 975-985, 2015.

5. 関節唇損傷

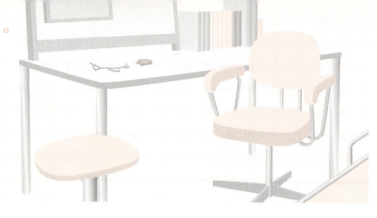

問診（臨床経過）

　39歳男性．主訴は右肩関節痛．会社員で仕事はデスクワークが中心である．硬式野球部に所属しており，ポジションは投手．右投げ右打ち．10ヵ月ほど前から明らかな誘因なく，投球時に右肩の痛みが出現．投球を重ねるごとに痛みが強くなり来院．安静時痛はないが，肘関節90°屈曲位で前方挙上すると痛みのため90°以上挙上できない．

> **ポイント**
> 　受傷機序が一度の外傷か，オーバーユースによるのかを確認する．投球時や投球後の痛みはあっても，日常生活での痛みや機能障害のある選手は少ない．日常生活でも痛みを訴える場合，肩関節の急性炎症もしくは組織損傷の可能性が高い．

視　診

明らかな異常はない．

身体所見

　右肩関節可動域（左肩関節）は前方挙上155°（180°），外旋60°（85°），内旋第11胸椎（第5胸椎），水平内転50°（70°），2nd外旋50°（100°），2nd内旋60°（100°）とすべての可動域で制限があった．外旋時に引っかかり感を伴った痛みがあるが，上腕骨頭を下方に牽引すると痛みなく外旋できた．belly press test陽性，Bear hug test陽性，SSP test陽性であった．肘伸展位での前方挙上は可能だが，肘関節屈曲90°での前方挙上および肩関節内旋位からの前方挙上で痛みのため90°以上挙上できなかった．

> **ポイント**
> 　関節可動域制限では組織損傷または関節包および烏口上腕靱帯（CHL）の肥厚や癒着を示唆する．上腕骨頭を下方に牽引すると外旋できる場合SLAP（superior labrum anterior posterior）損傷であることが多い．belly press testやBear hug test陽性であれば肩甲下筋腱断裂を意味するが，肩甲下筋腱と中関節上腕靱帯（MGHL）と剥離した関節唇が癒着すると両テストが陽性になるので注意を要する．

検査手順のプランニング

　肩関節2方向撮影（正面像，scapula Y像）は正常であった．超音波検査では上腕二頭筋長頭腱（長頭腱），肩甲下筋腱や棘上筋腱は正常であった（**図1**）．

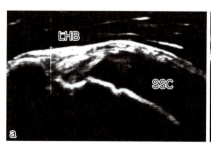 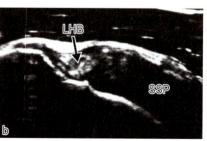

図1　超音波検査
a：長頭腱は結節間溝に存在し，肩甲下筋腱に断裂はない．
b：長頭腱は骨頭のやや内側に位置し，棘上筋腱に断裂はない．
LHB：上腕二頭筋長頭腱
SSC：肩甲下筋腱
SSP：棘上筋腱

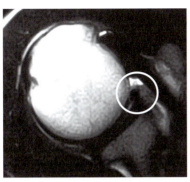

図2 MRI
MRI水平断にて前方関節唇損傷を疑わせる．

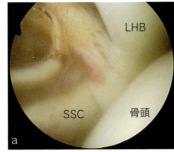
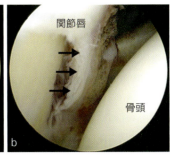

図3 鏡視下手術所見
a：長頭腱は脱臼しておらず肩甲下筋腱断裂もない．
b：関節唇損傷（→）があり肩甲下筋腱をおおう烏口上腕靱帯によって関節唇と肩甲下筋腱は癒着していた．

MRIでは棘上筋腱断裂はなく，腱板疎部の肥厚と関節唇損傷が疑われた（図2）．

ポイント 投球障害肩で拘縮のある場合，超音波検査で長頭腱脱臼，肩甲下筋腱・棘上筋腱・棘下筋腱断裂の有無を調べる．MRIでは腱板断裂や関節唇損傷の有無，腱板疎部の肥厚（内旋制限や外旋制限と関連）や腋窩陥凹の短縮（挙上，外転制限と関連）の有無を読影する．

鏡視下手術所見

術前に関節唇損傷，肩甲下筋腱断裂，pulley lesionを疑った．鏡視下術中所見から肩甲下筋腱断裂や長頭腱脱臼はなかった（図3a）．肩甲下筋腱をおおうCHLとMGHLと関節唇が癒着し，関節唇は3～10時まで剥離しSLAP type II損傷であった（図3b）．長頭腱上部は関節包と癒着していた．腱板疎部を完全に郭清し，長頭腱周囲の癒着を剥離し，関節窩の1時30分の位置にアンカーを打ち関節唇を固定した．

ポイント 投球障害肩の鏡視下手術において，多発組織損傷や関節包・CHLの肥厚が観察される．術前に選手の主訴，身体所見から処理する組織を決定する．自験例では可動域制限の原因であるCHL，MGHL，関節包の肥厚を切除または切離し，剥離した関節唇を修復した．

本症例の確定診断

確定診断は関節唇損傷，CHLの肥厚および周囲組織との癒着であった．菅谷らによると投球障害肩において保存治療で改善する頻度は95％以上との報告があるが，日常生活でも痛みや機能障害のある症例は組織損傷を伴っていることも多く，手術治療も考慮する．

（浜田純一郎）

参考文献

1) Andrews JR, et al.：Glenoid labrum tears in throwing and racquet sports. Clin Sport Med, 10：901-911, 1991.
2) 菅谷啓之：トップレベルの野球選手における肩関節の外傷・障害．臨スポーツ医，24：643-652，2007．

6. 上腕二頭筋長頭腱断裂

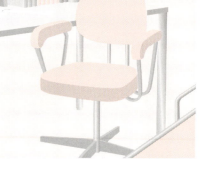

問診（臨床経過）

57歳男性．仕事は農作業．50歳前後で右肩痛を自覚したが自制内であったため放置していた．2ヵ月前に重量物を持ち上げてから，右肩痛および肩可動域制限が出現した．症状は改善傾向であるが，動作時痛が続くことから，整形外科受診となった．

> **ポイント**
> 痛みを自覚し受診する肩前方の疼痛の原因として，上腕二頭筋長頭腱障害は重要な病態である．上腕二頭筋長頭腱単独損傷より腱板断裂の合併例が多いため，腱板断裂と同じような病歴を有することが多い．腱板断裂は MRI などの画像所見では遭遇する機会の多い疾患であるが，一方で無症候性例も多いことに注意すべきであり，必ずしも疼痛の原因となっていない可能性もある．したがって，上腕二頭筋長頭腱障害の有無を含む疾患の病態を術前に評価し，治療方針を決定することはきわめて重要であるが，上腕二頭筋長頭腱障害に特有の身体所見や画像所見は乏しく，関節鏡所見で初めてわかることも少なくない．

視　診

明らかな腫脹，発赤は認めない．三角筋の萎縮はないが，棘上筋，棘下筋に筋萎縮を認めた．本症例では明らかな Popeye sign は認めなかった．

> **ポイント**
> 肩関節由来または頚椎症などの神経疾患を鑑別するためには，筋萎縮の確認が重要である．また患者は Popeye sign がある場合でも申告しないことがあるため，視診が重要となる．

身体所見

肩鎖関節には圧痛を認めなかったが，結節間溝，大小結節に圧痛を認めた．自動可動域は屈曲130°，外転100°，外旋20°，内旋L5と制限を認めた．他動ではそれぞれ，150°，150°，45°，L1と軽度の制限は認めるものの，著明なものはなかった．神経学的脱落所見（筋力低下，感覚鈍麻，腱反射異常）は認めなかった．Speed test 陽性，Yergason test 陽性，lift-off test 陽性（p.30 参照），O'Brien active compression test 陽性（**図1**）であった．

> **ポイント**
> 肩を伸展内旋位にすると，疼痛や圧痛が誘発されることがある．可動域制限がある場合には，拘縮によるものか，疼痛によるものかを判断することが重要である（外旋制限は拘縮肩の所見として参考となる）．頚椎由来病変は必ず確認すべきである．一般に上腕二頭筋長頭腱部分断裂に対する身体所見は，特異的なものはほとんどないと報告されている．したがって，後述するように関節鏡検査が確定診断となる．筆者は肩内旋時（Lift-off の姿勢）の結節間溝の圧痛は比較的特徴的な所見と考えているが，実際には必ずしも当てはまらない例も存在する．

診察室での検査

超音波検査において，棘上筋前方の腱板完全断裂，肩甲下筋上方の不全断裂を認めた．上腕二頭筋長頭腱は結節間溝に認め完全断裂は否定された．ドップラーモードにて結節間溝の内側に hypervascular pattern を認めた．肩外旋位でも上腕二頭筋長頭腱の明らかな脱臼は認めなかった．

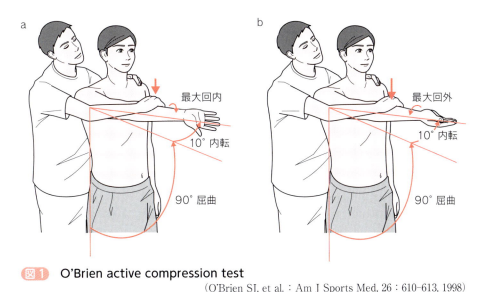

図1 O'Brien active compression test
(O'Brien SJ, et al.：Am J Sports Med, 26：610-613, 1998)

結節間溝上方では上腕二頭筋長頭腱の肥大を認め，断裂を疑う所見であった．

> **ポイント** 超音波所見は完全断裂には非常に有効であるが，部分断裂の場合，損傷部位程度の判断が困難なことがある．筆者らの経験では，肩甲下筋腱断裂と上腕二頭筋長頭腱損傷が合併することが多く，特に肩甲下筋腱上方と結節間溝の形態が上腕二頭筋長頭腱障害の診断に重要と考える．さらに結節間溝への局所麻酔剤注入を超音波ガイド下に行い，診断の一助とすることもある．

検査手順や次回受診のプランニング

単純X線では，肩関節正面，scapula Y像，軸位像を行い，結節間溝変形，小結節および肩峰の変性変化が確認された．本症例では，腱板断裂および上腕二頭筋長頭腱障害を疑い，さらに，CT/MRI撮影を指示した．CTにおいて結節間溝の骨棘と内側壁のcystic changeを確認した（図2）．MRIでは，明らかな上腕二頭筋腱断裂を確認できないが，棘上筋と肩甲下筋の断裂を認めた（図3）．

> **ポイント** 単純X線軸位像において結節間溝の形態を確認することは上腕二頭筋腱損傷の診断に役立つと考える．同様にCTでは，特に結節間溝の骨棘の有無について検討する．MRIにおいて上腕二頭筋長頭腱損傷を確認できることがあるが，確認できないことも少なくない．したがって，肩甲下筋腱断裂の有無，その他，腱板断裂の合併について検討する．

本症例の確定診断

確定診断は前述のごとく，関節鏡による診断である（図4）．結節間溝より遠位に病変がある場合には，関節鏡では困難であるとする報告と70°斜視鏡を使用することで可能となるとする報告がある．近年，Boileauらによるとhourglass signと呼ばれる関節鏡内での上腕二頭筋長頭腱のひっかかりが疼痛の誘因となるという報告もある．

（船越忠直）

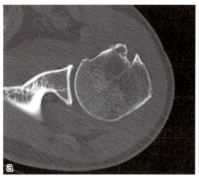

図 2a CT axial view
結節間溝内側に変性変化を認める．

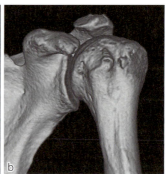

図 2b 3D-CT
結節間溝の骨棘による狭小化を認める．

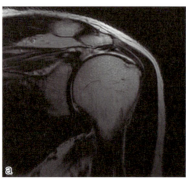

図 3a MRI oblique coronal view
棘上筋の断裂を認める．

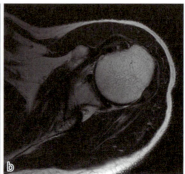

図 3b MRI axial view
肩甲下筋部分断裂を認める．

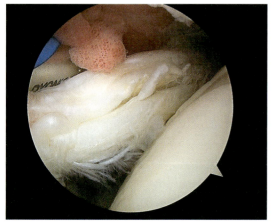

図 4 関節鏡所見
上腕二頭筋長頭腱の50％以上の断裂を認める．

参考文献

1) Gill HS, El Rassi G, Bahk MS, et al.：Physical examination for partial tears of the biceps tendon. Am J Sports Med, 35：1334-1340, 2007.
2) Barber FA, Field LD, Ryu RK：Biceps tendon and superior labrum injuries：decision making. Instr Course Lect, 527-538, 2008.
3) Gerber C, Krushell RJ：Isolated rupture of the tendon of the subscapularis muscle. Clinical features in 16 cases. J Bone Joint Surg Br, 73：389-394, 1991.
4) O'Brien SJ, Pagnani MJ, Fealy S, et al.：The active compression test：a new and effective test for diagnosing labral tears and acromioclavicular joint abnormality. Am J Sports Med, 26：610-613, 1998.
5) Urita A, et al.：Predictive factors of the long head of biceps tendon disorders -the bicipital groove morphology and subscapularis tendon tear- J shoulder and Elbow Surg, 25：384-389, 2016.
6) Boileau P, Ahrens PM, Hatzidakis AM：Entrapment of the long head of the biceps tendon：the hourglass biceps--a cause of pain and locking of the shoulder. J Shoulder Elbow Surg, 13：249-257, 2004.

7. 肩峰下インピンジメント症候群

問診（臨床経過）

28歳男性．プロ野球選手，投手，左投げ左打ち．
患者の訴え：投球時痛

1ヵ月前に，投球練習中に左肩の後方のだるさを感じた．3日間投球を中止し症状改善．1週間後の試合前の投球練習中に，肩後方に違和感を感じたがそのまま試合に出場．1イニングは問題なく投球可能であったが，2イニング目に変化球を投げた際に左肩後方痛と前方痛が出現し，途中交代となった．

試合後から肩屈曲時の前方の痛みと，起床時に左肩の重い感じがある．2週間投球中止で経過をみたが，改善しないため受診した．

肩峰下インピンジメント症候群（肩峰下滑液包炎）は，① 外傷（直接打撲や肘の突き上げで生じる）による一度の衝突や，② 繰り返す衝突（overuse）によって起こる．したがって，問診では外傷によるものか繰り返す動作によって生じたものかを鑑別する必要がある．本症例では繰り返す投球動作により生じた可能性と変化球を投げた際に生じた外傷の可能性の両方を考慮する必要がある．外傷による受傷の際は，他の部位の損傷も精査する必要がある．また，繰り返す動作によって生じる場合は，関節拘縮や筋疲労（萎縮），筋肉の安定化機能を超える過剰な繰り返す負荷（腱板筋などが発達していない人は平均的な負荷でも，その個人にとっては過剰な負荷となる）などが肩峰下インピンジメントの発生に関与している可能性を検討する必要がある．

身体所見

視診：筋委縮なし
関節可動域：

	右	左
屈曲	180°	180°
外旋	80°	80°
内旋（C7-母指間距離）	12 cm	24 cm
外転外旋	100°	120°
外転内旋	30°	0°
屈曲内旋	60°	20°
水平内転	40°	10°

インピンジメント徴候：陽性
painful arc 徴候：陽性
水平内転テスト：陽性　クリックなし
crank test：陰性

棘上筋抵抗テスト：陽性
棘下筋抵抗テスト：陰性
肩甲下筋抵抗テスト：陰性
belly press test：陰性

O'Brien test：陰性

自動外転および屈曲での翼状肩甲なし
肩外転および屈曲 90°での抵抗でも翼状肩甲なし

	右	左
外転位前方動揺性：	(1+)	(1+)
外転位後方動揺性：	(2+)	(+/−) 疼痛なし

(1+：骨頭1/2の移動，2+：骨頭が関節窩を乗り越える移動，+/−：骨頭1/2以下の移動)

屈曲内旋で後方痛と前方痛（投げるときのいやな感じに近い）
外転＋最大外旋＋伸展で前方痛を訴える
局所麻酔剤テスト：
　肩峰下滑液包内および肩関節内に局所麻酔剤を 5 mL 注射後，身体所見で陽性であった所見を行い疼痛の変化を評価する（**表 1**）．

肩関節の可動域は患側だけでなく健側との比較で評価する．野球などの投球肩は発育期での上腕骨の回旋変形を生じていることが多く，外旋可動域が増大し，内旋可動域が減少していることが多い．本症例は下垂位，外転位，屈曲位での著明な内旋可動域制限を認める．このような可動域制限が存在すると，投球動作時に骨

表1 局所麻酔剤テストの結果

陽性所見	肩峰下滑液包注射	肩関節内注射
インピンジメント徴候	50％減少	変化なし
painful arc 徴候	100％減少	変化なし
棘上筋テスト	100％減少	変化なし
屈曲内旋での疼痛	前方は50％減少 後方は変化なし	前方痛は変化なし 後方痛は30％減少
外転外旋伸展での疼痛	50％減少	変化なし

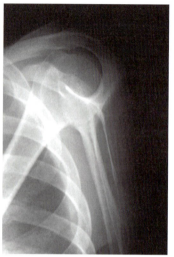

図1 肩甲骨Y撮影像

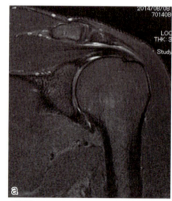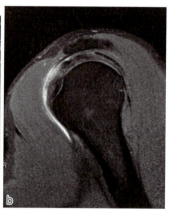

図2 MRI像
a：T2脂肪抑制画像
b：T2斜矢状断

頭の求心位を保つことができなくなり，インピンジメント症候群を起こすことが多い．インピンジメント徴候，painful arc 徴候，棘上筋抵抗テスト陽性でインピンジによる肩峰下滑液包炎から軽度の腱板炎を生じていると予想できる．

外転＋外旋＋伸展で late cocking 時の疼痛を評価し，屈曲＋内旋で follow through 時の疼痛を評価するが，本症例での外転＋外旋＋伸展での前方痛は滑液包炎による疼痛，外転＋外旋＋伸展と屈曲＋内旋での後方痛は後方の軟部組織の拘縮によるストレッチ痛と考える．

検査手順のプランニング

単純X線：単純X線で骨性病変の有無を確認する．インピンジメント症候群では肩峰の形態を評価する．肩甲骨Y撮影では curve タイプの形態をしている（図1）．

MRI（図2）：肩峰下滑液包の水腫を認める．肩峰下面の軟部組織の突出は認めない．腱板断裂は認めない．

本症例の確定診断

身体所見から，肩峰下滑液包炎（腱板損傷を含む）および後方軟部組織の拘縮（内旋制限）と診断した．画像所見から強い肩峰下滑液包炎を認めたが，腱板断裂は認めなかった．また，肩甲骨 Y 撮影による肩峰形態や，MRI による肩峰下面の軟部組織の評価から腱板上の圧迫所見がないことが確認された．

治療方針として，滑液包炎を早期に改善するために肩峰下滑液包にステロイド（リンデロン® 8 mg ＋キシロカイン® 5 mL）剤の注射および NSAIDs（ボルタレン® 3T 分 3 を 7 日分）服用させ，投球および左上肢のトレーニング中止．後方要素のストレッチ（水平内転＋屈曲内旋）開始．1 週間後，painful arc 徴候消失，SSP テスト陰性となり疼痛軽減し，塁間のキャッチボールから開始．3 週間後に内旋制限が各方向に 20°以下となり，インピンジメント徴候も陰性化したためブルペンでの投球開始．受診後 1 ヵ月で試合登板可能となった．

本症例は保存的治療で良好な経過を得ることができたが，肩峰下面に軟部組織の増生を認め，腱板組織の強い圧迫を認める場合は滑液包切除や増生した軟部組織の切除などの外科手治療が必要になることもある．投球スポーツ選手では後方の関節拘縮が残存すると投球動作で求心位を取りにくく，容易に再発するので，拘縮を取り除く治療を並行して行うことが必要である．

（林田賢治）

参考文献

1) 山中　芳：基本的診断法―診察の進め方．高岸憲二編：肩関節外科の要点と盲点．p.14-23, 文光堂, 2008.
2) 林田賢治：種目別外傷・障害 2 野球．福林　徹他編：新版スポーツ整形外科学．p.398-406, 南江堂, 2011.

8. 胸郭出口症候群

問診（臨床経過）

20歳女性．大学バレーボール選手．1年前から，明らかな外傷なく利き手側である左肩の疼痛が出現．8ヵ月前から左手尺側のしびれが出現．6ヵ月前から左肩の疼痛が増強して挙上困難も生じたため前医を受診して，頚椎椎間板障害および上腕二頭筋長頭腱炎と診断され保存療法を実施したが，改善しないため3ヵ月前に初診した．

 外傷なく肩の挙上困難が生じる病態として胸郭出口症候群 thoracic outlet syndrome (TOS) や四辺形間隙症候群 quadrilateral space syndrome (QLSS) を常に念頭に置く必要がある．

視診

左肩甲骨の下方偏位を認める以外は，外観上の異常を認めなかった．

身体所見

 頚椎運動の伸展と両側屈で疼痛誘発され，Jackson test，Spurling test が陽性であった．左肩関節可動域（右/左）は，屈曲 200/80，伸展 60/30，外転 180/70，外旋 80/30，内旋 Th5/L5 レベルとすべての方向で制限されていた．感覚障害は，左前腕尺側から左環小指の 8/10 レベルの感覚鈍麻を認めた．左上肢の筋力は疼痛のために 3〜4/5 レベルに低下し，握力は右 28 kg，左 17 kg と左側で低下していた．圧痛は左側頚部，左側の胸郭出口 (TO) トリガーポイントである斜角筋三角部・肋鎖間隙部・小胸筋腱部（図1），四辺形間隙 (QLS)，肩甲上切痕，Struthers' arcade〜肘部管に認め，TOS 誘発テストである Wright test，Roos test，Morley test，Adson test，Eden test はすべて陽性であった．Wright test における橈骨動脈の拍動消失・減弱はなかった．

TOS には，圧迫される組織により動脈性，静脈性，神経性および混合型に分類される．Wright test，Eden test などにおける橈骨動脈の拍動の減弱・消失は，動脈性 TOS の所見と言われているが，TOS 症例の 95% 程度を占める神経性 TOS ではむしろ認めないことの方が多い．また認めても無症候の場合もあり，動脈性 TOS 以外では臨床的意義は低い．TOS 誘発テスト時には疼痛やしびれの出現・増悪を確認することが重要である．

検査手順や次回受診のプランニング

頚椎病変，頚肋・胸郭形態異常の確認のため，頚椎と両肩の単純X線像，頚椎と左肩の MRI を確認した．単純X線像上，頚肋や胸郭形態異常はなく straight neck を認めるのみであった（図2）．MRI 上も頚椎や左肩に明らかな病変を認めなかった．3D-CT angiography と針筋電図を予約した．非ステロイド性抗炎症剤やビタミンE製剤を処方し，リハビリテーションとして，胸郭出口周囲筋のリラクセーションと肩甲胸郭関節機能訓練を開始した．

8. 胸郭出口症候群

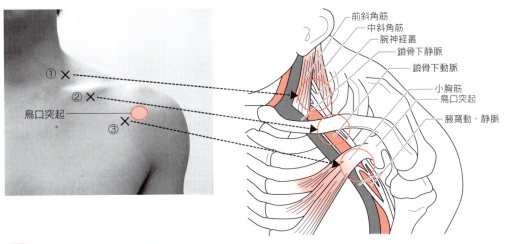

図1 TOSにおける圧痛部位
近位から①斜角筋三角部，②肋鎖間隙部，③小胸筋腱部．

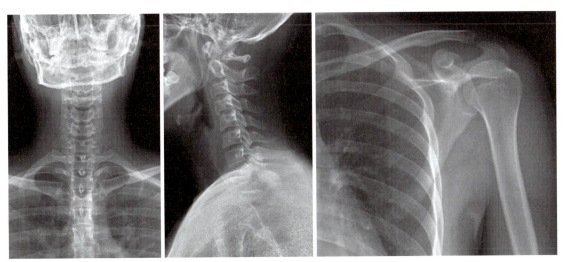

図2 単純X線像
単純X線像上，頚肋や胸郭形態異常はなくstraight neckを認めるのみであった．

本症例の確定診断

3D-CT angiographyでは，肩下垂位では明らかな所見はなかった．肩挙上位において左鎖骨下動静脈の鎖骨下での軽度の圧迫を認めたが，血流は維持されていた（図3）．針筋電図では，左小指外転筋の運動単位電位（MUPs）の持続時間の延長，左C8&T1脊髄前角または神経根の部分的軸索変性を認めTOSとして矛盾ない所見であった．左正中・尺骨神経の知覚神経伝達速度（SCV）と運動神経伝達速度（MCV）は正常で，左Erb点からC5・C6髄節筋への運動潜時は正常のため，正中・尺骨神経障害や四辺形間隙症候群の合併は否定された．TOトリガーポイントの圧痛，TOS誘発テスト陽性と総合して左TOSと診断した．薬物療法やリハビリテーションによる症状の改善は不十分なため，肋鎖間隙へのトリガーポイントブロックを行ったが，その効果は一次的であった．大部分のTOSは保存療法に反応するが，本例のように針筋電図において，C8&T1は神経根の部

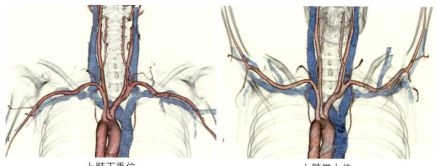

上肢下垂位　　　　　　　　　　上肢挙上位

図3 3D-CT angiography
左鎖骨下動脈（赤色）・鎖骨下静脈（青色）は左鎖骨下で，上肢下垂位・挙上位において軽度の圧迫を認めたが，血流は維持されていた．

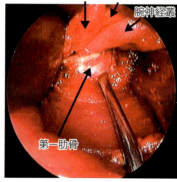 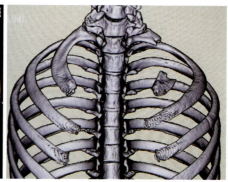

図4 経腋窩アプローチによる第1肋骨切除術

分的軸索変性の所見をすでに認める症例では，神経の絞扼が比較的強く手術適応になる可能性が高い．本症例では経腋窩アプローチによる第1肋骨切除（図4）を行い症状は改善した．

ポイント
CT angiographyでの鎖骨下動静脈の圧排・閉塞所見を認めなくても，神経性TOSを生じることがある．その他の有用な画像検査としては，胸郭出口造影検査がある．神経性TOSでは，障害部の近位の頸椎神経根から遠位の末梢神経の神経過敏状態が惹起されるため，頸椎病変や末梢神経障害の除外診断が必要となる．その場合，針筋電図検査は侵襲を伴うものの，他の神経障害の併存の確認や鑑別するうえで有力な情報源となる．

参考文献

1) Peet RM, et al.：Thoracic outlet syndrome-evaluation of a therapeutic exercise program. Proc Staff Meet Mayo Clin, 31：281-287, 1956.
2) 岩堀裕介他：オーバーヘッドスポーツ選手の肩肘痛における胸郭出口症候群の関与と治療成績．肩関節，37：1167-1171, 2013.
3) 岩堀裕介，辻野昭人：肩関節周辺神経障害の病態と治療．Monthly Book Medical Rehabilitation, 157：163-179, 2013.
4) Roos DB：Congenital anomalies associated with thoracic outlet syndrome-Anatomy, symptoms, diagnosis, and treatment. Am J Surg, 132：771-778, 1976.
5) Wilbourn AJ：Thoracic outlet syndromes. Neurol Clin, 17：477-497, 1999.

（岩堀裕介）

9. 腋窩神経障害

問診（臨床経過）

16歳男性．高校硬式野球投手（右投げ右打ち，野球歴9年）．3ヵ月前の投球練習中に，急に右肩の疼痛が出現して投球続行困難となった．疼痛が出現する数日前から右肩後方の張りを自覚していた．近医を受診し，右肩の単純X線像とMRI上は明らかな所見がなく，筋疲労が主体の投球障害肩の診断を受けた．非ステロイド性抗炎症剤の内服・外用剤投与と投球休止で経過観察したが症状の改善はなく，肩峰下滑液包内や肩甲上腕関節内へのブロック注射も無効であった．2ヵ月しても日常生活上の疼痛と運動制限が遺残するため，紹介され初診した．

オーバーヘッドアスリートの利き手側の肩痛例において，MRI上異常所見がなく，肩峰下滑液包内や肩甲上腕関節内へのブロック注射の除痛効果を認めない場合には，四辺形間隙症候群 quadrilateral space syndrome (QLSS) や広背筋腱部での腋窩神経障害を常に念頭に置く必要がある（図1）．

視診

右僧帽筋，大・小菱形筋，小円筋，大円筋の筋過緊張と肩甲骨内上方偏位を認めた（図2）．

身体所見

頚椎運動は正常で，立位での自動肩関節可動域（右/左）は，屈曲90/180，伸展50/20，外転90/180，外旋60/70，内旋L2/Th4レベルと外旋以外は明らかに右側に制限を認めた（図2）．感覚障害は，右腋窩神経固有支配領域において，筆による触覚は8/10程度に低下し，酒精綿による冷覚は5/10程度に低下していた（図1）．圧痛は右四辺形間隙（QLS）（図2）と腋窩の広背筋腱付着部付近に認めたが，右側頚部，右側の胸郭出口（TO）トリガーポイントである斜角筋三角部・肋鎖間隙部・小胸筋腱や肩甲上切痕には確認されなかった．TOS誘発テストについては，Wright test, Roos testは挙上制限があるため判定不能で，Morley test, Adson test, Eden testは陰性だった．右肩関節周囲筋の筋力は疼痛のため外旋以外がMMT (manual muscle test) で3/5レベルに低下していたが，明らかな筋萎縮は認めなかった．Neer test, Hawkins test, 棘上筋・棘下筋テスト, O'Brien testなどの疼痛誘発テストは，肩挙上時痛が強いため施行または判定が困難であった．

腋窩神経障害の身体所見として，QLSや腋窩の広背筋腱付着部の圧痛や，酒精綿による腋窩神経固有支配領域の知覚チェックは重要である．腋窩神経支配筋である三角筋・小円筋の筋萎縮まで生じることはまれである．本例では肩甲骨の内上方偏位を認めたが，下外側偏位を生じる場合もある．

検査手順や次回受診のプランニング

両肩関節の単純X線像，右肩関節のMRIを確認した．単純X線像では異常所見はなく，右肩関節のMRIではmiddle facetの囊腫状変化を認めるのみであった．疼痛発現部位の確定と治療目

第3章 肩関節・上腕部の臨床診断各論

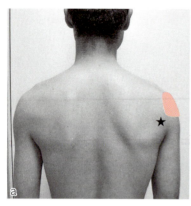
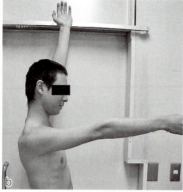

図1 症例の身体所見

a：右僧帽筋，大・小菱形筋，小円筋，大円筋の筋過緊張と肩甲骨内上方偏位を生じていた．
QLS部の圧痛（★）と腋窩神経支配領域の知覚低下（赤色領域）を認めた．
b：右肩の屈曲は疼痛のため90°に制限されていた．

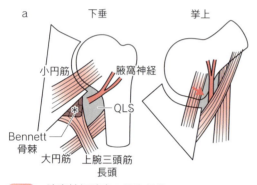
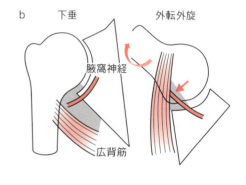

図2 腋窩神経障害の発生部位

a：四辺形間隙症候群．四辺形間隙は挙上位で狭小化し，腋窩神経が絞扼される．Bennett骨棘があるとその危険性は高まる．
b：広背筋腱部．外転外旋時，広背筋腱は上腕骨頚部に巻き取られるが，その広背筋腱と上腕骨頭の間で腋窩神経は絞扼される．

的のため，肩甲上腕関節内，肩峰下滑液包内の順にステロイド剤を混入した1％リドカイン5 mLを注入したが，除痛効果はなかった．非ステロイド性抗炎症剤やビタミンB12製剤を処方し，リハビリテーションとして，肩後方構成体ストレッチングを開始した．

本症例の確定診断

肩後方構成体の通常のストレッチングは筋性防御が強く実施困難で，1週間後の再診時に症状の改善を認めなかった．QLS部にステロイド剤を混入した0.5％リドカイン5 mLを注射したところ，直後から右肩の挙上が可能となった（図3）．肩関節後方を中心とする疼痛，QLS部の圧痛，腋窩神経領域の感覚鈍麻，局所麻酔剤テストが肩甲上腕関節内および肩峰下滑液鞘内で陰性でQLS部で陽性であったことを総合して本症例の疼痛の主因はQLSSであると診断した．リハビリテーションとしてQLS周囲筋リラクセーション，QLS部の超音波療法を開始した．2週間後には右肩関節の疼痛は著明に軽減し肩関節挙上が170°まで可能となった．当院での治療開始後6週で，日常生活レベルでの疼痛，肩関節可動域制限，QLS部の圧痛が消退したため投球再開を許可し，3ヵ月後に試合での全力投球が可能となった．

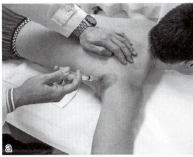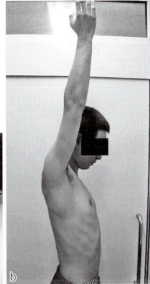

図3 QLS block
a：腹臥位で QLS の圧痛部位にステロイド剤を混入した 0.5％リドカイン 5 mL を注射した．
b：注射直後に右肩の挙上制限は消失した．

ポイント
QLSS では，一般的な肩関節ストレッチングは疼痛が強く実施することが困難である．そこでまず体幹の回旋や側屈運動から開始して，肩関節のストレッチングも上肢を接地させた closed kinetic chain method を用いる．症状が強い場合には QLS 部のブロック治療が著効し，これが診断にも有用である．大部分の QLSS は保存療法にて対処できるが，難治例に対しては腋窩アプローチにて腋窩神経剥離を行う．

（岩堀裕介）

参考文献

1) Cahill BR, et al.：Quadrilateral space syndrome. J Hand Surg Am, 8：65-69, 1983.
2) 岩堀裕介他：腋窩神経障害が主病変と考えられた投球障害肩の治療成績．肩関節，36：745-749, 2012.
3) 岩堀裕介，辻野昭人：肩関節周辺神経障害の病態と治療．Monthly Book Medical Rehabilitation，157：163-179, 2013.

第3章　肩関節・上腕部の臨床診断各論

10. 肩鎖関節脱臼

💬 問診（臨床経過）

21歳男性．アイスホッケーの試合中に相手と接触・転倒し，右肩をアイスリンクに強打した．右肩関節に強い痛みを訴え，右肩関節が挙上困難であった．

> **ポイント**　ラグビーやアイスホッケーなどのコンタクトスポーツにおいて，大きな外力が肩に加わり受傷することが多い．受傷直後から肩の挙上が困難になることから，鎖骨骨折や肩関節脱臼との鑑別診断が重要となる．一般的には肩関節を閉じた（内転した）状態で肩関節外側から大きな外力が加わったときに肩鎖関節が脱臼し，肩を開いた（外転した）状態で肩関節前方から大きな外力が加わったときに肩関節が脱臼することが多い．

👁 視診

左手で右肩を押さえていたが，衣類を脱がすと右肩鎖関節部の腫脹が著明であった．

> **ポイント**　肩関節脱臼の場合は痛みのために，肩関節を動かすことがまったくできず衣類を脱がすことも困難であることが多い．一方，肩鎖関節脱臼は肩鎖関節部に限局する痛みを訴えるが，肩関節を動かすことは可能で，脱衣も比較的容易である．肩鎖関節脱臼にはTossy分類がよく用いられ，TypeⅡ（亜脱臼）およびTypeⅢ（脱臼）では視診で鎖骨遠位部の突出を認める．所見がはっきりしない場合は健側と比較することが有用である．

🔍 身体所見

肩鎖関節部に腫脹および突出を認めた．突出部を押すと痛みを強く訴え，整復と浮動感（piano key sign）を認めた．上腕骨を保持しながら下垂位にて他動的に肩関節を動かすことは可能であった．

> **ポイント**　肩鎖関節脱臼のTypeⅠでは鎖骨遠位部の突出を認めないが，鎖骨遠位部を押すことにより痛みが誘発される．鎖骨骨折の場合は骨折部に腫脹や圧痛がある．肩関節脱臼の場合は肩関節の外側が陥凹し，肩関節を動かすことが不可能となる．所見がはっきりしない場合は健側と比較することが有用である．

📝 検査手順や次回受診のプランニング

単純X線検査は肩鎖関節2方向（正面・15°足頭方向）の撮影を行った．鎖骨遠位部は上方に転位し，肩鎖関節脱臼のTypeⅢと診断した（**図1**）．三角巾によって上腕骨を保持し肩鎖関節部の安静と除痛を図った．

> **ポイント**　単純X線検査では必ず左右を撮影し，健側と比較する必要がある．鎖骨遠位端骨折での鑑別は単純X線撮影にて容易である．TypeⅠおよびⅡは保存療法で治療を行うが，TypeⅢの場合は手術療法を選択する場合もある．TypeⅢにおいても保存療法で経過がよいとの報告もあるが，手術デバイスの発展により，烏口鎖骨靱帯再建術が関節鏡を用いた低侵襲手術で可能となり，新鮮例においては手術が行われることもある．保存療法では，上腕骨支持により肩鎖関節部にかかる負

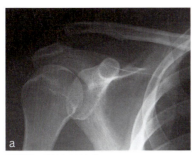
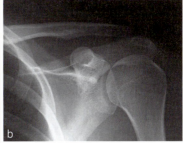

図1 単純X線像
a：右肩（患側）．鎖骨遠位部が肩峰より上方に脱臼している（TypeⅢ）．
b：左肩（健側）．健側と比較することにより重症度をより把握できる．

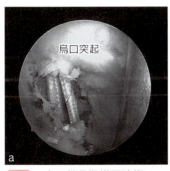
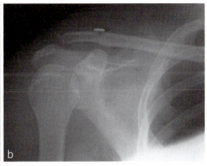

図2 烏口鎖骨靱帯再建術
a：関節鏡所見．烏口突起の下面にstrong sutureの付いたボタンを挿入しているところ．
b：術後単純X線像．肩鎖関節が整復されている．

担軽減を目的とし2〜3週間程度の三角巾固定を行う．

関節脱臼はより不安定性が強いため，烏口突起骨折の骨接合を行う必要がある．

（望月智之）

本症例の確定診断

単純X線検査にて確定診断を行った．治療法として保存療法と手術療法を提示したところ，手術療法を希望されたため，受傷後9日に関節鏡視下に烏口鎖骨靱帯再建術を施行した（図2）．

> **ポイント** 肩鎖関節脱臼の診断は比較的容易であるが，烏口突起骨折を合併する場合があるので，単純X線検査で疑わしいときはCTでの精査が必要である．烏口突起骨折を合併した肩鎖

参考文献

1) Tossy JD, et al：Acromioclavicular separations : useful and practical classification for treatment. Clin Orthop Relat Res, 28：111-119, 1963.
2) Tibone J, et al.：Strength testing after third-degree acromioclavicular dislocations. Am J Sports Med, 20：328-331, 1992.
3) Braun S, et al.：Arthroscopically assisted reconstruction of acute and chronic AC joint separations. Oper Orthop Traumatol, 26：228-236, 2014.

第 3 章 肩関節・上腕部の臨床診断各論

中・高齢期

1. 腱板断裂（小〜中断裂）

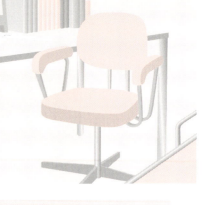

💬 問診（臨床経過）

49 歳男性．スーパーマーケット従業員．利き腕は右．仕事中に濡れた床で足を滑らせ，右手をついて転倒し受傷した．今回のエピソードより以前に右肩に疼痛があったことはなかった．受傷直後から右肩に激痛を生じ，肩の自動挙上は困難となった．2〜3日の経過で徐々に肩の挙上は可能となったものの，右肩の疼痛が続き受傷後1週で外来を受診した．初診時，右肩の安静時痛，夜間痛は軽減していたが，肩の動かし方によって肩に疼痛を生じるとの訴えがあった．

> **ポイント**
> 腱板断裂は40歳以上に多く，年齢とともに頻度が上昇する．高齢者では腱板の変性を基板としてわずかな外力でも断裂が生じるが，若年者の場合は強大な外力や投球動作などの繰り返しによって断裂が生じる．
> 断裂は棘上筋腱から発生することが多く，経過により徐々に棘下筋腱や肩甲下筋腱へと断裂が拡大していく．
> 問診でポイントとなるのは外傷の有無，急性か慢性か，疼痛の詳細（安静時痛や夜間痛の有無，疼痛を生じる肢位や動作），職業やスポーツ活動の有無などである．

肩関節炎や偽痛風などを疑う．
陳旧性の腱板断裂の場合には棘上筋や棘下筋に筋萎縮を認めるが，萎縮が高度な場合や広範な筋に萎縮を認める場合には鑑別として頚椎疾患なども考える．

🔍 身体所見

肩関節可動域は屈曲外転方向には軽度の制限を認めたが，内外旋は保たれていた．自動外転の際，外転90°付近で肩に疼痛を認めた（painful arc sign 陽性）．肩外転筋力の低下を認めたが，外旋筋力は保たれていた．肩インピンジメント徴候が陽性であった（図1）．

> **ポイント**
> 腱板断裂例では断裂した腱に応じて肩の筋力低下が生じる．また肩の動作時に腱板断端が肩峰下で引っかかったり，上腕骨頭の求心位が取れずに肩峰下に衝突したりすることで肩に疼痛を生じる（インピンジメント徴候）．肩峰下滑液包内に局所麻酔剤を注入することによってインピンジメント徴候が消失すれば，腱板断裂がさらに強く疑われる（インピンジメント注射テスト陽性）．

👁 視 診

右肩関節に腫脹，発赤は認めず，肩周囲の筋に筋萎縮も認めなかった．

> **ポイント**
> 腱板断裂で関節水腫が多量に貯留した場合には肩に腫脹を認めることがあるが，同時に熱感，発赤など認めた場合には化膿性

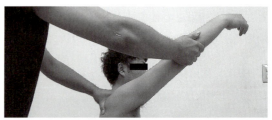

図1 Neer のインピンジメント徴候
肩甲骨を固定したまま肩関節を前方屈曲し，肩に疼痛が誘発されれば陽性である．肩インピンジメント症候群や腱板断裂で陽性となる．

検査手順や次回受診のプランニング

　肩関節の単純X線は，正面像，軸写像，肩甲骨Y撮影の3方向を撮影した．本症例では明らかな骨傷を認めず,骨頭の上方化や大結節の不整，肩峰下骨棘も認めなかった．MRIをオーダーし，次回の外来受診を指示した．

ポイント
　腱板断裂に特徴的な単純X線所見としては，骨頭の上方化や大結節の不整，肩峰下骨棘などが挙げられるが，すべての症例に必ず認めるわけではなく，断裂の大きさや断裂を生じてからの経過によってこれらの変化が生じる．
　腱板断裂の確定診断はMRIでなされることが多いが，外来に超音波診断装置があればその場で腱板断裂の診断をすることも可能である．

本症例の確定診断

　MRIで棘上筋腱および棘下筋腱を含む腱板中断裂を認めた．腱板構成筋群の筋萎縮や脂肪浸潤はなく，外傷性の新鮮断裂として矛盾はなかった（図2）．

　本症例は関節鏡視下に腱板修復術を行った（図3）．

ポイント
　腱板断裂は不全断裂と完全断裂に分けられ，さらに完全断裂は断裂の大きさで小断裂（<1cm），中断裂（1～3cm），大（3～5cm），広範囲断裂（>5cm）に分類される．
　腱板断裂は断裂したまま放置すると腱板構成筋群に筋萎縮や脂肪浸潤を生じる．MRI斜位矢状断で肩甲棘基部が体部と接する一番外側のスライス（Y-view）において判断する．
　腱板断裂に対する手術治療のゴールデンスタンダードは鏡視下腱板修復術である．断裂の大きさや形態に応じて，重層固定法やスーチャーブリッジ法などの修復方法を選択する．

（山本敦史）

参考文献

1) 高岸憲二：F．筋，腱，関節唇の損傷　1．腱板断裂．岩本幸英編：神中整形外科学　下巻，第22版，p.370-372，南山堂，2004．
2) T.S.エレンベッカー：エレンベッカー肩関節検査法，初版，高岸憲二総監訳，西村書店，2008．

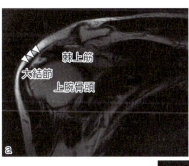
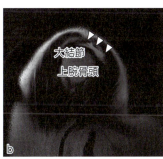
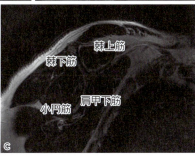

図2 MRI（T2強調像）
　a：斜位冠状断，b：斜位矢状断（Y-view），c：軸位断
　矢頭：断裂部

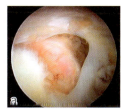
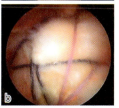

図3 鏡視下腱板修復術
　a：断裂部，b：スーチャーブリッジ法による修復後

2. 腱板断裂（大～広範囲断裂）

問診（臨床経過）

75歳男性．農家．利き腕は右．5～6年前より断続的に右肩痛を生じるようになったが，仕事は可能であったため，病院には受診せず様子をみていた．1ヵ月前，犬の散歩中に右手に持っていたリードを犬に強く引かれた後から右肩痛が再燃し，右肩は挙上困難となった．徐々に疼痛は悪化し，最近になり夜間痛も生じるようになったため外来を受診した．

> **ポイント**
> 日本の一般住民を対象とした疫学調査では50歳以上の27％に腱板断裂を認め，その頻度は年齢とともに増大し，70歳代では3人に1人，80歳代では2人に1人に断裂を認めた．しかし年齢にかかわらず腱板断裂例の2/3は肩に症状がない無症候性断裂だった．
> 高齢者の腱板断裂はもともと無症候性断裂が存在し，それが症候性断裂となって病院を受診することが多い．また五十肩として扱われていて症状が何年も続いている例も少なくない．

視診

右肩の三角筋，棘上筋，棘下筋に筋萎縮を認めた．右上腕にPopeye signを認めた．

> **ポイント**
> 広範囲腱板断裂で特に肩甲下筋腱にまで断裂が及ぶ例では，上腕二頭筋長頭腱の脱臼や断裂を高率に合併する．
> Popeye signの存在は上腕二頭筋長頭腱断裂を示唆する．同腱の断裂によって筋腹が末梢に移動することにより，力こぶが末梢に垂れ下がって見える．

身体所見

肩関節の自動挙上は不可能であった．肩外旋筋力も著しく低下していた．lift-off test（図1）が陽性であった．

> **ポイント**
> 腱板断裂により肩の自動挙上が不可能となった状態を偽性麻痺肩という．この場合，自動挙上は不可能であるが三角筋の筋収縮は触知できる．三角筋や上腕二頭筋の筋収縮が弱い場合には頚椎症性筋萎縮症などの頚椎疾患を疑う．
> 肩の疼痛が強い場合には，痛みのために自動挙上が不可能となっている例もあるため，診断を誤らぬよう注意を要する．
> 肩外旋筋力の低下は棘下筋腱断裂を示唆し，lift-off testやbelly press testの陽性は肩甲下筋腱断裂を示唆する．

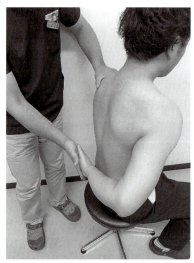

図1　lift-off test
肩関節を内旋させ，患側の手背を腰部にあて，その手をさらに内旋して腰部から離すよう指示する．手背を離すことができないと陽性である．

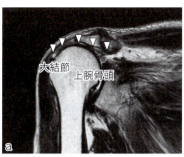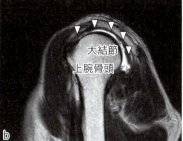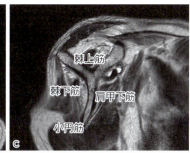

図2 MRI（T2強調像）
a：斜位冠状断，b：斜位矢状断（Y-view），c：軸位断
矢頭：断裂部

検査手順や次回受診のプランニング

肩関節単純X線で骨頭の上方化を認めたが，肩甲上腕関節の関節裂隙は保たれていた．MRIをオーダーし，次回の外来受診を指示した．

ポイント
腱板広範囲断裂では腱板のサプレッサーとしての機能が損なわれ，骨頭は三角筋に引かれ上方化し，肩峰と上腕骨頭の間隙が狭小化する．
さらに病状が進行し，変形性関節症を伴った病態は cuff tear arthropathy と呼ばれる．

本症例の確定診断

MRIで棘上筋腱，棘下筋腱，肩甲下筋腱を含む腱板広範囲断裂を認めた．Y-view でこれらの筋の筋萎縮，脂肪浸潤も著明であった（図2）．3ヵ月間の保存治療を行ったが肩の挙上困難が続き，リバース型人工肩関節置換術を行った（図3）．

ポイント
70歳以上の広範囲腱板断裂例で，偽性麻痺肩を認め，保存的治療に抵抗し，MRI検査で棘上筋および棘下筋に高度の脂肪浸潤を認める例はリバース型人工肩関節置換術の適応である．

（山本敦史）

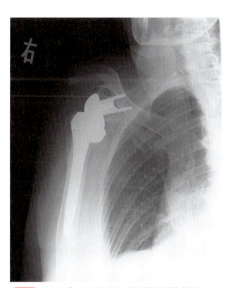

図3 リバース型人工肩関節置換術後

参考文献

1) Yamamoto A, et al.：Prevalence and risk factors of a rotator cuff tear in the general population. J Shoulder Elbow Surg, 19：116-120, 2010.
2) リバース型人工肩関節全置換術ガイドライン．日本整形外科学会．https://www.joa.or.jp/member/topics/2014/pdf/20141118_guideline.pdf

3. 石灰性腱炎

問診（臨床経過）

56歳女性．約2年前から右肩痛の増悪と緩解を繰り返していた．近医整形外科にて単純X線上，石灰化を認め，紹介受診となった．明らかな外傷の既往はなかった．

> **ポイント** 主として中・高年に発症し，急性型と慢性型に分類される．急性型の場合，前日の夜など発症が急激である一方，慢性型は増悪と緩解を繰り返すのが特徴である．先行する外傷歴は必ずしもあるとは限らない．急性型は非常に強い痛みが特徴であるが，慢性型も急性増悪の場合は痛みが強く，これらの鑑別という点でも問診は非常に重要である．

視診

特に視診で問題となる異常所見はなかった．

> **ポイント** 急性型や慢性期の急性増悪例で，夜間痛や安静時痛が強い場合は苦悶様顔貌を呈する．また疼痛が強いと，複合性局所疼痛症候群として手指の腫脹・屈曲拘縮を認める場合もあり，チェックしておくことが重要である．

身体所見

肩関節可動域（自動可動域）は，挙上130°，外旋30°，バックリーチでの内旋は第4腰椎棘突起レベルであった．またインピンジメントテストおよび painful arc sign は陽性であった．

> **ポイント** 急性型では自動可動域はかなり制限されるが，慢性型では軽度〜中等度である場合が多い．インピンジメント徴候は陽性となる場合が多く，最終的には画像所見から確定診断を導く．

検査手順や次回受診のプランニング

単純X線検査は3方向撮影（正面，軸写，肩甲骨Y像）を行った．

MRIもオーダーし，撮影でき次第の外来受診を指示した．

> **ポイント** 単純X線検査で明らかな石灰化所見を認め，診断は容易である．MRIでは腱内に石灰を認めるが，時に腱板断裂を合併する場合もあり注意を要する．CTは石灰の大きさや拡がりを評価するに適しており，特に3D-CT像は有効である．

本症例の確定診断

単純X線およびCTで石灰化を認め（図1），慢性型の保存療法抵抗例であったため，関節鏡視下に石灰摘出および腱板縫合を行った（図2）．

> **ポイント** 診断は比較的容易である．急性型にはシメチジン（タガメット®）内服が有効である．慢性型では，体外衝撃波で破砕する方法も有効な手段の一つである（図3）．

（後藤昌史）

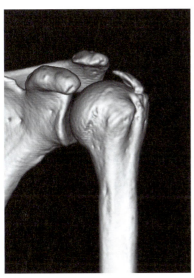

図1 左肩の3D-CT像
上腕骨大結節から腱内に沿って近位まで形成された石灰像がわかる．

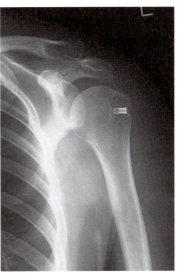

図2 鏡視下石灰摘出＋腱板縫合後
若干の石灰が残存しているが，スーチャーブリッジ法でしっかりと腱板は縫合された．

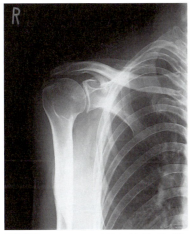

図3a 体外衝撃波施行前（初診時）
大結節部に石灰沈着像が認められる．

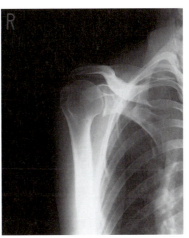

図3b 衝撃波施行 3週後(1回施行)
初診時の石灰は消失している．

参考文献

1) Gotoh M, Higuchi F, Suzuki R, et al.：Progression from calcifying tendinitis to rotator cuff tear. Skeletal Radiology, 32：86-89, 2003.
2) 樋口富士男他：Cimetidine が効を奏した石灰沈着症．整形外科，46：1549-1554，1995．
3) 中川泰彰，鈴木　隆，奥平修三他：肩関節疾患に対する体外衝撃波の有用性．肩関節，28：579-558，2004．

4. 変形性肩関節症

問診（臨床経過）

77歳女性．2年前より動作時に両肩疼痛が出現，徐々に可動域制限を伴い増悪した．6ヵ月前より安静時痛を自覚し，夜間不眠が出現．近医でヒアルロン酸注射などの保存的治療を行うも改善は認められず，日常生活に大きな支障をきたしていた．

本症例では全身性疾患の合併はなかったが，両側の変形性膝関節症に対して人工膝関節置換術の手術歴があった．

ポイント 腱板断裂や上腕骨近位端骨折などとの鑑別のため，外傷歴の有無を確認しておく．また関節変形をきたす関節リウマチおよび類似疾患や，上腕骨頭壊死をきたすステロイド投与歴の有無についても確認しておく．肩への注射の既往がある場合には化膿性肩関節炎も鑑別疾患の一つとなる．一次性変形性肩関節症症例では変形性股関節症や膝関節症を併発していることが多く，しばしば下肢の人工関節手術をすでに経験している．

また下肢や脊椎の変形を合併している場合，歩行に杖を使用していることがある．上肢を荷重肢として使用している症例では腱板断裂合併の頻度が高く，注意が必要である．

視診

本症例では視診上で明らかな異常は認められなかった．

ポイント 肩関節の変形は通常視診上では認められない．関節の腫脹や発赤を認める場合には化膿性肩関節炎を頭に入れ，穿刺を検討する．関節可動域制限が長期にわたる場合には三角筋や棘上筋および棘下筋の筋萎縮が認められることがあり，その場合には神経障害の合併の鑑別が必要になる．

身体所見

本患者の愁訴は疼痛と可動域制限である．本症例では前方挙上・側方挙上ともに90°，下垂位外旋0°，下垂位内旋第5腰椎棘突起高位と肩関節可動域は著明に制限され，各方向への運動中に肩甲上腕関節周囲に著明な疼痛を自覚していた．

ポイント 肩のどの部位に痛みがあるかを確認する．関節裂隙周辺に圧痛を認めることが多いが，可動域制限に伴い三角筋部に疼痛を訴える症例もある．肩は可動範囲が大きく複雑であるため，どの動きを評価するかきちんと決めないと，障害の程度や症状変化の有無を評価することができない．肩関節可動域では前方挙上（屈曲），側方挙上（外転），下垂位外旋，下垂位内旋を計測し，必要に応じて外転位や屈曲位での内外旋および水平内外転を評価する．各運動において自動と他動における可動域乖離がないかどうかも調べておく．また可動域には個人差があるため健側と比較する必要があるが，反対側も変形をきたしている症例もあり，その場合可動時痛や制限の程度などの所見から総合的に判断する．腱板機能テストやインピンジメントテストを施行することもあるが，肩甲上腕関節での疼痛によりすべて陽性に出てしまうことも多い．

4. 変形性肩関節症

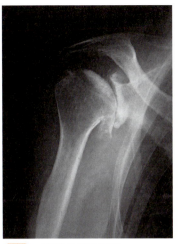

図1 単純X線正面像
肩甲上腕関節の変形性変化が認められる．

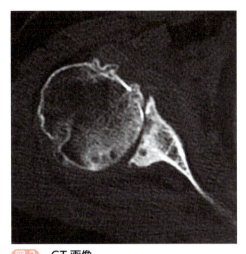

図2 CT画像
上腕骨頭の骨棘形成と後方亜脱臼，関節窩後方の骨欠損を認める．

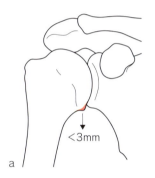
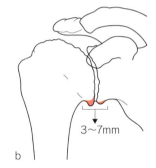
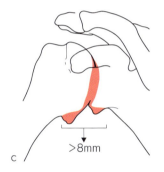

図3 Samilson分類
a：軽度―上腕骨頭もしくは関節窩下方に3mm未満の骨棘形成．
b：中等度―肩甲上腕関節の関節面不正像を伴う3～7mmの骨棘形成．
c：重度―肩甲上腕関節の狭小化および骨硬化像を伴う8mm以上の骨棘形成．
(Samilson RL：J Bone Joint Surg Am, 65：456-460, 1983)

診察室での検査

関節の腫脹は認められなかったため，関節穿刺などの検査は行わなかった．

 肩甲上腕関節もしくは肩峰下腔の腫脹を認める場合，化膿性関節炎の除外のため関節穿刺で穿刺液の性状を評価し，また培養検査を行う．化膿性関節炎や全身性疾患を疑った場合には血液検査を施行する．本症例では水腫の合併は認められなかった．腱板断裂の合併の有無を評価するために超音波検査を行うことがあるが，変形の程度を評価することは難しい．

検査手順のプランニング

本症例では単純X線2方向（正面像・肩甲骨Y像）をオーダーした．単純X線上ではsevereに相当する肩甲上腕関節の変形が認められた（**図1**）．精査のため追加したCT上では上腕骨頭の後方亜脱臼と関節窩後方の骨欠損が認められたが（**図2**），MRI上では明らかな腱板断裂は認められなかった．

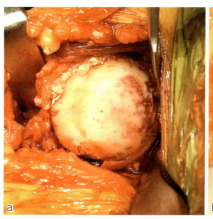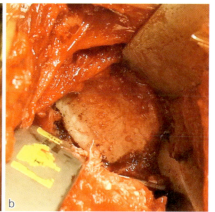

図4 術中所見
肩甲上腕関節の変形を認めた．
a：上腕骨頭，b：肩甲骨関節窩

　変形性関節症が存在しているかどうかは一般に単純X線検査で評価することができる．典型的な一次性変形性肩関節症は骨頭下方の骨棘形成が最初に認められる．増悪するにつれて関節裂隙の狭小化が認められるようになり，その程度はSamilson分類を用いて評価されることが多い（図3）．CT検査は変形や骨欠損を詳細に評価でき，観血的手術を検討する場合には必須となる．MRI検査は初期の軟骨および軟骨下骨病変を捉えることができ，またしばしば合併する腱板断裂の有無を評価するのに有用である．腱板断裂を認めた場合には患者の愁訴が関節変形と腱板断裂のどちらからくるものか臨床症状から判断する必要がある．また，手術のタイミングや術式は腱板断裂の有無により変わる可能性があり，あらかじめ評価しておく必要がある．

本症例の確定診断

　強い肩関節痛を自覚し，臨床所見上で肩関節可動域制限を認めた．画像所見上で肩甲上腕関節の著明な変形が認められ，変形性肩関節症と診断した．保存療法にも抵抗し，日常生活に強い支障をきたしていたため，本症例に対しては人工肩関節置換術を施行した（図4）．

〈松村　昇〉

参考文献

1) Samilson RL, Prieto V：Dislocation arthropathy of the shoulder. J Bone Joint Surg Am, 65：456-460, 1983.

5. 関節リウマチ

問診（臨床経過）

63歳女性．41歳時より関節リウマチの診断をうけ投薬を開始．5年前より両肩関節の動作痛が出現し，保存的に経過観察されていた．左肩は徐々に疼痛と可動域制限が増悪し，日常生活に支障をきたしたため受診した．安静時痛は認めなかったが，手が頭部に届かないことと肩関節内旋時の疼痛が主訴であった．

2年前に左肘のリウマチ性関節症に対して人工肘関節置換術が施行されていた．

ポイント 関節リウマチの診断があらかじめついている症例では，診断が比較的容易である．リウマチ性関節症ではなく，関節リウマチ患者に肩関節周囲炎（いわゆる五十肩）や腱板断裂などが生じている症例も少なくない．ステロイド投与は上腕骨頭壊死をきたす可能性があるため，使用歴を確認しておく．肩への注射の既往がある場合には化膿性肩関節炎も鑑別疾患の一つとなる．関節リウマチは全身性疾患であるため，長期罹患例では頸椎や下肢関節だけでなく，肘関節，手関節，手指にも変形を併発していることが多い．

下肢にも変形を呈している場合，杖歩行など上肢を荷重肢として使用していることがある．このような症例では腱板断裂合併の可能性が高く，注意が必要である．

視診

本症例では両側の肩幅が狭くなっていたが，明らかな関節腫脹は認められなかった．

ポイント 変形が進行した症例では関節裂隙の狭小化と肩甲上腕関節の内方化が進行し肩幅が狭くなっている．しばしば肩峰外側縁よりも上腕骨大結節が内側に位置しているが，両側罹患例が多いため左右差がはっきりしないことも多い．関節の腫脹や発赤を認める場合には，化膿性肩関節炎を頭に入れておく．肩甲帯周囲の筋萎縮を認めた症例では神経麻痺の合併を除外しておく必要がある．

身体所見

安静時痛はなかったものの，肩関節可動域は前方挙上100°・側方挙上90°，下垂位外旋0°，下垂位内旋第4腰椎棘突起高位と制限されていた．患者は内外旋の可動域制限と動作時の肩甲上腕関節部痛で生活に支障をきたしていた．本症例では人工肘関節置換を行い顔にかろうじて手が届くようになったものの，肩関節の外旋制限により髪に手が届かず，内旋制限によりズボンの着脱ができなかった．

ポイント 疼痛が愁訴である場合，肩のどの部位に疼痛を自覚しているか，どのような動作で疼痛が生じるかを確認する．疼痛および圧痛は肩甲上腕関節に障害がある場合は関節裂隙周辺に認めることが多い．肩鎖関節も障害されている症例も少なくない．肩関節可動域では前方挙上，側方挙上，下垂位外旋，下垂位内旋を計測し，どの動作が患者の生活に支障をきたしているかを考察する．可動域は健側と比較するが，両側例においては可動域制限の有無を臨床所見から総合的に判断する．

関節リウマチ患者で注意しなければならない点は，一次性変形性関節症と異なり肘関節や手関節

にも障害がある患者が多く，上肢機能は他の関節障害によって大きく影響されることである．特に肘関節の可動域制限がある場合，肩関節可動域が改善しても頭や背中に手が届かないままである症例や，肩の治療を行わなくても肘関節機能が改善すれば困らなくなる症例もある．そのため上肢帯全体の機能障害を評価しておく必要がある．

診察室での検査

本症例では明らかな腫脹および水腫は認められなかったため，関節穿刺などの検査は行わなかった．

ポイント 関節リウマチに対する治療が行われていない場合には，血液検査などを行い関節リウマチのコントロールを行うことが最優先となる．腫脹と発赤を認める場合，化膿性関節炎の除外のため関節穿刺で穿刺液の性状を評価し，また培養検査を検討する．関節リウマチ患者は易感染性であり，特に注射を施行された後に疼痛が増悪しているようであれば疑う必要がある．腱板断裂の合併の有無を評価するために超音波検査を行うことがあるが，関節変形を評価することは難しい．

検査手順のプランニング

肩甲上腕関節の変形の有無を評価するため，単純X線2方向（正面像・肩甲骨Y像）をオーダーした．本症例では肩峰外側縁より上腕骨大結節が内側に位置しており，リウマチ性肩関節症として矛盾しなかった（図1）．精査のため追加したCT上でも本症例では関節裂隙が消失して内方へと移動しており，上腕骨頭と肩甲骨関節窩の軟骨下骨には骨嚢胞が形成されていた（図2）．MRI上では腱板の菲薄化を認めたものの，明らかな断裂は認められなかった．

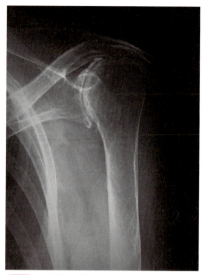

図1 単純X線正面像
肩甲上腕関節の変形と内方化を認める．

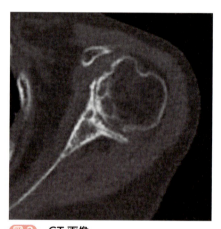

図2 CT画像
上腕骨頭および関節窩の変形と嚢胞性変化を認める．

ポイント 典型的なリウマチ性肩関節症の単純X線画像は，一次性変形性関節症と異なり上腕骨頭の骨棘はあまり形成されず，関節裂隙が全体的に狭小して内方化するのが特徴である．観血的手術を検討する症例など，より詳細な評価が必要である場合には追加の画像検査を行う．CT検査はリウマチ性変化の詳細な評価に有用であり，また骨欠損の程度を評価できる．MRI検査は初期病変を捉えることができ，また腱板断裂の有無を評価するのに有用である．関節リウマチ患者では

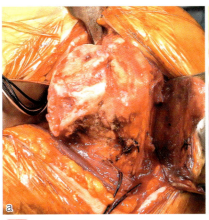 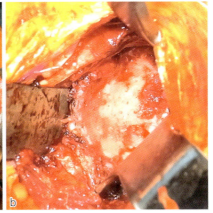

図3 術中所見
肩甲上腕関節の変形を認めた．
a：上腕骨頭，b：肩甲骨関節窩

正常例と比較して腱も脆弱で菲薄化しているため注意が必要である．腱板断裂の存在により手術のタイミングや術式が変わる可能性があり，術前にあらかじめ評価しておく必要がある．

本症例の確定診断

関節リウマチの既往があり，臨床所見上で可動域制限と動作時痛を自覚，単純X線上で肩関節裂隙の狭小化と変形性変化が認められたことよりリウマチ性肩関節症と診断した．本症例では日常生活に支障をきたしていたため，人工肩関節置換術を施行した（**図3**）．

（松村　昇）

参考文献

1) van der Zwaal P, Pijls BG, Thomassen BJW, et al.：The natural history of the rheumatoid shoulder：a prospective long-term follow-up study. Bone Joint J, 96：1520-1524, 2014.
2) Sperling JW, Cofield RH, Schleck CD, et al.：Total shoulder arthroplasty versus hemiarthroplasty for rheumatoid arthritis of the shoulder：results of 303 consecutive cases. J Shoulder Elbow Surg, 16：683-690, 2007.

6. 肩関節拘縮

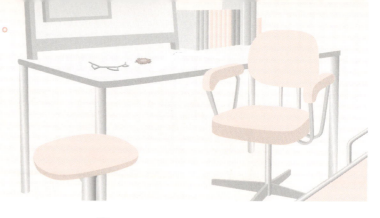

問診（臨床経過）

　53歳男性．糖尿病のため近医内科から内服処方を受けている．約6ヵ月前から右肩痛を認め，徐々に可動域制限が生じてきたため，近医整形外科にて理学療法を行ったが症状改善せず，紹介受診となった．明らかな外傷の既往はなかった．

　主として中・高年に発症する"肩関節周囲炎"の拘縮期に該当し，癒着性関節包炎などさまざまな呼称が存在しており，その定義は今なお混沌としている．既往歴としては脂質・糖代謝異常を伴う場合がしばしばある．このような二次性の肩関節拘縮では，いわゆる特発性に比し難治性となる場合が多く，必ず聴取しておく必要がある．先行する外傷歴は必ずしもあるとは限らない．初期には強い疼痛を認め（疼痛期），徐々に関節可動域制限を主体とする症状へと変化していく（拘縮期）．早い症例では疼痛期から拘縮期まで数週間で進展する場合もある．

視　診

　肩関節には特に異常所見なく，同側の肘・手指関節にも問題はなかった．

　疼痛期と拘縮期が混在し，夜間痛などの安静時痛が強い場合は，苦悶様顔貌を呈する．また疼痛が強いと，複合性局所疼痛症候群として手指の腫脹・屈曲拘縮を認める場合もあり，チェックしておくことが重要である．

身体所見

　肩関節可動域の著明な制限を認めた．挙上90°（80°），外旋10°（0°），バックリーチでの内旋は第5腰椎棘突起レベル（殿部）であった［他動（自動可動域）］．挙上動作では，肩甲上腕関節運動は制限され，肩甲骨の代償運動が認められた．

　拘縮の定義はいまだ明らかなものはない．自動・他動可動域の差がほとんどないのが特徴的である．インピンジメントテストなどほとんどのテストが拘縮のために評価不能であり，病歴や画像所見から確定診断を導いていく．

検査手順や次回受診のプランニング

　単純X線検査は3方向撮影（正面，軸写，肩甲骨Y像）を行った．
　MRIもオーダーし，撮影でき次第の外来受診を指示した．

　単純X線検査では石灰化の有無などチェックするが，通常，異常所見は認めない．MRIでは水腫をしばしば認める．また腱板断裂の合併がないかどうかも併せて確認する．

本症例の確定診断

　単純X線およびMRIでは明らかな異常所見はなかったが，保存療法抵抗性であるため，関節鏡手術を行った．

6. 肩関節拘縮

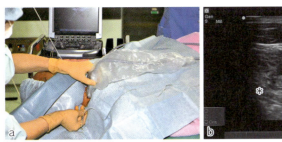

図1　a：斜角筋ブロックをエコー下に施行
　　　b：神経叢＊に向けてエコーガイド下に針（↓）を刺入している

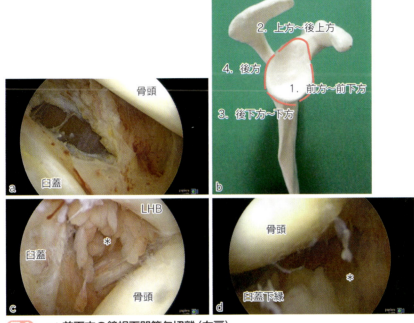

図2　a：前下方の鏡視下関節包切離（右肩）
　　　b：鏡視下関節包切離の手順
　　　c：後方鏡視による前方関節包所見
　　　　　LHB：上腕二頭筋長頭腱　＊腱板疎部の著明な滑膜炎所見を認める．
　　　d：後方鏡視による腋下嚢所見
　　　　　＊腋下嚢は狭小化し，著明な滑膜炎を認める．

診断は比較的容易であり，特発性ではほとんどの症例が保存療法に反応するが，本症例のように糖尿病合併例では手術に至るケースがある．手術には斜角筋ブロックが併用され（図1），エコー操作できる医師であれば，この手技を用いて外来でも徒手授動術が行うことができる．

関節鏡所見では著明な滑膜炎所見を認め，肥厚した関節包を全周性に切離する（図2）．

（後藤昌史）

参考文献

1) 高橋憲正，菅谷啓之，戸野塚久鉱他：難治性拘縮肩に対する鏡視下全周性関節包切離術の成績．肩関節，35：571-574，2011．
2) 皆川洋至：五十肩　保存療法-サイレントマニプレーションを中心に．MED REHABIL，157：85-90，2013

7. 上腕骨近位端骨折

問診（臨床経過）

76歳女性．左肩痛．

ゴミ出しの際，庭でつまずき転倒した．右手で左上肢を抱えながら来院した．独歩可能で，受傷から来院まで意識障害はなかった．高血圧症の既往以外に合併症はなかった．

> **ポイント**
> 骨粗鬆症がある高齢者では軽微な外力で骨折が生じうるが，担癌患者であるか否かにかかわらず，病的骨折も念頭に置き問診をすすめる．また，合併症に対して抗血栓療法を受けていることも多いので，既往歴と内服薬についても詳細に聴取する．抗血栓薬が漫然と投薬されている場合もあるので，手術に際しては，各疾患ガイドラインに沿った投薬中止や休薬を検討する．

視診

左肩関節に腫脹，皮下溢血が顕著であった．肘関節，手関節，手指の自動運動は可能で，循環障害や感覚障害はなかった．

身体所見

肩関節の自動運動はできなかった．肘関節，手関節，手指の自動運動は可能で，循環障害や感覚障害はなかった．

> **ポイント**
> 肩関節の運動制限が，疼痛による不動性か神経障害によるものか判断する．腋窩神経は，肩外側の感覚障害をルレット（痛覚）や酒精綿（温度覚）で評価する．肘関節の自動屈曲が可能な場合は，第5頸神経根障害は否定的である．

検査手順のプランニング

外傷による肩関節周辺の障害が疑われるため，単純X線検査（trauma series：肩関節AP撮影，肩甲骨Y撮影）を指示した．

本症例の確定診断

単純X線像で，上腕骨近位端骨折と診断した（図1）．骨頭骨片は外反しており，大結節骨片も転位していた．骨頭内側に連続する骨皮質は短いが，内側ヒンジはかろうじて保たれていた（図2）．Neer分類：3-part骨折，AO分類：11-C2と診断した．

▶手術

受傷後4日目に手術を行った．三角筋大胸筋間より進入して骨折部を展開した．内側ヒンジを損傷しないよう骨頭骨片を愛護的に整復し，骨欠損部に人工骨を充填してロッキングプレートで固定した（図3）．

> **ポイント**
> Neer分類では，正確な単純X線像を元に，転位と各骨片に作用している筋力を理解することが肝要である．粉砕骨折や不安定型骨折では，骨折形態を正確に把握するためCT，3D-CTを撮像することが望ましい．関節内骨折

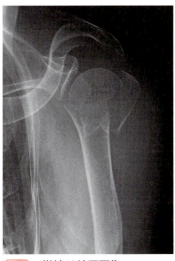

図1 単純X線正面像
骨頭外反嵌入，大結節転位がみられた．
Neer分類：3-part骨折．
AO分類：11-C2

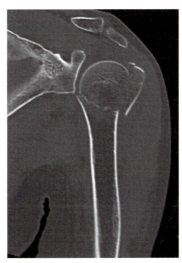

図2 CT斜位冠状断像
内側ヒンジは保たれていた．

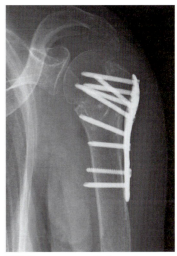

図3 ロッキングプレートで骨接合術を施行

であっても，骨頭に連続する皮質骨が8mm以上，内側ヒンジに破綻がない例では上腕頭壊死の危険性は低い（**図4**）．角度安定性のあるロッキングプレートは骨粗鬆症がある高齢者の上腕骨近位端骨折に対しても強固な固定力が期待できる．しかしながら，その特性を熟知して使用しなければ，スクリューによる骨頭穿破やプレートバックアウトなどの危険もある．

（伊﨑輝昌）

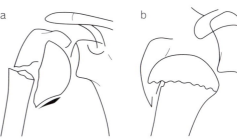

図4 骨頭骨折であっても骨頭血流の保たれる可能性が高い例
a：骨頭に連続する皮質が8mm以上ある．
b：内側ヒンジが保たれている．
（Konrad G, et al.：J Bone Joint Surg Am, 92 Suppl 1 Pt 1：85-95, 2010）

参考文献

1) Neer CS 2nd：Four-segment classification of proximal humeral fractures：purpose and reliable use. J Shoulder Elbow Surg, 11（4）：389-400, 2002.
2) Hertel R, Hempfing A, Stiehler M, Leunig M：Predictors of humeral head ischemia after intracapsular fracture of the proximal humerus. J Shoulder Elbow Surg, 13（4）：427-433, 2004.
3) Jung WB, Moon ES, Kim SK, Kovacevic D, Kim MS：Does medial support decrease major complications of unstable proximal humerus fractures treated with locking plate? BMC Musculoskelet Disord, 14：102, 2013.
4) Konrad G, Bayer J, Hepp P, et al.：Open reduction and internal fixation of proximal humeral fractures with use of the locking proximal humerus plate. Surgical technique. J Bone Joint Surg Am, 92 Suppl 1 Pt 1：85-95, 2010.

II編　肘関節・前腕部

第1章
肘関節・前腕部の解剖とバイオメカニクス

第1章 肘関節・前腕部の解剖とバイオメカニクス

解剖と機能

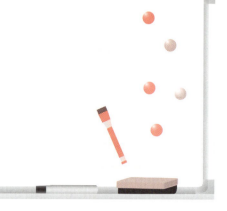

I. 肘関節の機能と解剖

1. 機能

ヒトは直立歩行が可能になったことにより，上肢で荷重する必要がなくなった．この結果，手で生活動作や生産活動が可能になり，さらに手で用いる道具が開発され，文明発展の大きな要因となった．

肘関節は肩と手を連結し，その基本的な機能は肘関節を屈曲して口元に手を持ってゆき食事をする"feeding"と肘関節を伸展して排泄処理をする"toileting"である．両者を可能にする肢位は存在しないため，肘関節は上肢で唯一，関節固定角度が決められていない．さらに脊髄損傷患者ではpush upや車椅子の駆動が必要なため上肢は荷重関節の役割も担う．肘関節の機能を考えるうえでは，支持性と安定性を伴う可動性が重要になる．

治療目標は症例により異なり，スポーツ選手の内側側副靱帯損傷では靱帯再建によるレギュラー復帰が目標であるのに対して，高度な不安定性を示すRA肘では人工肘関節全置換術によるADL（日常生活動作）の改善と自立が目標になる．

2. 機能解剖

▶ **ランドマークと解剖**（図1, 2）

骨性のランドマークは上腕骨外側上顆，内側上顆と後方の肘頭であり，外側上顆と内側上顆を結ぶ線は肘関節軸とほぼ一致する．

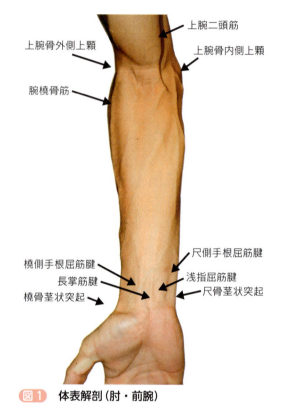

図1 体表解剖（肘・前腕）

Note
後方から観察すると正常では肘伸展位で外側・内側上顆と肘頭は一直線（Hüter線），肘屈曲位で二等辺三角形（Hüter三角，図3）になるが，脱臼や関節内骨折では乱れる．腫脹が高度な場合，判断は困難でありX線撮影が実際的である．

肘関節皺は前後像の肘関節軸にほぼ一致し，関節裂隙の約1 cm近位に位置する．

橈側の筋塊（mobile wad）のうち，前腕回旋中間位で肘関節を屈曲すると腕橈骨筋の収縮がはっきり見え，その背側に長・短橈側手根伸筋を触れる．

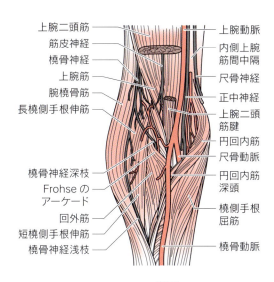
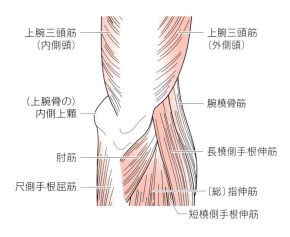

図2 肘の解剖
a：前面　　　　　　　　　　　　　　　b：後面
（a．松野丈夫，中村利孝：標準整形外科学12版．p.462，医学書院，2014）
（b．金子丑之助原著，金子勝治他改訂：日本人体解剖学　上巻　改訂19版．p.297，南山堂，2000）

さらに橈側に上腕骨外側上顆に起始する手関節・手指伸筋群を触知する．

前腕回外位で抵抗下に肘屈曲を行うと生じる力こぶが上腕二頭筋であり，その深部に上腕筋を触れる．

上腕二頭筋腱のすぐ尺側に上腕動脈を触れ，肘関節のやや遠位で橈骨動脈と尺骨動脈に分枝する．上腕動脈のすぐ尺側に正中神経を触れる．

内側上顆に円回内筋・手関節/手指屈筋群が起始する．右内側上顆に左手掌を重ねると親指の方向が屈筋浅層の円回内筋，示指が橈側手根屈筋，中指が長掌筋，環指が中間層の浅指屈筋，小指が尺側手根屈筋に一致する．

橈骨神経は上腕遠位で上腕二頭筋と腕橈骨筋の間を遠位に下降し，回外筋に入る後骨間神経と橈骨神経感覚枝に分枝する．

肘背側は上腕三頭筋に被われ上腕骨内側上顆と肘頭内側で形成される肘部管に尺骨神経が走行する．

▶ **骨・関節**（図4）

肘関節：上腕骨遠位端と尺骨および橈骨近位端からなる複関節で共通の関節包に包まれ，屈伸運

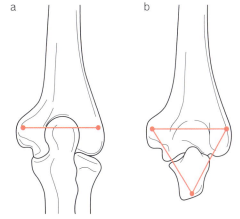

図3　肘関節を後方から
a：伸展時のHüter線
b：屈曲時Hüter三角
（井上一他編：新図説臨床整形外科講座　第5巻　肩・上腕・肘．メジカルビュー社，1994）

動（腕尺・腕橈関節）と前腕回旋運動（近位橈尺関節）を行う．上腕骨遠位端が45°前方に屈曲しており，肘頭窩と鉤突窩の間に薄い骨皮質しか存在しないことにより伸展5°/屈曲145°の可動域が可能になっている．

腕尺関節：1軸性の蝶番関節であるが，上腕骨軸に対して関節面が約6°外反，約6°内旋している「らせん関節」である．骨性支持により，前後

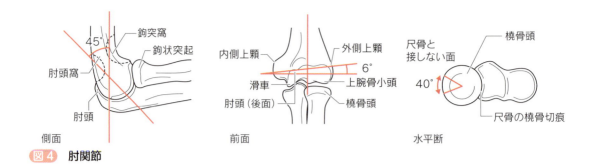

図4 肘関節

方向には安定している．伸展位では肘頭が肘頭窩に入り込み側方安定性も得られる．

腕橈関節：球状関節であり，肘関節が外反を強制された時のsecondary stabilizerである．

近位橈尺関節：車軸関節であり，遠位橈尺関節や骨間膜と協働し前腕の回旋運動を可能にしている．橈骨頭には尺骨の橈骨切痕に接しない部分が40°あり，プレートを設置しても回旋障害を生じない

▶ 靱帯（図5）

投球動作などの屈曲時の外反ストレスに対するprimary stabilizerが内側側副靱帯であり，内反ストレスに対しては外側側副靱帯が重要である．

内側側副靱帯 medial collateral ligament（MCL）：上腕骨内側上顆と尺骨を連結し外反ストレスに対抗する．前斜走線維，後斜走線維，横走線維からなり，安定性には前斜走線維がもっとも重要である．外傷や炎症による後斜走靱帯の短縮が肘関節伸展拘縮の大きな原因の一つである．伸展位では腕尺関節の骨性支持が強いため，内反または外反動揺性は肘関節20〜30°屈曲位で評価する．

外側側副靱帯 lateral collateral ligament（LCL）：内反ストレスに対抗する．上腕骨外側上顆に起始し，輪状靱帯に停止する狭義の外側側副靱帯と上腕骨と尺骨を直接連結する外側尺側側副靱帯からなる．後者の損傷により肘関節の後外側不安定症をきたす．

輪状靱帯 annular ligament：尺骨に起始・停止を持ち橈骨関節面を輪状に覆い橈骨頭脱臼を防いでいる．

Note

野球肘：やり投げや投球などのオーバーヘッド動作では肘関節に大きな外反ストレスを生じる．外反ストレスは内側側副靱帯の伸長と腕橈関節の衝突をきたすため，小児では内側側副靱帯付着部裂離骨折や内側上顆骨端線閉鎖不全，外側の離断性骨軟骨炎を生じる．年齢に応じた投球数の制限や適正なフォームの指導が必須である．

II. 前腕の機能と解剖

1. ランドマークと解剖（図1,7）

骨・関節：橈骨と尺骨からなり，尺骨は近位から肘頭，後縁，茎状突起を触知でき，橈骨は近位から橈骨頭，外側縁，茎状突起，そして遠位背側ではLister結節を触れる．橈骨と尺骨は，近位は近位橈尺関節（関節包と輪状靱帯），遠位は遠位橈尺関節（関節包と三角線維軟骨複合体），骨幹部は骨間膜により連結されており，骨間膜の掌側は橈骨近位から尺骨遠位，背側は尺骨近位から橈骨遠位に走行し力を伝達している（図6）．

前腕筋：手関節・手指の伸筋および屈筋，前腕の回内筋および回外筋，そして前腕唯一の肘屈筋である腕橈骨筋からなる．

a. 手関節・手指伸筋群：上腕骨外側上顆（伸筋群が起始）から橈骨茎状突起と尺骨茎状突起を結ぶ範囲に伸筋群がある．

b. 手関節・手指屈筋群と円回内筋：上腕骨内

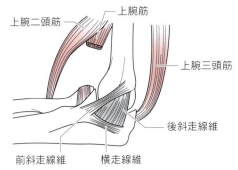
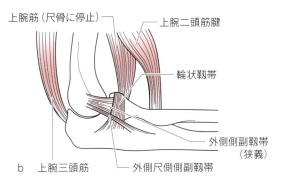

図5 右肘関節の靱帯
a：内側から
b：外側から

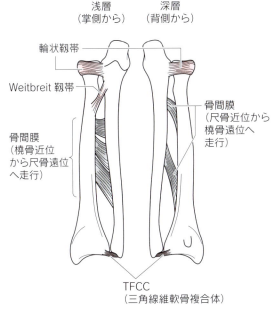

図6 骨間膜（右前腕）
（カパンディ関節の生理学 原著第6版．p.113，医歯薬出版，2006）

側上顆（屈筋群が起始）から橈骨茎状突起と尺骨茎状突起を結ぶ範囲に屈筋群がある．

神経：
a. 橈骨神経：肘関節部で浅枝（感覚神経）と深枝（後骨間神経）に分かれ，後者は回外筋を貫通して背側に向かい伸筋群を支配する．
b. 正中神経：前腕正中で浅指屈筋の深層を遠位に走行し橈側の前腕屈筋を支配する．
c. 尺骨神経：前腕尺側を遠位に走行し尺側の前腕屈筋を支配する．

血管：肘関節遠位で橈骨動脈と尺骨動脈に分岐し前腕を下降する．

2. 機 能

力の伝達：手にかかる力を肘関節に，逆に上腕の力を手に伝達する．

前腕回旋運動：橈骨が尺骨の周りを回旋することにより，回外（肘関節90°屈曲位で手の平が上を向く）および回内（手の平が下を向く）運動を行う．回外はfeedingやtoiletingに必須で有り，回内は物をつかむ動作や多くのADL・作業に重要である．

3. バイオメカニクス

外偏角（carrying angle，図8）：肘関節伸展，前腕回外位で上腕と前腕のなす角であり，外偏角は上腕骨関節面の外反（約6°）と尺骨外反（約4°）により形成される．外偏角があるため水の入ったバケツをぶら下げても足にぶつからず運ぶことができる．また，肘伸展では体軸の外側に手が届き，肘屈曲時には手が口元に近づくため摂食に合目的な構造である．外偏角の正常値は男性6〜11°，女性12〜15°であり，一般的には外反20°以上を外反肘，内反位をとれば内反肘と呼ぶ．内反肘は上腕骨顆上骨折の変形治癒，外反肘は上腕骨外側顆骨折の後遺症によるものが多い．

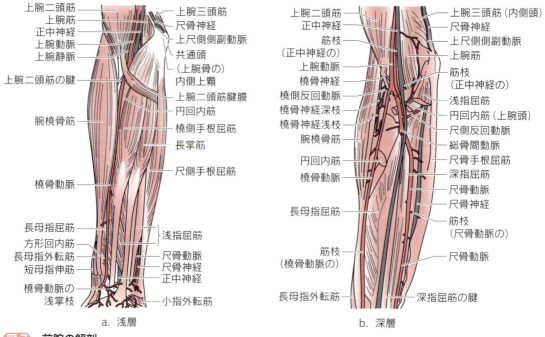

図7　前腕の解剖

（金子丑之助原著，金子勝治他改訂：日本人体解剖学　上巻　改訂19版．p.303, p.583, 南山堂, 2000）

前腕回旋運動：前腕回旋運動には近位および遠位橈尺関節，骨間膜ばかりでなく，橈骨弯曲が関与している．自家矯正が期待できる小児を除いて橈骨または尺骨の変形治癒は，前腕回旋を減少させる．前腕の回旋軸には諸説あるが，見かけ上は回外90°/回内90°（前腕屈筋が介在するため実際は80°）の回旋が可能である．

荷重の伝達：荷重の伝達は手関節・肘関節の肢位および前腕の回旋により変化する．荷重は手関節中間位でおおよそ橈骨に80%，尺骨に20%伝達される．前腕骨および骨間膜を介して肘関節伸展位では腕橈関節に60%，腕尺関節に40%伝達される．

（金谷文則）

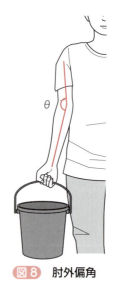

図8　肘外偏角

参考文献

1) 金谷文則：肘関節．松野丈夫，中村利孝編：標準整形外科学，第12版，p.458-462，医学書院，2014．
2) 岡　義範：正常解剖とバイオメカニクス．金谷文則編：肘関節外科の要点と盲点，p.2-8，文光堂，2011．
3) Kapandji AI：第3章　回内-回外．カパンディ関節の生理学．原著第6版，p113，医歯薬出版，2006
4) 渡辺健太郎：前腕．長野　昭編：整形外科手術のための解剖学—上肢，p.180-209，メジカルビュー，2009．

第 2 章

肘関節・前腕部の臨床診断総論

第2章 肘関節・前腕部の臨床診断総論

小児の診かた

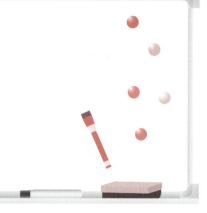

　小児の肘関節・前腕部の診かたは基本的に成人と同じであるが，診察をすすめるにあたり，常に留意するべきことがいくつかある．小児では症状の訴えが不確実であるため，保護者の訴えや発症時の状況を正確に把握することが必要となる．また，臨床所見や画像所見を診る際には年齢により正常所見が異なることや，成人と比較して関節可動域やX線画像所見などの正常範囲が広いため，正常と異常の判定基準が症例間で異なることを留意する．

I. 病歴聴取

　患児が幼少の場合は保護者の訴えを正確に聴取し，聞き落としがないようにする．年長児では成人と同様にかなり正確な訴えが可能であるが保護者の訴えと異なる場合があり，注意を要する．問診では主訴，現病歴，既往歴，家族歴について必要事項を要領よく聞き出すことが必要である．
　主訴の多くは疼痛，変形，関節可動域制限である．外傷では肘関節周囲の疼痛が，外傷後の成長障害や先天性疾患では肘関節・前腕・手関節の変形や可動域制限が主訴となる．
　現病歴として受傷の日時や状況，異常発見の時期などを正確に把握するとともに，その後の経過を詳細に聴取することは非常に重要である．肘内障などの小児特有の疾患では，主訴と正確な受傷状況の把握で診断にいたる症例がある．一方，上腕骨外側顆骨折後偽関節や，橈骨頭脱臼，橈尺骨癒合症などの先天性疾患では，発生後長期経過してから保護者が変形や関節可動域に気づいて来院

する場合がある．
　先天性疾患の診断には，既往歴や家族歴が特に重要となる．多発性骨軟骨腫や橈骨列形成障害では，上肢以外の骨格変形や多臓器の異常を伴うことが多い．また，遺伝性疾患では家族性発生に加えて，詳細な家系図の作成が診断に有用な場合がある．

II. 視診

　上半身を裸にして立位肢位で肘を伸展位として上肢全体のバランス，左右差を観察する．肘外反角は5歳以下では0°に近く，成長とともに軽度の外反肘を呈する（生理的外反，成人男子で平均8°，女子で13°とされる）．高度な外反（20°以上）や左右差のある外反肘は異常であり，上腕骨外側顆骨折後偽関節などの異常を考える（図1, 2）．また，内反肘はすべて異常であり，上腕骨顆上骨折後変形（図3）や前腕骨変形に伴う橈骨頭脱臼（図4, 5）などの異常を考える．前腕では弯曲，短縮，筋萎縮，腫脹の有無や，手関節の橈屈（図6）・尺屈変形を観察する．また，肘関節を屈曲させて指尖部が肩峰に届くか，0°以上の伸展が可能かなどの簡単な動きについても診る．上腕を体幹に固定して肘関節を90°屈曲位として，前腕の回内外運動を観察する．例えば先天性橈尺骨癒合症の患者では橈尺関節が強直しているが，肩関節の内外旋運動で前腕回内外運動を代償するため，年長児まで保護者が気づかない症例もある．

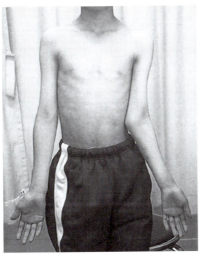

図1 左外反肘（10歳男児）

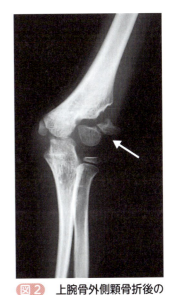

図2 上腕骨外側顆骨折後の偽関節
外顆骨片の偽関節と成長障害を認める（白矢印）．

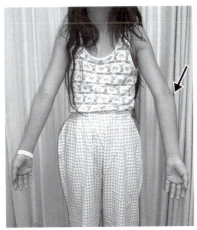

図3 左内反肘（11歳女児）
上腕骨顆上骨折後の変形治癒による．

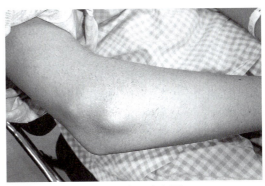

図4 右橈骨頭の突出（12歳女児）

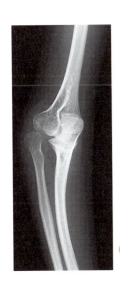

図5 前腕の弯曲変形による橈骨頭脱臼

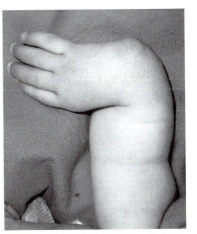

図6 右橈骨列形成障害（1歳女児）
橈骨欠損に伴う手関節の著明な橈屈変形を認め，母指欠損も合併している．

第2章 肘関節・前腕部の臨床診断総論

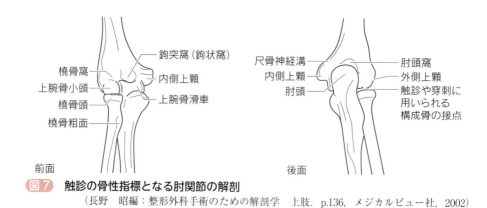

図7 触診の骨性指標となる肘関節の解剖
（長野 昭編：整形外科手術のための解剖学 上肢．p.136, メジカルビュー社, 2002）

III. 触 診

　小児では痛い部分から離れた部位より行う．強い圧痛が予想される場合は診療に大きな支障をきたすため，すべての診察の最後に行うことも考慮する．触診では圧迫している部位の解剖学的構造を理解することが重要であり，手技に習熟する必要がある．肘では上腕骨外側上顆，橈骨頭，上腕骨小頭，肘頭，尺骨神経溝，上腕骨内側上顆などの骨組織を指標として，圧痛部位の特徴を評価する（図7）．また，骨性指標周囲の関節裂隙，側副靱帯や神経などの軟部組織の腫脹や圧痛を検査する．前腕の触診では肘関節屈曲伸展運動や前腕回内外運動を他動的に行いながらの触知も橈骨頭脱臼・亜脱臼の症例では有効な検査手技である．

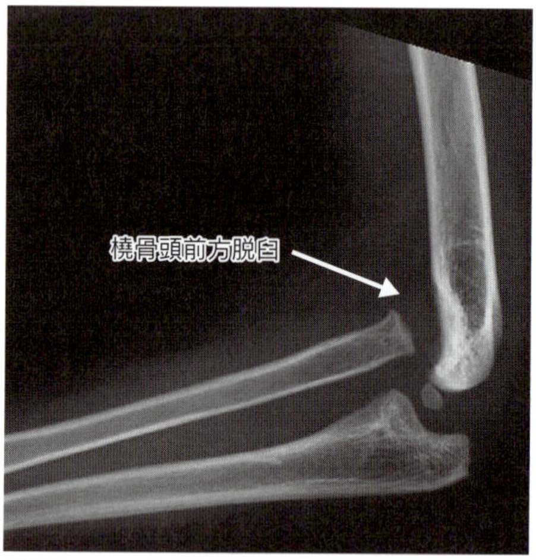

図8 先天性橈骨頭脱臼（2歳女児）
身体所見では肘関節伸展・屈曲の軽度制限を認めるのみであった．

IV. 身体所見

▶関節可動域

　肘関節は屈曲と伸展を検査する．成人と比較して可動域が大きく，必ず健側と比較する．患側の可動域が伸展0°，屈曲130°と正常範囲を呈する場合においても，健側の可動域が伸展+15°，屈曲145°の症例では関節可動域制限があると判定しなければいけない．橈骨頭前方脱臼などの先天性疾患の幼少時期では，健側と比較して肘関節伸展・屈曲の軽度制限しか認めない症例がある（図8）．

　前腕の回旋可動域測定は立位あるいは坐位で，上腕を体幹につけて肘関節屈曲90°の肢位で行う．肩関節の内外旋運動の影響を避けるため，上腕を体幹に固定する肢位をとることや手関節の代償運動を考慮することが正しい前腕回旋可動域の測定に重要である．手掌や手背面で測定する方法や手に棒のようなものを握らせて測定する方法があるが，筆者らは手関節部の茎状突起を通る線により測定を行っている．

▶ **筋力検査**

成人に準じて肘関節，手関節，指関節の各運動方向への筋力検査を行う．小児では正確な徒手筋力テストができない症例が多く，必ず健側と比較して評価を行う．

▶ **測　定**

小児では先天性の形成障害や外傷後の骨端線早期閉鎖により成長障害を呈する症例がある．新鮮外傷の症例以外では，上肢長（肩峰外側下端から橈骨茎状突起），上腕長（肩峰外側下端から上腕骨外側上顆），前腕長（上腕骨外側上顆から橈骨茎状突起あるいは肘頭から尺骨茎状突起），上腕周囲径（上腕二頭筋中央），前腕周囲径（最も太い部位）を計測して，左右差や経時的変化を検討する．

V. 診察室での検査・処置

単純X線検査は外来診療時に施行可能な基本的な画像検査であるとともに，診断に最も重要な検査である．単純X線による画像診断には適切な撮影が必要となる．肘関節の単純X線検査では正確な正面像と側面像による画像診断が非常に重要となる（**図9**）．不正確な正面・側面像や前腕など他部位の撮影画像に基づいた肘関節病変の評価は，誤った診断につながる可能性がある．筆者らは小児の肘関節・前腕部の単純X線評価では，肘関節と前腕の正面・側面像に加えて，手関節の正面・側面像と上肢全長の撮影を行っている．また，外傷や疾患により斜位像が診断に有用となる．さらに，小児の肘関節単純X線像の特徴として，軟骨成分が多く，骨端核の正常像が年齢により異なることが挙げられる．そのため，骨折や骨片転位，脱臼の有無，骨端症の評価では必ず健側と比較して行うことが重要となる．肘関節では6つの骨端核が2～12歳の間に順次出現するため，診断には正常を理解する必要がある（**図10**）．

その他の画像検査として，CTやMRI検査が有用である．一方，X線被曝や撮影時の鎮静処置の問題があり，検査を行う場合には病態に合わせた慎重な判断を要する．

▶ **外固定処置や装具の処方**

局所安静を目的としたギプス包帯やシーネ，三角巾固定，固定時の機能を考慮した支柱つきサポーターなどの装具による治療を行う．肘関節や前腕の固定肢位は基本的に肘関節屈曲90°，前腕回内外中間位，手関節は中間位または良肢位で行う．

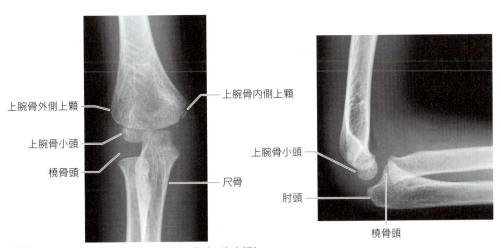

図9　肘関節単純X線の正面・側面像（6歳小児）

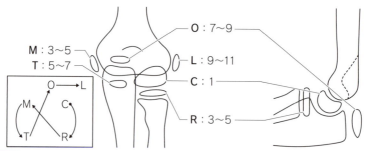

図10 正常小児左肘関節の単純X線像(6歳女児)と骨端核出現時期
C：capitulum（上腕骨小頭）：1歳以下
R：radius head（橈骨頭）：3〜5歳
M：medial epicondyle（上腕骨内側上顆）：3〜5歳
T：trochlea（上腕骨滑車）：5〜7歳
O：olecranon（肘頭）：7〜9歳
L：lateral epicondyle（上腕骨外側上顆）：9〜11歳
（松野丈夫，中村利孝他編：標準整形外科学，第12版．p.459　医学書院，2014 より）

Ⅵ. その後の検査や次回受診のプランニング

　治療を継続してすすめるにあたり，保護者とのコミュニケーションが非常に重要となる．診断と今後の治療計画について保護者に十分な説明を行い，現在の障害内容について理解してもらうことが最も大切である．診療期間や回数は疾患により異なるが，急性外傷では循環障害や運動麻痺の危険性について説明を行い，異常が出現した場合にはすぐに来院してもらう．また，異常がない場合でも，初診から数日以内には再診をしてもらい問題がないことを確認する．比較的長期間の外固定を要した症例では肘関節の拘縮を認めるが，可動域拡大を目的とした強制的な他動運動は，異所性骨化などの病態増悪につながる可能性があり，禁忌である．また，外傷後の骨端線早期閉鎖による変形の出現や先天異常疾患の成長に伴う病態変化の可能性については保護者に十分な説明を行い，長期的な観察が必要であることを認識させる必要がある．

　骨折などの外傷を除き小児の肘関節・前腕疾患の治療計画として，まずは「経過観察」を選択する症例が多いと考える．その理由として，骨端核や成長帯の存在など骨格が未成熟であるため成長に伴う病態改善が期待できることや，身体的所見がある場合でも単純X線像などの画像所見の異常を捉えることが困難な症例があることが挙げられる．一方，化膿性関節炎や骨髄炎を疑う症例では，単純X線所見で骨に異常が出現する前に緊急の対応が必要となる．成長期の骨や関節に感染が起きてから成長障害を残さずに治癒できる期間は2日以内といわれている．単純X線で異常が出現してからでは手遅れであり，肘関節の機能障害や前腕骨の成長障害が出現すると生涯回復することはない．感染を疑う症例では迅速な対応が非常に重要であることを留意する必要がある．

（射場浩介）

参考文献

1) 日本小児整形外科学会教育研修委員会編：小児整形外科テキスト，メジカルビュー社，2004．
2) 長野　昭編：整形外科手術のための解剖学　上肢，メジカルビュー社，2002．
3) 松野丈夫，中村利孝他編：標準整形外科学，第12版，医学書院，2014．
4) 藤井敏男，中村耕三編：最新整形外科学大系　小児の運動器疾患，中山書店，2008．

思春期・成人の診かた

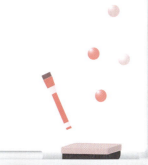

肘関節・前腕の疼痛は，オーバーユースの他に外傷やスポーツに起因するものが多い（表1）．まず，職業歴や作業動作を含む問診を詳細に行い，外傷の有無，スポーツ歴，発症様式（急性か慢性か），疼痛の部位や誘発動作や肢位，性状など，またしびれの有無や部位などから可能性のある疾患を考え，身体所見，検査所見より総合的に考えて診断を導き出す．

表1 主な肘関節および前腕の疾患

外傷	上腕骨遠位端骨折，肘頭骨折，尺骨鉤状突起骨折，橈骨頭骨折，橈骨骨折，尺骨骨折，Monteggia骨折，Galeazzi骨折，肘関節脱臼（脱臼骨折）
スポーツ障害	野球肘（離断性骨軟骨炎，内側側副靱帯損傷），テニス肘（上腕骨外側上顆炎），ゴルフ肘（上腕骨内側上顆炎），肘頭骨端線離解，上腕三頭筋炎
変性疾患	変形性肘関節症
神経障害	肘部管症候群，遅発性尺骨神経麻痺，前骨間神経麻痺，円回内筋症候群，後骨間神経麻痺
炎症性疾患	関節リウマチ，肘頭滑液囊炎
腫瘍	神経鞘腫，ガングリオン，骨軟骨腫，血管腫

I. 問 診

1. 職業歴・作業歴

いつから症状（主に疼痛）が出現し，どの様なときに増悪するか，最近の作業量が増えていないか，作業内容が変化したかなどを聴取する．

2. 外 傷（図1）

受傷機転を聞き障害を推測する．まれではあるが，循環不全や神経損傷を見逃すと重度の後遺症が残存する可能性があり，常に手関節部での橈骨動脈の拍動や手の皮膚の感覚低下や関節自動運動を確認する．

転倒し肘部を強打したら，上腕骨遠位部粉砕骨折や肘頭骨折を疑う．肘伸展位で手をつき，外反方向に力が加わった場合は，上腕骨内側上顆裂離骨折や橈骨頭・頸部骨折を生じることが多い．

前腕回外位で肘関節の過伸展が強制され，肘頭が突出していたら肘関節脱臼を考える．これは，柔道の受け身や体操で転落し手をついた後にも発症する．肘関節脱臼には靱帯損傷を伴うことが多い．

中年男性が重量物の挙上などの肘関節屈曲時に負荷がかかり遠位性収縮が加わる動作や，転倒しそうになり手をついて自重を支えた際に断裂音とともに肘窩部の疼痛が出現した場合は，上腕二頭筋腱遠位部断裂を疑う．

転倒時に前腕に捻転力が働くと橈尺骨骨折を発症する．格闘技で打撃を腕で防御した際やスライディングで前腕を強く打ちつけた際に，尺骨骨折を生じることがある．高齢者が手をついて転倒し手関節部の疼痛や変形があれば，橈骨遠位端骨折を疑う．

3. 疼 痛（図2）

上腕骨外側上顆部の疼痛を訴える場合は，外側上顆炎いわゆるテニス肘を考える．テニス（バックハンド），バドミントンなどのスポーツ，音楽家，調理士など手を酷使する職業や清掃業などの手関節と肘関節を同時に伸展する職業に多い．なお，肘関節内のひだ障害や橈骨神経管症候群でも同部

第 2 章　肘関節・前腕部の臨床診断総論

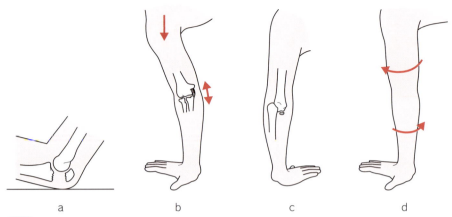

図1　転倒肢位と骨折
a：肘部を強打．肘頭骨折，上腕骨遠位端骨折など．
b：肘伸展位で手をつき，肘が外反．上腕骨内側上顆裂離骨折，橈骨頭骨折など．
c：前腕回外位で肘過伸展．肘関節脱臼，靱帯損傷など．
d：転倒時に前腕に捻転が加わる．橈尺骨骨折，Galeazzi 骨折，Monteggia 骨折．

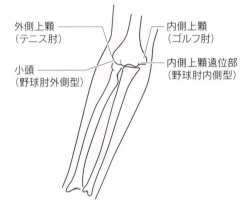

図2　肘周辺の疼痛部位と疾患

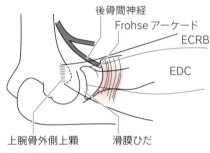

図3　外側上顆炎
テニス肘：ECRB 起始部の炎症．
滑膜ひだ障害：腕橈関節内の滑膜ひだのインピンジメント障害．
橈骨神経管症候群：後骨間神経が Frohse のアーケードで絞扼され疼痛．
ECRB（短橈側手根伸筋），EDC（総指伸筋）

の疼痛があり，身体所見，画像所見，キシロカインテストなどにより鑑別する（図3）．

投球時に肘関節外側の疼痛が誘発される場合は肘離断性骨軟骨炎（野球肘外側型）を考える．投手に多く，野球歴やポジション，投球フォームなど細かく聴取し，予防対策や治療計画を立てる．投球時の肘内側痛は内側側副靱帯損傷や付着部の裂離骨折（野球肘内側型）を考える（図4）．野球のほか，やり投げなどのオーバースロー動作のスポーツに好発する．

内側上顆部前面の疼痛があれば内側上顆炎を考える．野球，ゴルフ，テニス（フォアハンド）

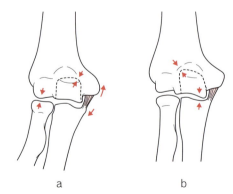

図4　野球肘の発症メカニズム
a：加速期．肘に外反力が加わることで内側側副靱帯損傷または裂離骨折（内側型）あるいは小頭と橈骨頭の衝突し離断性骨軟骨炎（外側型）．
b：フォロースルー期．腕尺関節，肘頭橈側と肘頭窩の衝突で骨棘形成（後方型）．

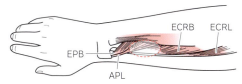

図5 腱交叉症候群
EPB（短母指伸筋），APL（長母指外転筋）とECRL & B（長・短橈側手根伸筋）の交叉部（図の点線で囲った部位）の炎症（前腕遠位1/3外側のグツグツとした軋音）．

などで発症する．

　肘伸展時に肘頭部痛があり投球歴があれば，野球肘（後方型），肘頭骨端線障害や肘頭疲労骨折を疑う．肘屈伸時にロッキングを生じる場合は関節内遊離体を考える．肘屈伸時の運動痛に可動域制限を伴うが安静時痛がない場合は，変形性肘関節症を疑う．

　手関節屈伸時に前腕遠位1/3外側にグツグツとした軋音を伴う疼痛があれば，腱交叉症候群（長短手根伸筋と長母指外転筋，短母指伸筋が交叉する部位の炎症）を疑う（図5）．

4．神経障害

　しびれや筋力低下を訴える場合に，神経障害を疑う．感覚障害の部位や程度，力の入らない動作や不便な日常動作を細かく聞きとり，頸椎神経根症や胸郭出口症候群などの鑑別に役立てる．

　肘屈曲時や投球のフォロースルーの際に尺側指（小指，環指尺側，手背尺側）のしびれがあれば，肘部管症候群や肘部管より近位部での尺骨神経障害を疑う．肘関節前面はガングリオンの好発部位であり，神経を圧迫すると肘部管症候群，後骨間神経麻痺，前骨間神経麻痺を発症する．

　手関節背屈は可能であるが，手指の伸展が困難な場合は後骨間神経麻痺を，つまみ動作が困難な場合は前骨間神経麻痺を疑う．前・後骨間神経麻痺は原則として感覚障害を伴わないが，自覚的にしびれを訴えることもある．発症以前に肘痛の発症がある例では，神経の砂時計様くびれを呈する例が多い．

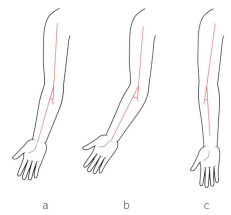

図6 上肢のアライメント
a：正常．外偏角（前腕回外位で上腕と前腕のなす角）が男性6〜11°，女性12〜15°．
b：外反肘．外偏角が男性12°以上，女性16°以上（上腕骨外顆骨折後偽関節など）．
c：内反肘．外偏角が0°以下（上腕骨顆上骨折変形治癒など）．

II．視　診

　上肢全体のアライメントを観察する．正常では肘関節は軽度外反しており外偏角10°前後である（男性6〜11°，女性12〜15°）．外偏角が0°以下を内反肘と呼び，上腕骨顆上骨折変形治癒によるものが多い．外反肘（男性12°以上，女性16°以上）であれば上腕骨外側顆骨折偽関節を疑う（図6）．上腕骨外側顆骨折偽関節では尺骨神経領域のしびれ（遅発性尺骨神経麻痺）を合併することがある．

　肘後外側のソフトスポット（上腕橈骨関節）に膨隆があれば関節液の貯留，滑膜増殖，橈骨頭骨折を疑う．

　肘背側で肘頭の突出があれば肘関節後方脱臼，肘頭部の腫脹と肘関節自動伸展不能であれば三頭筋付着部断裂を疑う．皮下腫瘤があれば滑液嚢炎やリウマトイド結節を疑う．

　肘窩部の皮下出血と上腕二頭筋の筋腹が近位へ移動および上腕二頭筋腱の消失がある場合は，上腕二頭筋腱断裂を疑う．

　肘全体の腫脹があれば関節リウマチ，変形性関節症，化膿性関節炎を考える．関節リウマチで肘

関節が初発である割合は10%程度であり，手指・手関節の関節炎を伴うことが多い．化膿性肘関節では熱感と疼痛，圧痛を伴う．血液検査での炎症所見が診断の助けとなる．

前腕部の腫瘤があれば神経鞘腫，血管腫，骨軟骨腫，巨細胞腫などを疑う．神経鞘腫は尺骨神経に多く発生し，Tinel徴候を伴うこともある．皮膚または皮下に発生した血管腫は外見上赤色または紫色に見え診断が容易であるが，筋肉内に発生したものは弾性軟で境界不明瞭であり診断が困難である．石灰化や静脈石を認め疼痛を伴うこともある．MRIやCTが診断の助けとなる．前腕変形があれば骨折，変形治癒骨折，先天性疾患（内反手など），骨腫瘍などを疑う．第1背側骨間筋と小指球筋の萎縮があれば肘部管症候群，母指球筋の萎縮があれば手根管症候群を疑う．

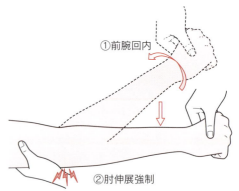

図7 fringe impingement test（滑膜ひだ障害の誘発テスト）
前腕回内を保持しながら肘伸展ストレスを加えると，腕橈関節部後方に疼痛が誘発．

▌ III．身体所見

1．肘

　肘関節の正常可動域：伸展5°，屈曲150°である．野球肘，変形性肘関節症，外傷後，関節リウマチでは可動域制限を伴うことが多い．上腕骨内側上顆，外側上顆，肘頭が骨性指標となり，背側から見ると肘90°屈曲位で二等辺三角形（Huter三角）を形成し，肘伸展位では一直線（Huter線）になる．形や線が乱れたら骨折，脱臼を疑う．

　後外側：外側上顆とその遠位に橈骨頭（前腕を回旋しながら触知するとわかりやすい）を触れる．橈骨頭骨折では前腕回内外時に疼痛が誘発される．外側上顆からやや遠位に圧痛があれば上腕骨外側上顆炎を疑う．この場合Thomsen test（肘関節伸展位で抵抗下に手関節伸展させると肘関節外側の疼痛），chair test（肘伸展，前腕回内位で椅子を順手で持ち上げさせると肘関節外側の疼痛），finger extension test（肘伸展，前腕回内位で手指を伸展させ中指に負荷をかけると肘関節外側の疼痛）の誘発テストが陽性となる（p.156参照）．橈骨神経管症候群は後骨間神経がFrohse arcadeで絞扼される疼痛で，外側上顆より4〜5cm遠位の絞扼部に圧痛を認める（図3）．滑膜ひだ障害では腕橈関節に圧痛を認め，fringe impingement test（前腕回内を保持しながら肘伸展ストレスを加えると腕橈関節部後方に疼痛が誘発）が陽性となる（図7）．

　内側：内側上顆とその後方の肘頭との間に肘部管を触れる．肘部管症候群では同部でTinel徴候を認め，shoulder internal rotation elbow flexion test（肩関節を外転かつ内旋させ，肘関節最大屈曲，前腕最大回外，手関節最大背屈位に保持）やelbow flexion test（肘最大屈曲，手関節背屈位に1分間保持）で小指，環指のしびれが誘発される（図8）．内側側副靱帯損傷，内側上顆裂離骨折では内側上顆の遠位縁のやや前方に圧痛を認める．肘30°屈曲位，前腕回外位で外反ストレスを加えると疼痛が誘発される．moving milking（valgus）test（肘関節に外反を加えながら関節最大屈曲から90°まで伸展）では容易に疼痛が誘発される．

　内側上顆炎（ゴルフ肘）では内側上顆前方の圧痛を認め，負荷下で指，手関節を屈曲させると疼痛が誘発される．

　後方：肘頭窩と肘頭を触れる．肘頭骨端線障害，肘頭疲労骨折，三頭筋付着部断裂では肘頭先端に

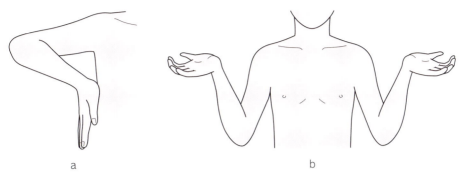

図8 肘部管症候群の誘発テスト
尺骨神経領域（環小指）のしびれが生じれば陽性.
a：shoulder internal rotation elbow flexion test
肩関節を外転かつ内旋させ、肘関節最大屈曲、前腕最大回外、手関節最大背屈位に保持.
b：elbow flexion test
肘関節最大屈曲、手関節背屈位で1分間保持.

圧痛を認める．変形性肘関節症で肘頭周囲に骨棘があると肘頭辺縁に圧痛を認める．

前方：離断性軟骨炎（野球肘外側型）では小頭の前方の圧痛がある．円回内筋症候群では上腕二頭筋腱の内側で肘皮線よりやや遠位に圧痛を認める．なお、円回内筋症候群では神経伝導速度検査が正常なことが多い．上腕二頭筋腱遠位部断裂では肘関節屈曲、前腕回外筋力の低下と二頭筋腱の触知が不能となる．

2. 前　腕

腱交叉症候群では長母指外転筋と短母指伸筋腱が長・短橈側手根伸筋との交叉部で手関節屈伸時にグツグツと触れる（轢音性腱周囲炎）．

骨性腫瘤を触れるときは骨軟骨腫のことが多い．尺骨遠位端発生の骨軟骨腫では尺骨の成長障害や前腕および手関節の可動域制限を伴うこともある．

脱臼などの外傷に血管損傷の合併はまれであるが、整復が遅れると循環障害を起こすことがあり、動脈拍動の触知やコンパートメント症候群の有無に注意する．

IV. 検　査

単純X線像：正確な正面像、側面像を撮影する．単純X線正面像では上腕骨長軸と尺骨長軸のなす正常外反角（carrying angle）は154〜178°である．1方向のみの撮影や不正確な2方向撮影では所見を見落としやすい．変形性肘関節症や肘部管症候群を疑う場合には、肘部管撮影を追加し骨棘を確認する．野球肘（内側型，外側型）では内側側副靱帯起始部が内側上顆の前下方であり、また離断性骨軟骨炎の病変部が小頭の前方であるため正面像では病変部がはっきり描出されないこともあるため tangential view（肘45°屈曲位で前腕に沿ってカセットを置き撮影）撮影を追加する（図9）．

内外側靱帯断裂や裂離骨折例で肘の不安定性を確認するために内・外反ストレス撮影を行う．なお、肘伸展位では肘頭が肘頭窩にはまり込み動揺性が出現しないため、肘20〜30°屈曲位、前腕回外位でストレスを加える．転倒時の前腕捻転による橈尺骨骨折の場合、それぞれの骨折部位は異なり、斜骨折ないし螺旋骨折を生じる．尺骨近位1/3骨折では橈骨頭脱臼を伴うMonteggia脱臼骨折を、橈骨遠位1/3骨折に尺骨頭脱臼を伴うGaleazzi脱臼骨折を発症することがあり、隣接する関節のX線像を撮影し、見逃さないようにする．

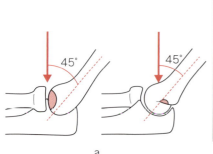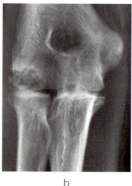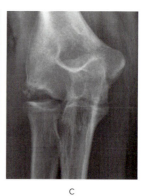

図9 野球肘の tangential 45°撮影
小頭および内側上顆部の病変部が明瞭となる.
a：肘関節屈曲 45°の正面像.
b：通常の正面像. 小頭の病変部の透亮像が亢進.
c：tangential 45°撮影（a の撮影法）. 病変部の骨欠損が明瞭.

関節造影（肘）：遊離体の診断や関節軟骨表面の状態などを把握するのに有効である. 侵襲を伴う検査であり，CT，MRI，超音波の普及により行われる機会は減少している.

CT：任意の角度で捉えられた連続断面画像や三次元画像により細かい描出が可能である. 粉砕骨折では骨片の大きさ，部位，転位の程度を，変形性関節症では骨棘の部位，大きさなどを評価できる. また，変形治癒骨折の評価，離断性骨軟骨炎や遊離体の部位，腫瘍の形態などの評価にも役立つ. 関節内骨折の評価には必須である.

MRI：靱帯，関節包，筋などの軟部組織，関節軟骨や滑膜ひだなどの関節所見，軟骨下骨，骨髄などの評価，腫瘍の描出に有用である. 骨髄炎や関節炎などの炎症や腫瘍の評価の際には Gd-DTPA による造影が役立つ.

超音波：非侵襲で簡便である. 動的撮影ができる点が他の検査法より優れている. 神経，靱帯，腱，骨軟骨，腫瘍などの観察に有用である.

関節鏡：動態観察が可能であり遊離体，関節軟骨障害の観察には最も優れ，同時に治療も可能である.

神経伝導速度検査：絞扼性神経障害では伝導速度は遅延する.

（普天間朝上）

参考文献

1) 金谷文則：肘関節．松野丈夫，中村利孝総編集：標準整形外科学，第12版，p.458-473，医学書院，2014.
2) 小田　良，久保俊一：肘関節・前腕の診察の進め方．吉田宗人，水野博志，久保俊一編，イラスト図解整形外科基本手技，第1版，p.20-26，文光堂，2011.
3) 普天間朝上：後骨間神経麻痺．金谷文則編，肘関節外科の要点と盲点，第1版，p.250-251，文光堂，2011.
4) Ochi K, Horiuchi Y, Horiuchi K, et al.：Shoulder position increases ulnar nerve strain at the elbow of patients with cubital tunnelsyndrome. J Shoulder Elbow Surg, 24：1380-1385, 2015.

中・高齢者の診かた

I. 中・高齢者の肘を診るにあたり

中・高齢者は，青年期から引き続いてスポーツや職業に従事することが多い．そのため，上肢を長期間使用したことによるストレスの蓄積に伴い，軟骨変性が進行し骨棘の形成とともに肘関節に変形性関節症が発症する．骨棘や滑膜炎とともに肘関節に拘縮が発生し，肘部管で尺骨神経が刺激されることによる肘部管症候群が発生する．また，女性では青年期から持続するリウマチ性関節炎が増悪し，painful instability あるいは painful stiffness という独特の有痛性肘関節機能障害が発生する．中・高齢者では骨粗鬆症が進行して脊椎に圧迫変形が生じ，円背による前かがみの姿勢で肘関節や前腕を使用する傾向が強まる．骨粗鬆症に罹患した上腕骨に転倒による肘関節周辺骨折が発生した場合，骨が脆いため内固定材料による強固な骨折固定を得ることが難しく，偽関節や変形治癒骨折となる場合も多い．

肘関節は上腕骨と尺骨がなす腕尺関節と上腕骨と橈骨がなす腕橈関節からなり，近位橈尺関節とあいまって，0〜145°の伸展・屈曲運動と前腕回内・回外運動を行う．肘関節の屈伸と前腕の回内・回外運動が複合すると，食物を口に運ぶ捕食運動が可能となる．ADL動作に支障が生じない最低限の肘関節可動域を機能的円弧 functional arc と呼ぶ（図1）．肘関節には上腕骨外側上顆から橈骨輪状靱帯を経て尺骨へ至る外側側副靱帯と上腕骨内側上顆から尺骨鉤状突起と肘頭へ至る内側側副靱帯があり，橈骨頭の周囲には輪状靱帯が存在する．これらの靱帯の断裂は肘関節に不安定

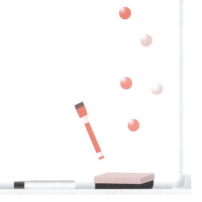

図1　捕食動作
肘関節の屈伸と前腕の回内・回外運動が複合すると、食物を口に運ぶ捕食運動が可能．

性をもたらし，外側靱帯の緩みは上腕骨外側上顆炎や後外側回旋不安定症を生じ，内側側副靱帯の断裂は内側型野球肘を起こす（図2）．中・高齢者では変形性肘関節症に伴う可動域制限が肘関節の拘縮として観察される．肘関節に炎症がある場合，炎症の責任部位を中心とした腫れが発生し，上腕骨外側上顆炎では外側上顆の腫れ，変形性関節症では腕橈関節の後方部（soft spot）が腫れることが多い．肘関節の滑膜炎の場合，肘関節の前方や後方にも腫れを触知する．肘関節あるいは周囲に骨折が存在する場合，著明な腫れと可動域制限が発生する．

これらの疾患群がもたらす一連の流れを考慮に入れて病歴を聴取し，視診・触診を行い身体所見を取ることが，正確な診断に至るコツとなる．特に，上肢を使用する最近あるいは過去の職歴，スポーツ歴，趣味，膠原病歴を慎重に尋ね，現病歴に関連する項目を聞き出すことが重要である．

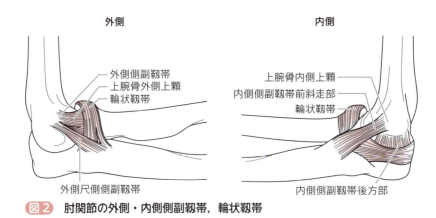

図2 肘関節の外側・内側側副靱帯，輪状靱帯

II. 歩容

中・高年者では骨粗鬆症・腰部脊柱管狭窄症，さらに変形性膝関節症に起因する円背と前かがみ歩行を認めることが多い．反対側の手で罹患側の肘を支えて来院した場合には単純X線で骨折線が確認されない場合でも，脆弱性骨折の存在を念頭に置かなければならない．

III. 病歴聴取

上肢を使用する最近あるいは過去の職歴，スポーツ歴，趣味，膠原病歴を慎重に尋ね，現病歴に関連する項目を聞き出すことが重要である．利き手かあるいは非利き手かにより肘関節に加わる負荷の量が異なる．最近では糖尿病などの生活習慣病やサルコペニア，変形性膝関節症，脆弱性骨折の既往が転倒を起こしやすい要因に挙げられているため，合併症の管理という面からも病歴を聞き出すことが大切である．

外傷例では受傷状況を聞き出すことが重要であり，右に転倒したか左に転倒したか，あるいは前に転倒したか後ろに転倒したかを聞き出す．さらに，転倒した際に手を伸ばして地面に着いたのか，肘が曲がって地面に着いたのか，覚えていないかについて確認する．受傷時に荷重負荷が加わる方向と骨折型が一致することが多い．

IV. 視診・触診・局所所見

患者が愁訴を訴える多くの場合，受傷や障害部位に疼痛と腫れが存在するため，視診と触診では肘関節の部位ごとに診察を進めてゆく（図3）．表1に中高年者に認められる肘関節前腕の外傷と疾病を示した．

上腕骨外側上顆炎：多くの症例で圧痛は上腕骨外側上顆頂点より5 mm遠位（短橈側手根伸筋起始部）にあり，そこから回外筋に沿い前方部へ広がる．同部位の腱内に局所麻酔剤を1 mL浸潤すると疼痛が消失する．圧痛が橈骨頭周辺に存在する場合，後骨間神経の刺激症状の場合がある（図4，動画2）．

表1 中・高年者に認められる肘関節・前腕の外傷と疾病

肘関節外側部	上腕骨外側上顆炎，橈骨神経障害，変形性肘関節症，離断性骨軟骨炎，関節リウマチ
（外傷あり）	上腕骨外側顆骨折，上腕骨小頭骨折，橈骨骨折，外側側副靱帯損傷
肘関節内側部	上腕骨内側上顆炎，変形性肘関節症，肘部管症候群，関節リウマチ，関節鼠，内側側副靱帯損傷
肘関節後方部	肘頭骨折，肘頭滑液包炎，上腕三頭筋腱断裂，関節鼠
肘関節前方部	上腕二頭筋遠位部腱断裂，上腕二頭筋腱炎，正中神経障害，
肘関節全体	肘関節脱臼，関節リウマチ，肘関節周囲骨折（上腕骨通顆骨折，上腕骨小頭骨折，橈骨頭骨折，上腕骨顆上骨折）

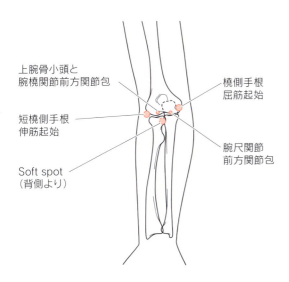

図3 肘関節を正面から観察した圧痛点

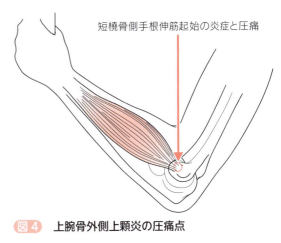

図4 上腕骨外側上顆炎の圧痛点

上腕骨内側上顆炎：多くの症例で圧痛は上腕骨内側上顆より前方遠位1cmの部位（橈側手根屈筋起始部）にあり，周囲に広がる．

肘部管症候群：肘部管内を走行する尺骨神経に圧痛があり，叩打すると神経の支配領域にしびれが放散するTinel様徴候が出現する．同時に尺骨神経支配領域に運動・感覚障害が確認される．

関節リウマチ：長期間持続した関節滑膜炎により関節が破壊され，拘縮が進行して可動性が減少する場合がある．この状態をpainful stiffnessと呼び，人工関節置換手術が適応となる．また，反対に関節滑膜炎により関節包が弛緩して肘関節の安定性が失われる場合があり，これをpainful instabilityと呼ぶ．この場合，不安定性を制御する装具治療が適応となる．

上腕骨遠位端骨折：高齢者では骨粗鬆症による骨の脆弱性があり，内固定を実施しさらに外固定を追加しても，骨折部の安定性が得られない場合がある．その原因は，認知症による多動と疼痛閾値の上昇が考えられ，偽関節や変形治癒の原因となる．その際には，丈夫な固定装具を装着するか，あるいはシリンダーキャストを長期間使用する必要がある．

変形性肘関節症：可動域制限が生じて終末可動域で疼痛を自覚し，内側または外側関節裂隙に圧痛を生じる（**動画3**）．

圧痛点（図3）

肘関節に腫れと変形がある場合，脱臼や転位を伴う肘関節周囲骨折が考えられる．腫れがない場合の変形は変形性関節症，内反・外反肘が考えられる．肘関節周囲の骨折や靱帯損傷の際には関節が大きく腫れ，その後肘関節から前腕の内側に広範な皮下出血を認める．

V. 必要となる身体所見の取り方

1. 関節可動域

関節可動域の計測は背臥位または坐位で行い，ゴニオメータを用いて肘関節の屈曲・伸展可動域を外側から計測する．自動可動域と他動可動域を記録し，可動域の終末時痛の有無を調査する．内反・外反肘の場合，肘関節の正面からcarrying angleを計測する．また，肘関節屈曲位で前腕の回内・回外可動域を計測する．変形性肘関節症や外傷後に生じた肘関節拘縮では伸展可動域と同時に屈曲可動域が低下する．

2. 筋　力

　徒手筋力テストにより筋力を評価する．肘関節の屈曲は上腕二頭筋と上腕筋が作用し，上腕二頭筋は前腕回外作用も行う．肘関節の深い屈曲位では上腕二頭筋の回外作用は低下する．上腕二頭筋筋力の低下は主にC5-6頚神経根障害や筋皮神経障害が関与している．肘関節の伸展は上腕三頭筋が作用しているが，筋力の低下は主にC7-8頚神経障害や橈骨神経障害が関与している．肘関節に作用する筋として腕橈骨筋，長短橈側手根伸筋が橈側より屈曲作用を，円回内筋，長掌筋，橈側手根屈筋が尺側より屈曲作用を補佐している．前腕の回内には円回内筋，方形回内筋が作用し，前腕の回外には上腕二頭筋と回外筋が作用している．上腕骨外側上顆炎では疼痛のため手関節伸筋である長短橈側手根伸筋の筋力が低下し，上腕骨内側上顆炎では円回内筋と橈側手根屈筋の作用が低下し，同時に両者の共同作用が必要な握力が低下する．

3. 関節不安定性

　肘関節に発生する不安定性は3種類存在する．肘関節の内反と外反ストレステストを**図5**で示す．柔道などで転倒し肘伸展位で畳に手を着いた際に明らかとなる．肘関節に内反外力が加わると関節裂隙が開大し，疼痛と不安感・脱力が発生する．後外側不安定性はposterolateral rotatory instabilityとも表現され，肘関節脱臼後に発症し，肘関節が後外側へ回旋して亜脱臼する．手を接地して体重を支えた際に疼痛と不安定感を自覚する（**図6**）．内側不安定性は投球障害の内側型として発症するものと，外傷性に発生するものとがある．いずれも外反外力を肘関節に加えると内側関節裂隙が開大し，疼痛と不安定性を認める（**図7**）．

Ⅵ. 診察室で行える検査

1. 徒手筋力検査

　上腕骨外側上顆炎の診断にThomsen test, chair

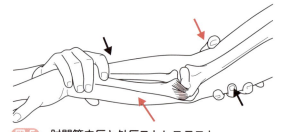

図5　肘関節内反と外反ストレステスト
色矢印（外反ストレス）と，黒矢印（内反ストレス）

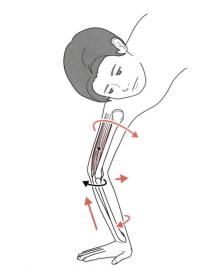

図6　後外側回旋不安定症の発生機転

testとmiddle finger extension testが用いられる（p.156参照）．いずれも簡便なテストであり，それにより臨床診断が可能となる．徒手筋力測定は基本的な計測であるが，ハンドヘルドダイナモメータを用いると，徒手的に肘関節の屈曲・伸展トルク値を計測することが可能である．特に握力計測は数値で表すことのできる有力な上肢運動機能計測である．

2. 超音波検査

　近年，CPUの向上により映像が向上し，機器の普及とともに外来レベルでの肘関節の病態が超音波検査で診断可能となった．中・高年者の場合，超音波検査が有用な肘関節疾患は多くない．しかし，上腕骨外側上顆炎では短橈側手根伸筋起始部腱の変性所見が観察される．また，肘関節の外側不安定性が存在する場合は外側関節裂隙の開大が

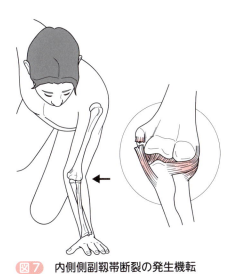

図7 内側側副靱帯断裂の発生機転

観察され，内側不安定性が存在する場合は内側関節裂隙が開大する．カラードプラ映像では増成した細動脈が描出され，急性炎症の存在が確認される．

3. ストレス X 線検査

ストレス X 線検査は肘関節の不安定性を観察する有力な手段であり，外来で容易に実施される．中・高齢者の場合，関節拘縮の原因が骨棘によるものか関節包の拘縮に由来するものかの判定に，骨棘と関節窩の衝突の程度の評価が有効となる．関節の不安定性が存在する場合，関節裂隙の開大が観察される．

4. 神経伝導速度検査

肘部管症候群や手根管症候群，さらには正中神経や橈骨神経障害の診断に神経伝導速度検査は有用である．運動神経と知覚神経伝導速度の2種類があり，両者の計測値を総合して神経障害の部位と程度を判定する．

VII. 次回の検査と診察プランニング

肘関節の診断をより明確にするために，次の検査としてCTとMRI検査を行う．CT検査は肘関節の骨性病変の変化をきわめて明瞭に示すことが可能であり，高齢者の場合，骨粗鬆症により脆く粉砕された関節近傍の骨折が判定できる．また，変形性肘関節症により発生した骨棘の発育や遊離体の同定に有力な情報を提供する．MRI検査は関節周囲の靱帯や腱を描出することが可能であり，高齢者の場合，関節内水腫の存在がどの程度，肘関節痛の原因となっているかを推定することができる．また，脆弱化した上腕骨に生じる不全骨折を診断するためにも有用である．まれではあるが，肘関節周囲の骨・軟部腫瘍が発見される．

症例により，病態把握のためにCT・MRI検査を急いで実施する場合もある．

次回の診察では，これまでに得られた問診，視診，触診，身体所見，検査所見を参考として，時間経過により移り変わる臨床症候を推定し，それに見合った診察・検査プログラムを導入して，保存治療あるいは手術治療に向けた準備を行う．

（青木光広）

参考文献

1) 青木光広他著：モーション解剖アトラス 上肢・体幹，メジカルビュー社，2008．
2) 石井精一他著：肘診療マニュアル 第2版，医歯薬出版，2007．
3) Morrey BF：The Elbow and Its Disorders：Expert Opinion. 4th ed, Saunders Elsevier, 2009.

第2章 肘関節・前腕部の臨床診断総論

超音波像の見かた

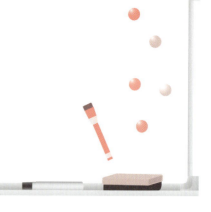

　近年，四肢における超音波の有用性が多数報告されている．超音波の異常画像を理解するうえで正常の形態を認識しておくことは重要である．本項では，肘関節から前腕における超音波検査の方法と形態を呈示し，今後超音波を始めようとする読者の参考にしていただきたい．

　超音波は年々高精度，高性能の機器が開発され，骨，軟骨，筋肉，靱帯，血管，および神経など鮮明な画像が描出されている．上肢の超音波検査では7.5〜20 MHzの高周波数の探触子の使用が望ましい．被験者は診察台に仰臥位とし，頭側に超音波のモニターを置き，尾側に検者が座る．観察部を診察台の上に乗せるが，肘関節の診察には，自重力（gravity stress）をかけるために上肢を診察台の外に出して行う場合もある（図1）．画像は縦断像（長軸像）と横断像（横軸像）をそれぞれ記録する．

I. 肘関節前方撮影

　肘関節を伸展位として観察する（図2, 3）．上腕骨小頭，橈骨頭，滑車，尺骨鉤状突起，および関節裂隙を観察し，離断性骨軟骨炎（図4），遊離体，骨棘形成，および関節内水腫や血腫の観察を行う．

II. 肘関節内側撮影

　診察台から外側に上肢を出して，肩関節90°外転，90°外旋，肘関節70〜90°屈曲位，前腕中間位として自重力を加える（図1）．縦断像で上腕骨内側上顆，内側側副靱帯，尺骨鉤状突起結節，内側関節裂隙，または尺骨神経を描出する（図1）．上腕骨内側上顆裂離（図5），内側関節裂隙の開大（図6），内側側副靱帯断裂，筋断裂，および尺骨神経の絞扼や腫大の診断に有用である．横断像では上腕骨内側上顆と尺骨神経との位置関係を観察し，尺骨神経亜脱臼の診断に有用である（図7）．

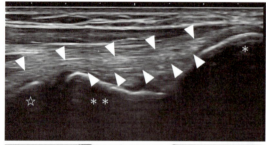

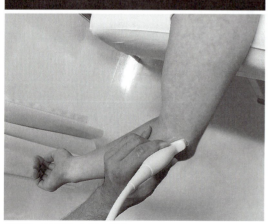

図1　肘関節内側長軸像
自重力をかけるために上肢を診察台の外に出している．上腕骨内側上顆（＊），上腕骨内側遠位（＊＊），尺骨（☆），および矢頭で示す内側側副靱帯を観察する．

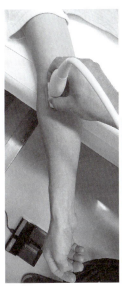
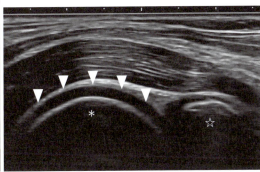

図2 肘関節前方長軸像
上腕骨小頭(＊)、矢頭で示す軟骨、および橈骨頭(☆)を観察する．

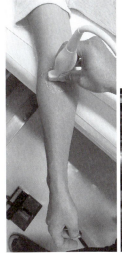
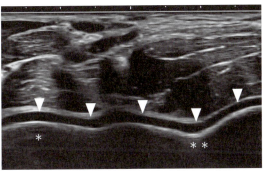

図3 肘関節前方短軸像
上腕骨小頭(＊)から滑車(＊＊)にかけて矢頭で示す軟骨や関節裂隙を観察する．

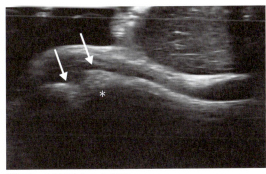

図4 肘関節前方短軸像
上腕骨小頭(＊)に矢印で示す軟骨下骨の不整像を認める．上腕骨小頭離断性骨軟骨炎の症例である．

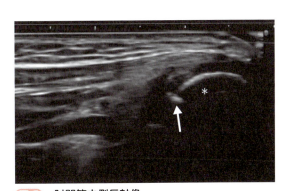

図5 肘関節内側長軸像
上腕骨小頭(＊)から矢印で示す裂離骨片を認める．上腕骨内側上顆裂離の症例である．

第2章 肘関節・前腕部の臨床診断総論

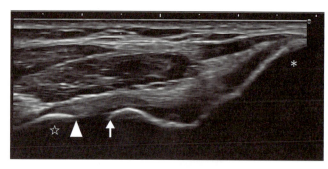

図6 肘関節内側長軸像
矢印で示す上腕骨内側遠位端と矢頭で示す尺骨内側近位端との距離が内側関節裂隙である．自重力をかけており，関節裂隙は開大している．上腕骨内側上顆（＊），尺骨近位内側（☆）．

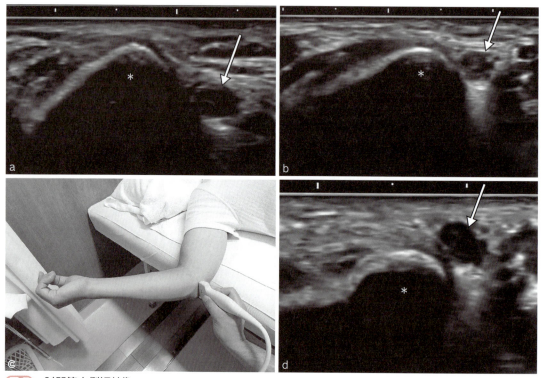

図7 肘関節内側短軸像
上腕骨内側上顆（＊）と矢印で示す尺骨神経との位置関係をみる．肘関節伸展位（a）から70°屈曲位（b, c），120°屈曲位（d）と屈曲するにしたがって，尺骨神経が上腕骨内側上顆から前方に亜脱臼するのが観察される．

Ⅲ. 肘関節外側撮影

肘関節90°屈曲位で観察するが（図8），自重力を加える場合には肩関節90°外転，90°内旋，肘関節90°屈曲，前腕中間位で観察する．縦断像で上腕骨外側上顆，外側側副靱帯，前腕伸筋群，橈骨頭，および外側関節裂隙を描出する（図8）．上腕骨外側上顆裂離，外側関節裂隙の開大，靱帯断裂，筋断裂，および上腕骨外側上顆炎の評価に用いられる．

Ⅳ. 肘関節後方撮影

肘関節を最大屈曲して腕橈関節を縦断像で観察する（図9）．上腕骨小頭離断性骨軟骨炎の診断に有用である（図10）．また，肘頭，肘頭窩，および上腕三頭筋の観察では肩関節と肘関節を屈曲し縦断像と横断像を観察する（図11）．肘頭裂離，疲労骨折，肘頭窩遊離体，骨棘形成，および三頭筋断裂の診断に有用である．

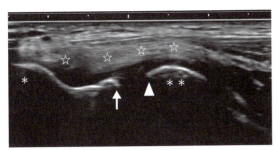
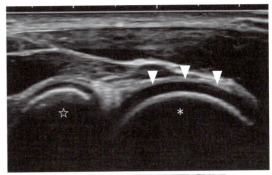

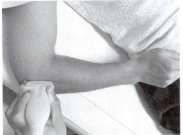

図8　肘関節外側長軸像
肘関節は診察台に置き，上腕骨外側上顆（＊），橈骨頭（＊＊），および前腕伸筋群（☆）を観察する．矢印で示す上腕骨外側遠位端と矢頭で示す橈骨頭近位との距離が外側関節裂隙である．自重力を加え，外側関節裂隙が開大するかどうかを観察する．

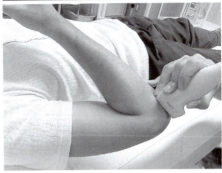

図9　肘関節後方長軸像
肘関節深屈曲位で上腕骨小頭（＊），矢頭で示す軟骨，橈骨頭（☆）を観察する．

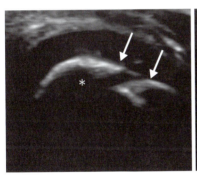
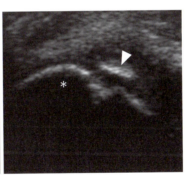

図10　肘関節後方長軸像
上腕骨小頭（＊）に矢印で示す軟骨下骨の不整像や矢頭で示す骨片の転位を観察する．

V. 前腕近位撮影

肘関節を伸展位で動脈や神経の走行を確認する（図12）．前骨間神経のくびれや神経鞘腫などの腫瘤の観察に有用である．

VI. 前腕遠位撮影

手関節を中間位で撮影する（図13）．骨と腱との位置関係，腱断裂，腱滑膜炎，および正中神経の形態の評価などに用いられる．特に橈骨遠位端骨折に対する掌側ロッキングプレート固定後の評価（図13），絞扼性神経障害の評価に有用である．

（佐竹寛史/高原政利）

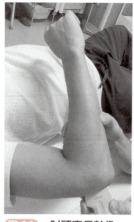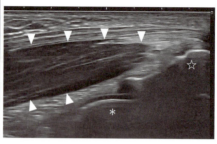

図11 肘頭窩長軸像
肩関節と肘関節を屈曲位とし，肘頭（☆），肘頭窩（＊）の骨棘や遊離体，矢頭に示す上腕三頭筋の観察を行う．

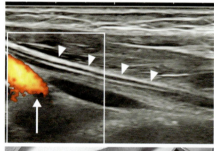
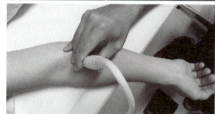

図12 前腕近位長軸像
肘関節伸展位とし，ドップラーを使用し矢印に示す動脈を同定し，動脈をメルクマークに矢頭に示す正中神経や前骨間神経の観察を行う．

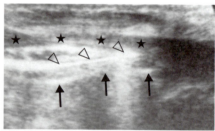
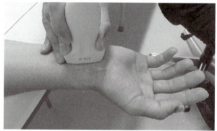

図13 前腕遠位長軸像
橈骨遠位端骨折で矢印に示す橈骨を固定したプレート（矢頭）と長母指屈筋腱（★）が干渉している．手関節中間位，背屈位でそれぞれ母指を屈曲し，動態撮影も行う．

参考文献

1) Sasaki J, et al.：Ultrasonographic Assessment of the Ulnar Collateral Ligament and of Medial Elbow Laxity in College Baseball Players. J Bone Joint Surg Am, 84(4)：525-531, 2002.
2) Harada M, et al.：Using sonography for the early detection of elbow injuries among young baseball players. AJR Am J Roentgenol, 187(6)：1436-1441, 2006.
3) 西岡英次他：上腕骨外上顆炎の超音波診断．整外と災外，51(1)：121-123, 2002.
4) Takahara M, et al.：Sonographic assessment of osteochondritis dissecans of the humeral capitellum. AJR Am J Roentgenol, 174(2)：411-415, 2000.
5) 砂川 融他：末梢神経束の砂時計様くびれに対する神経束間神経剥離術．整・災外，58(5)：717-721, 2015.
6) 平野知恵子他：長母指屈筋腱と橈骨遠位端掌側プレートの超音波評価：抜釘例からの検討．日手会誌，29(3)：229-234, 2012.
7) 中道健一：末梢神経障害—基礎と臨床のすべて 超音波．整・災外，51(5)：715-724, 2008.

第 3 章

肘関節・前腕部の臨床診断各論

第3章 肘関節・前腕部の臨床診断各論

小児期

1. 肘内障

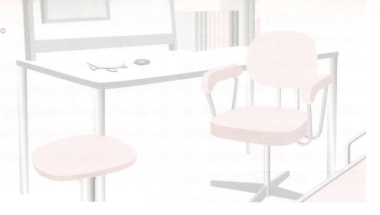

問診（臨床経過）

3歳女児．兄と遊んでいた際に転倒しそうになり，兄が左手を引っ張った．直後より左上肢を痛がり動かさなくなった．母親に連れられ来院した．

 どんな外傷も受傷機序を問診することは重要である．ただし，小児の場合は詳細を話すことができないことが多い．親が受傷状況を見ていないことも多いため注意を要する．また，既往歴も重要であり，特に同側の外傷歴は必ず問診する．肘内障は繰り返している場合が多い．

視 診

左上肢下垂位，前腕回内位で動かそうとしない．外見上変形や関節腫脹はみられない（図1）．

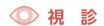 上肢のポジション，腫脹，変形を左右比較して観察する．衣服はなるべく脱がせて診察することが望ましい．

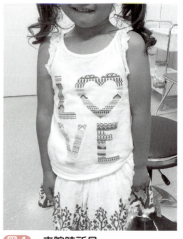

図1 来院時所見
左上肢を下垂して動かそうとしない．前腕は回内位をとっている．

 乳児，幼少児外傷の診察は疼痛，啼泣のため困難なことが多い．その中で圧痛は比較的取りやすい所見ではある．ただし，あまりしつこく疼痛を与えると，恐怖心からその後の診察，治療に影響が出る懸念があるため，必要最小限の手技で情報を得る必要がある．

身体所見

肩関節，肘関節，手関節のどこを触診しても泣いている．特に肘の外側を押すと強く痛がる．また他動的に動かしても同様であるが，回外させようとすると強く痛がる．動かそうとしなければ痛がらない．

診察室での検査

特に行わない．

検査手順や次回受診のプランニング

典型的な受傷機序を兄からの情報で得られたこと，上肢全体のポジション，腫脹がみられないこと，肘外側に圧痛があることより，肘内障を最も強く疑う．

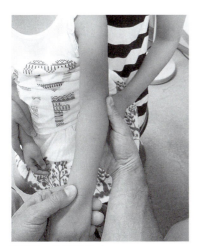

図2　徒手整復1
親の膝に座らせ支えてもらい安心させる．前腕回内位のまま肘関節外側に母指を当て，他方の手で前腕遠位を持つ．

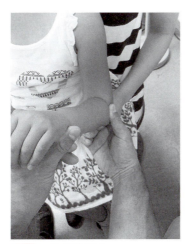

図3　徒手整復2
そのまま屈曲させていく．

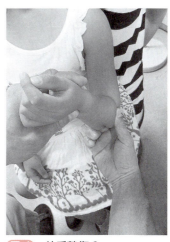

図4　徒手整復3
前腕を肘に押し付けるようにしつつ回外させる．肘外側に当てた母指にカクッとした感触を触れれば整復されたと判断できる．

単純X線などの検査は不要と判断した．

診断的意味も含めて，徒手整復を行った（図2〜4）．母親の膝の上に座らせて後ろから抱きかかえてもらう．橈骨頭を右母指で外側から触れつつ左手で前腕を回外しつつ肘関節を屈曲させると右母指にカクッとした感触を触れた．しばらく啼泣していたが，整復後5分で左上肢を動かすようになった．

親に対して，翌日にまだ疼痛を訴えたり上肢を使用しなくなったら来院するよう指示した．また本損傷の特徴について説明し，不意に手を引かないように指導した．

> **ポイント**
> 整復操作による症状の消失が本症の診断の確信となる．よって徒手整復が成功すれば画像診断の必要はない．

上記の方法でほぼ整復されるが，肘屈曲位で前腕を最大回内させると整復できることもある．

横井らによると典型的な受傷機序とされる手の牽引によるものは60％くらいとされる．残りは非定型的な機序により受傷する．すなわち幼少児で寝返りをした際に患肢が体の下に入って受傷したり，転倒して手をついて受傷などである．非定型的な受傷機序の場合は骨折を含めた他の外傷をまず疑う必要があり，単純X線検査は行うべきである．この際，fat pad signには十分に注意する必要がある．

本症例の確定診断

典型的な受傷機序，外見，整復操作による症状消失から肘内障と診断された．

（六角智之）

参考文献

1) Flynn JM, Skaggs DL, Waters PM：Rockwood and Wilkins' Fractures in Children, 8th ed, p.694-697, Lippincott Williams & Wilkins, 2015.
2) 横井広道，加藤善之：小児肘内障97例の受傷機転と治療．中部整災誌，48：707-708，2005.

第3章 肘関節・前腕部の臨床診断各論

2. 肘周辺骨折，Monteggia 脱臼骨折

問診（臨床経過）

10歳男児．運動会の組体操練習中に転落し地面に強く左手をついて受傷した．直後より左肘の変形，腫脹，疼痛があり，救急車にて来院した．

受傷機序は必ず聴取する．小児肘外傷の多くは転倒，転落で手をついて受傷するが，時に屈曲位で肘をついて受傷することもある．この場合骨折の部位，転位方向に違いが生じる．

視 診

左肘の著明な腫脹と上腕骨遠位の前方凸変形を認めた．肘窩部の皮下出血と一部皮膚の引きつれを認めた（図1）．明らかな開放創は認めなかった．手指の皮膚色は良好であった．

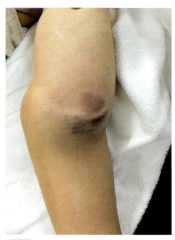

図1 pucker sign
肘窩部近位に皮下出血と皮膚の引きつれがみられる．

ポイント 幼少児では腫脹がわかりにくいこともあり，左右を比較することが重要である．患肢は全体を視診する必要があり，衣服，外固定されたシーネなどは除去して行う．腫脹，変形，皮膚色，開放創（挫創，擦過創も含む）を詳細に観察する．この症例の肘窩部の皮膚の引きつれは pucker sign と呼ばれ，骨折端が皮下組織，皮膚に引っかかっている状態である．筋組織，皮下組織の高度損傷を示唆する所見である．

身体所見

肘は明らかな変形があるため，動かすことは避けた．手関節，手指は肘痛のため十分な運動の評価は困難であった．皮膚色は問題なかったが，橈骨動脈の拍動は触知困難であった（pink pulseless hand）．

手指の自動屈曲伸展を確認した．疼痛のため十分な屈曲，伸展は不能であったが，小指 DIP 関節の自動屈曲は可能であった．母指 IP 関節，示指 DIP 関節の自動屈曲はまったく不能であった．触覚は示指指腹部の感覚脱失を認めた．以上より正中神経麻痺の合併と診断した．

ポイント 小児肘関節外傷の診察では循環障害の診断が最も重要である．爪の圧迫後の発赤回復（capillary refilling 正常2秒以内），橈骨動脈の触知は必須である．皮膚色が悪く，橈骨動脈の触知ができない場合（white pulseless hand），血行の確認，再建のため緊急手術の適応となる．感覚神経の評価は触覚に頼るが，幼少児では所見を取りにくいことが多いので，運動で障害を確認するほうが無難である．肘に近い起始がある筋で評価するとなかなか疼痛で動かせないことがある．母正中神経は指 IP 屈曲（FPL）で，尺骨神経は小指

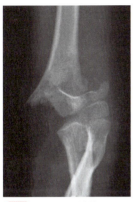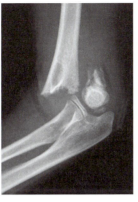

図2　単純X線像
後方に完全転位したGartland type IIIの骨折を認める.

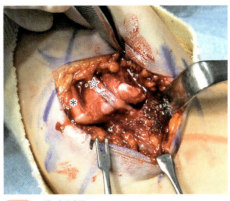

図3　術中所見
骨折部で正中神経（＊）,動脈（☆）が拘扼されている.

屈曲（FDP）,橈骨神経は母指伸展（EPL）で確認できる. Monteggia骨折の場合,前方または外側に突出した橈骨頭による後骨間神経麻痺を生じることがある. この場合手関節の背屈は可能であり,手指MP関節の伸展ができない,drop fingerになる. いずれにしても,整復,手術などの操作前に確実な循環,神経の所見をとり記録しておくことが重要である.

検査手順や次回受診のプランニング

以上の所見より上腕骨顆上骨折の診断はほぼ容易であり,単純X線検査を行った. 同側上肢に別の骨折を合併している場合も多いため,前腕全長も撮影した. 前腕骨に損傷はみられず,上腕骨顆上骨折（Gartland type III）を認めた（図2）.

循環障害,神経麻痺のある症例であり,観血的整復固定が必要と判断した.

 小児肘関節周囲外傷診断では単純X線検査が基本となる. 正確な2方向を撮影することが重要であり,初診時,斜位での撮影であったために外側顆骨折や橈骨頭脱臼が見逃される場合がある. 橈骨頭脱臼が認められた場合は尺骨全長の撮影は必須である. 診断のためにMRIやCTを必要とする場合は少ないが,橈骨頸部骨折に尺骨近位部骨折を合併する外反伸展型骨折（Jeffery）の場合,CTで初めて診断されることもある.

ただし被曝の問題は常に考慮するべきであり,やみくもにCTを撮像することは慎むべきと考える.

本症例の確定診断

循環障害,正中神経麻痺を伴った上腕骨顆上骨折手術適応であり,同日全身麻酔下に観血的整復固定術を行った. 術中,骨折部で動脈,正中神経が絞扼されており（図3）,剥離解除のうえ整復し,経皮的鋼線固定を行った. 術後橈骨動脈の触知は良好となった.

正中神経麻痺は術後4ヵ月で完全回復した.

単純X線での骨折の診断の重要性もさることながら,来院時の循環障害,神経障害の診断はきわめて重要である. 整復後のpink pulseless handは循環障害ありとする考え方が主流になりつつあり,慎重な対応を要する.

（六角智之）

参考文献

1) Flynn JM, Skaggs DL, Waters PM：Rockwood and Wilkins' Fractures in Children, 8th ed, p.581-624, Wolters Kluwer, 2015.
2) Shah AS, Waters PM, Bae DS：Treatment of the "Pink Pulsless Hand" in Pediatric Supracondylar Humerus Fractures. J Hand Surg, 38A：1399-1403, 2013.

3. 前腕骨塑性変形

問診（臨床経過）

12歳男児．ブロック塀を乗り越えようとして誤って右前腕をついて転落した．前医で単純X線上，橈骨頭脱臼を指摘された．受傷後1週間で当科受診した．

 前腕骨塑性変形は，骨端線閉鎖前の小児によくみられるが，成人例の報告もある．小児の骨は成人に比べて骨塩量が少ないため，骨の剛性が弱く，長管骨に弾性限界内の軸圧がかかることにより，骨はエネルギーを吸収して弯曲変形を生じる．本症例のように尺骨の過伸展変形に伴い橈骨頭脱臼を伴う場合（いわゆるモンテジア Monteggia 骨折に類する病態），尺骨骨折に伴って橈骨の塑性変形が起こる症例，あるいはその逆，両骨とも塑性変形を呈するケースなどのさまざまなパターンがある．前腕骨の一方の骨折や橈骨頭脱臼の存在に気を取られて，他方の塑性変形を見逃さないように気をつける必要がある．

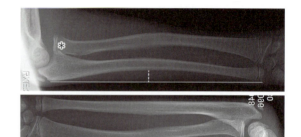
図1　単純X線側面像
尺骨に前方凸の変形，橈骨頭の前方脱臼（＊）を認める．

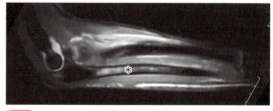
図2　MRI T2 強調像
尺骨骨幹部骨髄内に高輝度変化（＊）を認める．

視　診　　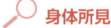 身体所見

視診上は前腕に軽度の腫脹を認める．尺骨骨幹部に圧痛があり，前腕回旋運動は疼痛のために制限されている．

 骨折を伴わない場合，視診上の変形はほとんど認めない．塑性変形は痛みや腫脹等の訴えがないこともあるため，健側の単純X線と比較して尺骨の変形がないか注意深く観察することが必要である．陳旧例で変形が一定以上の場合には前腕回旋障害を主訴とすることもある．

検　査

単純X線前腕側面像で橈骨頭の前方脱臼と尺骨の前弯変形を認めた．MRIではT2強調画像で尺骨骨髄内の高輝度像を認めた．

ほとんどの場合，前腕急性塑性変形の診断は前腕の単純X線像で行う．変形評価は，2方向の単純X線での変形角のほか，尺骨の場合は maximum ulnar bow で評価されることが多い（図1）．尺骨の塑性変形では橈骨頭脱臼を伴うことがしばしばあるため，見逃さないよう注意を要する．MRIでは変形部の骨髄に輝度変化を認め，補助診断となる（図2）．骨シンチでの集積像も参考になる．三次元的な変形評価は難しい

が，橈骨頭脱臼を伴うものは回外変形を，橈骨骨幹部骨折を伴うものは回内変形を起こすと報告されている．

治療

急性期であれば徒手整復が有効である．全身麻酔下に，弯曲の頂点に用手的に持続的な圧迫をかけることで変形を徐々に矯正する．徒手整復にかける時間は報告により数分～1時間とさまざまである．矯正の確認を行うため，単純X線透視を用いることが望ましい．橈骨頭脱臼が存在する場合には，前腕回内・回外で橈骨頭が安定して整復されていることが確認できるまで矯正を行う．

陳旧性や急性期であっても徒手整復困難な場合，骨切を行うことにより良好な成績が報告されている．本症例では尺骨骨幹部骨切によって良好な矯正を橈骨頭脱臼の整復が得られた（**図3, 4**）．

（村瀬　剛）

参考文献

1) Borden S 4th：Traumatica bowing of the forearm in children. J Bone Joint Am, 56：611-616, 1974.
2) Lincoln TL, Mubarak SJ："Isolated" traumatic radial-head dislocation. J Pediatr Orthop, 14：454-457, 1994.
3) Kim E, et al. Three-dimensional analysis of acute plastic bowing deformity of ulna in radial head dislocation or radial shaft fracture using a computerized simulation system. J Shoulder Elbow Surg, 21：1644-1650, 2012.
4) 多田　薫他：前腕骨急性塑性変形の5例．日手会誌, 24：1091-1096, 2008.

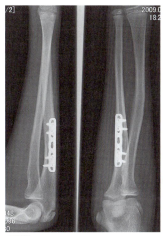

図3　矯正骨切術後
変形の矯正と橈骨頭の整復が得られた．

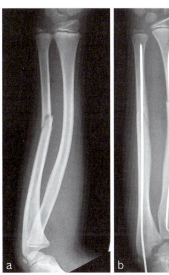

図4　急性期例（9歳男児．本文と別症例）
a：尺骨骨幹部骨折と橈骨急性塑性変形を認める．
b：尺骨の髄内固定と橈骨の矯正骨切を行った．

4. 内反肘

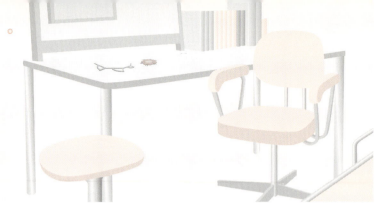

問診（臨床経過）

9歳男児．3歳時に左上腕骨顆上骨折を受傷し，他医でギプス固定を受けた．ギプス除去後より内反肘変形あった．5歳時に同部を再受傷し，外側顆骨折を受傷．再びギプス固定を受けたが，内反肘変形が増悪した．成長とともに変形が目立つようになってきた．

 内反肘は，小児上腕骨顆上骨折後に好発する合併症である．

内反変形のみならず，過伸展，内旋変形を伴うことが知られており，診察に際してはこれらの変形を漏らさず評価する．

内反変形に関しては，自家矯正は起こらず，成長障害による内反変形の増強もまれとされている．「成長とともに変形が目立ってきた」という家族が多いが，多くの場合は単純X線上の内反角度に変化はない．

一方，伸展変形に関しては7〜10歳ぐらいまでは自家矯正を期待できる．10歳を超えると過伸展変形も十分矯正されない．伸展変形が強いと肘屈曲可動域制限のために，手が口に届かない，など日常生活動作に障害がある場合があるので，問診の際に聴取する．

内反肘で再度手をついて転倒すると，外側顆骨折が起こりやすいことが報告されている．外側顆骨折の治癒後，内反肘変形が増悪することをよく経験する．

二次的な障害として肘関節後外側回旋不安定性など外側不安定性を生じることもある．問診では肘関節不安定性や疼痛の有無にも注意を払う．

視診

肘外反角は右10°，左−15°．

 内反肘は外観上の変形を主訴に受診することがほとんどなので，まず肘外反角を記録する（図1左）．正常値は5〜15°．

身体所見

肘関節屈伸可動域（屈曲/伸展）　右 145°/10°，左 145°/10°．
Yamamoto法による上腕骨内旋角度　右0°，左30°．
肘関節不安定性を認めず，PLRIテスト陰性．

 問診の項で述べたように，伸展変形が強いと肘屈曲可動域制限と肘過伸展が生じる．内旋変形については，Yamamotoらの方法（図1右上下．患者を前屈させ，上腕を体幹に沿わせたまま検者が手関節部を持ち上げて，前腕と背部のなす角度を計測する．正常は0°）に代表される肩関節回旋可動域から推測することができる．

検査手順のプランニング

肘関節単純X線正面像・側面像
carrying angleは右10°，左−15°．
tilting angleは右35°，左35°．
関節内の変形を認めない．

4. 内反肘

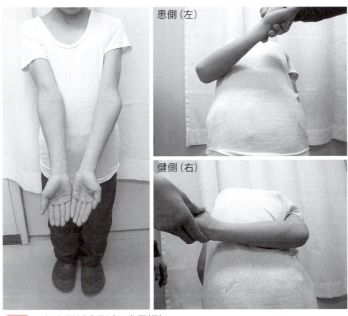

図1 左内反肘変形（9歳男児）
Yamamoto の方法による内旋変形角度評価では，患側（左）で30°の過内旋を認めた．

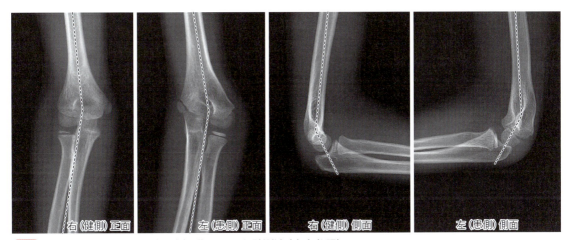

図2 肘関節単純X線正面像・側面像を用いた計測法（本文参照）

肘関節単純X線正面像・側面像を用いて両側の carrying angle（CA：上腕骨軸と前腕長軸のなす角度：正常値5〜15°）と tilting angle（TA：上腕遠位部の上腕骨軸に対する前方への屈曲角度：正常値30〜40°）を計測し，左右差から内反および屈曲矯正の角度を計算し，矯正角度とする（図2）．また臨床所見からも同様にCA，肘関節最大屈曲および伸展角度を計測し，その左右差を参考にする．内旋変形については，Yamamoto らの方法で推測することができるが，正確な回旋変形評価を行うには肩と肘を含めた両側上腕骨の CT 画像を用いることが望ましい．

長期経過例では，上腕骨滑車形成不全など，関節面の変形が生じることがある．

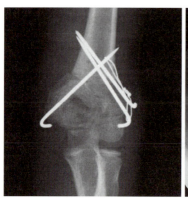
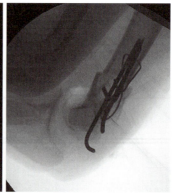

図3 矯正骨切術後単純 X 線像

手術適応

　従来，内反肘は外観上の変形だけが問題とされ，矯正手術は美容的な手術として位置づけられてきたが，最近では外側不安定性，尺骨神経麻痺（いずれも頻度不明）などの晩発合併症が報告されるようになったために，これらの合併症を予防する上でも矯正手術は重要な意味をもつ．

　内反15〜20°を手術適応とする文献もあるが，それ以下でも外観上の変形が目立つようであれば手術適応となる．一方，手術合併症としては，神経損傷，矯正損失などがあるため，外見上の愁訴，上記晩発合併症の可能性などを併せて考慮し，両親，本人が十分理解したうえで手術適応を決める．

　手術時期に関して，成長終了を待つ必要はないが，幼少時には正確な手術が難しいのと伸展変形の自家矯正がある程度期待できることから，7〜10歳で手術をすることが多い．本症例では，上腕骨顆上部での矯正骨切術を行った（図3）．

（村瀬　剛）

参考文献

1) Takeyasu Y, et al.：Three-dimensional analysis of cubitus varus deformity after supracondylar fractures of the humerus. J Shoulder Elbow Surg, 20：440-448, 2011.
2) Yamamoto I, et al.：Cubitus varus deformity following supracondylar fracture of the humerus. Clin Orthop, 201：179-185, 1985.
3) 水野耕作他：小児上腕骨顆上骨折ならびに外顆骨折の変形とその自己矯正能について．整・災外，33：41-50，1990.

思春期・青年期

1. 肘頭骨端離開，肘頭疲労骨折

問診（臨床経過）

症例1：13歳男性．中学2年生外野手．2ヵ月前から投球時の肘関節後方部痛を訴え受診．

症例2：19歳男性．大学1年生捕手．1ヵ月前から全力投球時に肘関節後内側部痛を訴え受診．両症例とも軽いキャッチボールは可能であるが，全力投球は不能であった．

 肘後方の痛みは肘頭疲労骨折，滑膜ひだ障害，肘頭骨棘によるインピンジメントなどがある．主に，late cocking～follow through期での痛みを訴える．投球時には valgus extension overload（VEO）の負荷がかかるため，肘内側部の痛みも見逃してはならない．

視診

両症例ともに腫脹や発赤は認めなかったが，投球側に伸展制限が認められた．

身体所見

両症例とも肘最大伸展位に肘後内側に疼痛を訴えた．圧痛は，13歳の症例では肘頭背側に，19歳の症例では肘頭内側と内側上顆下端部に圧痛を認め，milking test で同部に明らかな痛みを認めた．

 肘頭骨端離開（閉鎖不全）はいわゆる若年型肘頭疲労骨折である．骨端線の閉鎖が健側と比べ遅れていることで判断できる．投球に起因した肘頭疲労骨折は VEO が主因であり，損傷機序は若年も成人も同じである．骨折線の走行の違いは骨端発育線の開存の有無，すなわち発症年齢に依存する．また，UCL 損傷を合併することが多い．内側障害の合併の頻度は高く，およそ76％に認める．

検査手順と次回受診のプランニング

単純X線検査は両側肘関節4方向（正面，側面，tangential view 正面・斜位）を行う．疲労骨折を疑う場合は MRI をオーダーし，次回診察まで投球を中止させる．初診時よりリハビリテーションをオーダーし，肩甲胸郭，肩関節，股関節などの機能評価と改善をはかっておく．

 骨折線は関節面側，かつ尺側から始まる．骨折線は CT で明瞭に描出されるが，早期例および UCL 損傷を同時に診断するため MRI を先に行うほうがよい．治療経過において CT と併せて骨癒合状態を評価していく．肘頭疲労骨折は，発症年齢によって骨折線の走行が異なることを認識しておく（図1）．

本症例の確定診断

症例1：単純X線にて肘頭骨端離開（stageⅢ，図2）を認め，3ヵ月の保存治療を行ったが，癒合傾向がみられず，反転骨移植術を行った（図3）．

症例2：肘頭疲労骨折（classical type）および UCL の完全損傷を認めた．保存治療を3ヵ月行ったが，骨癒合傾向がみられず，また UCL 部の疼痛も著明であり改善を認めないため，UCL 再建術と同時に疲労骨折に対し骨釘移植術を行った（図4）．

133

第3章 肘関節・前腕部の臨床診断各論

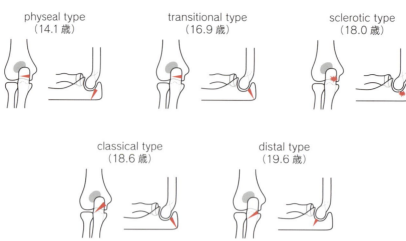

図1 肘頭疲労骨折の分類
左上 physeal type から右下 distal type にかけて好発年齢が増加する．（　）内は発症年齢である．

骨端線閉鎖遅延
✓ stage I・II では，非投球側の骨端線閉鎖の程度と比較する．

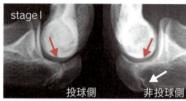

➤ 非投球側での骨端線の完全閉鎖はみられず，投球側で非投球側より閉鎖が遅れている．

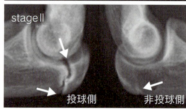

➤ 非投球側での骨端線の完全閉鎖がみられているが，投球側では未閉鎖である．

骨端線閉鎖不全
✓ stage III・IV は健側の骨端線閉鎖の有無には関係なく骨端線離開の程度を評価する．

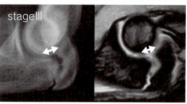

➤ 骨端線の関節面側が開大してきている．

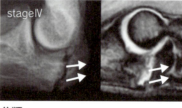

➤ 骨端離開が関節面から背側まで広がり，全体的に開大がみられる．

図2 physeal type の stage 分類

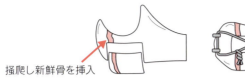
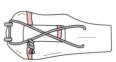

掻爬し新鮮骨を挿入

症例1
stage Ⅳ

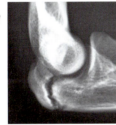
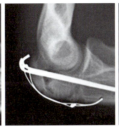
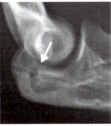

図3 反転骨移植術
離開部を含みブロックとして採取し, 近位と遠位を反転して tension band wiring を行う.

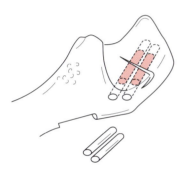
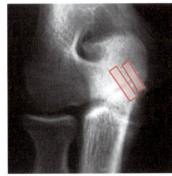
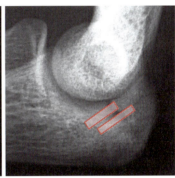

図4 症例2　骨釘移植術
1本は骨折がはじまる肘頭近位尺側に骨折線と垂直かつ関節面に近い部位に挿入する.
もう1本は1本目と平行に挿入する.

ポイント

physeal type では治療法の指針となる stage 分類がある. stage Ⅲ と Ⅳ では3ヵ月間の保存治療において骨癒合傾向がみられなければ手術治療を選択する. stage Ⅰ, Ⅱ は保存治療で修復可能である. 肘頭疲労骨折は基本的に投球禁止が必須であるが, それのみでは骨癒合は得られにくい. また, UCL 損傷も合併することが多く, 再発を繰り返すことから保存治療に固執すべきではない. 専門医に相談すべき損傷である.

参考文献

1) Furushima K, et al.：Classification of Olecranon Stress Fractures in Baseball Players. Am J Sports Med, 42：1343-1351, 2014.
2) 伊藤恵康：肘関節外科の実際, 第1版, p.243-250, 南江堂, 2011.

(古島弘三/伊藤恵康)

2. リトルリーグ肘

問診（臨床経過）

11歳男児．9歳から野球を始め，10歳から捕手をしている．2ヵ月前から投球動作で右肘の内側に痛みを自覚するようになった．当初は痛みの頻度が少なかったため経過観察していたが，1週間前から毎日のように痛みが出現するようになったため来院した．打撃や日常生活で痛みを感じることはない．練習は1日2.5時間を平日に3日間行っており，土・日は毎週のように試合が組まれている．

ポイント
① 年齢，野球歴，ポジションや練習・試合環境からある程度，肘障害の有無が推測できる．小学生選手では，12歳，ポジションで投手・捕手，年間試合数が100試合より多いことが肘関節痛発症の危険因子である．
② 骨端線閉鎖前の野球選手では，部位別にみると肘関節の疼痛が最も多く，成長途上にある骨端核が障害される骨軟骨障害がよくみられる．骨軟骨障害のうち最も頻度が高いのは，内側上顆障害である．肘の骨軟骨障害を総称してリトルリーグ肘と呼ぶ場合もあるが，厳密には内側上顆障害のみをリトルリーグ肘と呼ぶ．

身体所見

右肘関節は左肘に比べて5°の伸展制限を認めた．屈曲制限はなかった．内側上顆下端に圧痛があり，外反ストレステストで内側に疼痛が誘発された．

ポイント
① 可動域制限は早期には伸展のみにみられ，屈曲制限は認めないことが多い．ただし，伸展制限も肩関節を90°前挙し，前腕を回外して両肘を比べなければ見落とすことが多いので注意を要する．
② 圧痛は内側上顆の筋・腱・靱帯付着部に相当する内側上顆の前下端が最も多い．しかし骨端核の後方よりや骨端線に沿った圧痛を有したり，なかには前腕屈曲回内筋群そのものであったりする場合があり，丹念に調べる必要がある．
③ 外反ストレステストは，骨端線閉鎖前では不安定性よりも疼痛誘発の有無を判定する（図1）．テストは少なくとも3つの異なった角度（たとえば30°，60°，90°）で行うか，milking testのように肘を動かしながらチェックする．

検査手順のプランニング

両肘関節の単純X線検査を行った．撮影法は，肘45°屈曲位正面像と側面像の2方向を選択した．45°屈曲位正面像にて右側で左側に比べて内側上顆下端の不整透亮像がみられた（図2）．
CT，MRI検査は行わなかった．

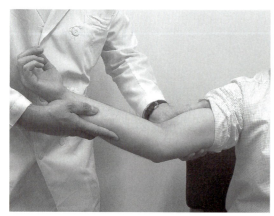

図1　外反ストレステスト

2. リトルリーグ肘

投球側　　　　　非投球側

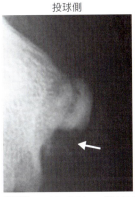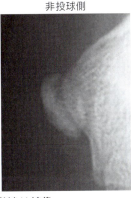

図2　リトルリーグ肘の単純X線像
非投球側と比較すると、投球側における内側上顆下端の不整透亮像が明らかである．

ポイント

① 肘の骨軟骨障害が疑われる場合には45°屈曲位正面像が診断に有用である．内側上顆障害の大半は筋・腱・靭帯の付着部に生じる病変で，付着部は内側上顆の前方下端に位置する．一般的な肘正面像では病変部より後方の正常部分と重なるが，45°屈曲位正面像は障害部の tangential view となる．実際の撮影方法は，肘関節を45°屈曲させて前腕を回外位にし，前腕をカセッテにのせ，管球を上から当てるようにする．また，病変を見逃さないためには両側撮影を行うべきである．選手や保護者，指導者に病状を理解してもらう助けにもなる．

② CT, MRIや超音波検査（エコー）は病態を探るうえでは実施して良い検査法であるが，この選手のように急性発症でない場合には診断・治療に活かされる情報は限られており，積極的にすべき検査法ではない．単純X線の読影能力を磨くべきである．

本症例の確定診断

野球選手で投球動作にて内側痛を訴え，肘の軽度伸展制限と内側上顆の圧痛がみられ，外反ストレスにより内側痛が誘発されたこと，単純X線で内側上顆下端に不整像がみられたことから内側上顆障害，いわゆるリトルリーグ肘と診断した．疼痛を有する期間のみの投球制限と定期的な単純X線検査による経過観察を指示した．

（松浦哲也）

参考文献

1) 松浦哲也他：少年野球選手の肘関節痛発症に関する前向き調査　危険因子の検討とガイドラインの検証．整スポ会誌，32(3)：242-247, 2012.
2) O'Driscoll SW, et al.: The "moving valgus stress test" for medial collateral ligament tears of the elbow. Am J Sports Med, 33：231-239, 2005.
3) 松浦哲也：単純X線，CTの意義と実際．岩瀬毅信他編：よくわかる野球肘　離断性骨軟骨炎，p.62-74，全日本病院出版会，2013.

3. 離断性骨軟骨炎

問診（臨床経過）

11歳男児．8歳から野球を始め，現在のポジションはショートである．2ヵ月前から投球動作で右肘痛を自覚するようになった．疼痛は内側に生じている．1ヵ月間投球中止していたが，再開したところ痛みがあるので来院した．

　　離断性骨軟骨炎は症状に乏しいことが特徴である．内側上顆障害による内側痛で受診した際に偶然発見されることが多いので，成長期の野球選手を診察する際には常に念頭に置くべき疾患である．

身体所見

右肘関節の可動域は，左肘に比べて伸展で10°の制限を認めた．屈曲制限はなかった．内側上顆下端に圧痛があり，外反ストレステストで内側に疼痛が誘発された．

　　離断性骨軟骨炎による症状には，腕橈関節の圧痛や外反ストレステストによる外側痛があるが，病期が進行するまではこうした所見を有する例は少ない．逆に身体所見で明らかな異常がみられる場合には，病期が進行していることを想定しなければならない．

検査手順のプランニング

両肘関節の単純X線検査を行った．撮影法は，肘45°屈曲位正面像，側面像と30°外旋斜位像の3方向を選択した．45°屈曲位正面像と30°外旋斜位像にて右側で左側に比べて小頭の不整透亮像が

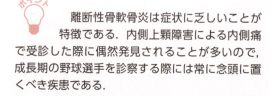

図1 離断性骨軟骨炎の単純X線像
肘45°屈曲位正面像で小頭の透亮像（→）と内側上顆の離断像（○），30°外旋斜位像で小頭の透亮像（→）を認める．

みられ，病期分類の初期と診断した（**図1**）．さらにCT検査を行い，病巣が比較的狭くて浅く，遊離体も存在しないことを確認した．MRI検査は行わなかった．

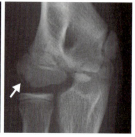
① 離断性骨軟骨炎では内側上顆障害（リトルリーグ肘）同様，45°屈曲位正面像を撮影する．小頭は上腕骨の長軸に対して40〜50°前傾し，障害が前方外側に好発するため，障害部のtangential viewとなる45°屈曲位正面像が有用である．通常の伸展位正面像では，障害部が後方の健常部と重なって撮影され，異常像が見逃されたり，病期を見誤ったりする可能性がある．また，30°外旋斜位像は小頭の側面像の代用であり，肘関節を完全伸展させて前腕を回外位にし，肘関節をカセッテにのせ，管球を上から当てるようにして撮影する．
② 治療法を選択するうえで単純X線病期分類は重要であり，透亮像が特徴的な初期，離断像の進行期，遊離体を有する終末期の3期に分けることができる（**図2**）．それぞれの病期は骨年齢とも密接に関連しており，小頭骨端線の成長段階は初期では癒合開始前後，進行期では癒合中，終末期では閉鎖後であることが多い．

| 初期 | 進行期 | 終末期 |

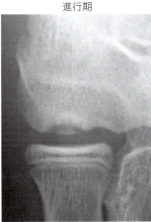
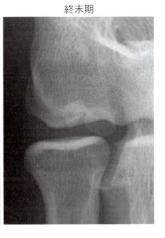

図2 単純X線病期分類

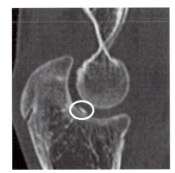

図3 CTで明らかとなった腕尺関節内の遊離体

③ CT，MRIや超音波検査（エコー）も有用であるが，目的に応じて選択しなければ意味がない．初期例の検出には超音波検査が有用である．MRIは骨成分が乏しく軟骨成分に富んだ遊離体の検出には適しているが，病期判定や治療法の選択に関しては有用ではない．むしろCTのほうが病巣の大きさ，深さや硬化の有無，遊離体の有無，局在（特に腕尺関節内）（図3）や大きさの把握に有用であり，活用すべき検査法である．

本症例の確定診断

単純X線，CTで小頭に透亮像がみられたことから離断性骨軟骨炎の初期と診断した．単純X線やCTで修復が確認できるまで投球中止を主体とした保存療法を行うことを指示した．具体的には，投球はもとより打撃や腕立て伏せ，鞄の所持なども禁じた．グラウンドではトンボ引きや道具の片づけも罹患側ではしないようにし，ランナーコーチャーだけを許可した．

ポイント 病期による治療法選択では，初期と進行期では保存療法が第一選択となる．症状を有する終末期と保存療法に抵抗する進行期では手術が考慮される．投球中止を主体とした保存療法により初期では90％以上，進行期では50％程度に修復が見込める．

（松浦哲也）

参考文献

1) 松浦哲也：単純X線，CTの意義と実際．岩瀬毅信他編：よくわかる野球肘　離断性骨軟骨炎　p62-74，全日本病院出版会，2013．
2) 岩瀬毅信他：上腕骨小頭骨軟骨障害．柏木大治編：整形外科MOOK 54，p.26-44，金原出版，1988．
3) 松浦哲也他：肘関節骨軟骨障害の病態診断における再構成CTの有用性．整スポ会誌，22(2)：204-209，2002．
4) Matsuura T, et al.：Conservative treatment for osteochondrosis of the humeral capitellum. Am J Sports Med, 36(5)：868-872, 2008.

4. 内側側副靱帯機能不全

問診（臨床経過）

17歳男性．高校2年生，野球部投手．中学生のときから投球時の右肘関節内側痛を自覚していた．高校入学後も練習や試合での投球は可能だった．9月ごろから投球機会が増加するとともに疼痛が増強してきたため，11月に病院に受診した．投球時の右肘内側部痛が主訴であり，軽いキャッチボールは可能であったが，全力投球は不可能であった．

ポイント 内側側副靱帯 ulnar collateral ligament（UCL）損傷は，投擲動作などによる肘外反負荷が繰り返されることによって生じる．特に野球では学童期からの投球過多や投球フォームの不良が指摘されている．Late cocking期で疼痛が生じることが多い．疼痛発症時期，繰り返す疼痛歴，尺骨神経領域のしびれ，パフォーマンスの低下度合いを聴取する．また，安静によって疼痛が消失しているかどうかは重要である．持続して疼痛を有している期間が長い（6ヵ月以上）ことは保存療法に抵抗する因子である．

視診

腫脹や発赤は認めなかった．右肘関節の可動域は反対側より軽度制限されていた．

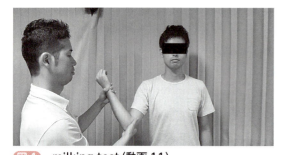

図1 milking test（動画11）
屈曲30°で前斜走線維，屈曲90°で後斜走線維，屈曲60°で両線維をスクリーニングすることができる．

身体所見

内側上顆下端に圧痛を認めた．徒手検査（milking test, moving valgus stress test）で肘内側部痛を認めた（図1, 2）．尺骨神経症状は認めなかった．

ポイント 投擲選手の肘内側部痛は，UCL損傷のみでない．内側上顆炎，尺骨神経炎，肘頭疲労骨折，滑膜ひだ障害など後方障害も念頭に入れる．ときに胸郭出口症候群（TOS）などの鑑別が必要である．また，上肢において頚部から鎖骨上窩，肩，肘，手まで注意深く圧痛部位などを探らなければならない．TOSは意外に見逃されやすい．TOSに対するRoos testやWright testなどをスクリーニングとして行うことも重要である．

検査手順や次回受診のプランニング

単純X線検査は両側肘関節4方向（正面，側面，tangential view 正面・斜位）を行った．離断性骨軟骨炎，肘頭疲労骨折は認めなかった．内側上顆の靱帯付着部に骨片を認めた．靱帯の評価のためにMRIを予約し，リハビリテーションを開始した．

ポイント UCL損傷例においては学童期野球障害の遺残骨片を認めることが多く，骨片の残存は将来的に保存療法の抵抗因子となりうる．肘頭疲労骨折は，UCL損傷による内側不安定性と強く関連するため常に念頭に置く．また，肘頭疲労骨折は単純X線では骨折線が明瞭でないことも多く，MRI画像にてUCL損傷と合わせて必ず確認したい．

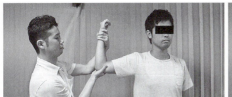
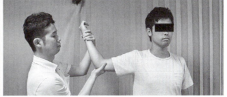

図2 moving valgus stress test（動画12）
外反を加えながら屈伸させる．屈曲70°から屈曲120°の間（shear angleと呼ばれる）で疼痛が損傷の可能性が高いとされる．感度・特異度ともに高い検査である．

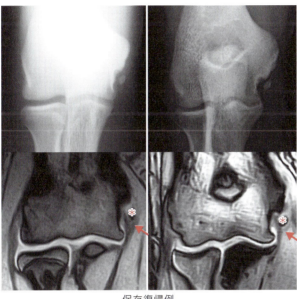
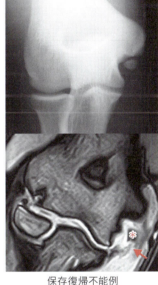

保存復帰例　　　　　　　　　　　保存復帰不能例

＊骨片

図3 MRI（T2＊）
保存治療復帰例は骨片より遠位の損傷は比較的軽度であり，靱帯の緊張を認める．保存治療復帰不能例は骨片の遠位で完全損傷を認める．

本症例の確定診断

圧痛と徒手検査にて疼痛を認め，MRI（図3）にて損傷が確認されたため，UCL損傷と診断した．MRIにて骨片の遠位に起始する靱帯の連続性を認めたため，圧痛と徒手検査による疼痛が消失するまで投球禁止とし，同時に体幹，肩，股関節などの機能改善を目的として理学療法にて経過観察とした．

ポイント　保存療法を第一選択とするが，MRIでUCLの完全損傷，6ヵ月以上の難治性の疼痛，尺骨神経症状の合併，内側上顆の骨片遠位の靱帯不連続を認める場合は，保存療法で復帰できる可能性は低くなる．保存療法に抵抗する場合はUCL再建術を行うが，患者が今後も高いレベルでのスポーツの継続を希望するかを考慮に入れて適応を判断する．

（古島弘三／伊藤恵康）

参考文献

1) 古島弘三他：成人野球選手の肘関節内側支持機構障害―内側上顆下端の遺残裂離骨片のUCL損傷への影響について―．整スポ会誌，34：148-152，2014．
2) Furushima K, et al.：Classification of olecranon stress fractures in baseball players. Am J Sports Med, 42：1343-1351, 2014.
3) 伊藤恵康：肘関節外科の実際，第1版，p.228-242，南江堂，2011．

5. 外傷性肘関節脱臼，靱帯損傷

問診（臨床経過）

17歳女性．3mの高さから転落して受傷．直後より肘関節部の疼痛を訴え，変形を認め，ただちに救急外来を受診した．

 肘関節脱臼は大関節としては成人では肩関節脱臼についで多い．小児では最多となるが，残念ながら肘関節脱臼の評価を行った論文は少ない．脱臼にはさまざまな病態があり，論理的にアプローチする必要がある．
　原因は肘伸展位で長軸方向への負荷と肘外反および前腕回外で生じることが多いとされる．基本的には高エネルギー損傷が疑われ，副次損傷の合併には注意する．

視診

外見上は明らかに肘関節部での変形を認めていた．皮下の出血斑は認めなかった．

 脱臼した肘は時に内反し，前腕回外位となる．
　皮膚症状：外傷としての出血斑・腫脹・変形・筋緊張の異常を確認する．

身体所見

肘関節は疼痛のため，自動/他動ともに可動域は測定不能．手指の自動運動は可能であり，感覚異常は認めていなかった．

 整復時に神経血管系の障害を受ける可能性があり注意が必要で，整復前に神経血管系の状態を把握することは重要となる．また，整復後のコンパートメント症候群の発生には注意が必要である．

検査手順のプランニング

単純X線像にて肘関節脱臼を認めた（図1）．ただちに整復を予定した．

 単純X線像にて診断は容易である．
　肘関節脱臼は後方脱臼がほとんどで，前方はきわめてまれ．divergent dislocation（図2）といった形態の脱臼もみられる．整復に際しては適切な麻酔をかけて行う必要がある．
　後方脱臼の整復：仰臥位とし患肢を頭上にして整復する．過回外し伸展・外反し肘を牽引して肘頭を押しこみつつ肘屈曲回内させて優しく整復する．整復されない場合，牽引しながら適宜透視を確認しつつさらに整復を試みる．徒手整復不能の場合は観血的脱臼整復を考慮する．
　内外側の脱臼はまず長軸方向を整復し，divergent dislocationはまずは近位橈尺関節の整復を試みる．

本症例の確定診断

脱臼を確認した後，伝達麻酔下に脱臼を整復した．麻酔下で不安定性を確認したうえで，整復後はシーネによる固定を行った．
　MRIによる軟部組織の評価とCT検査を予定した．

5. 外傷性肘関節脱臼，靱帯損傷

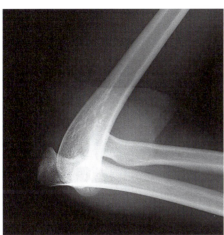

図1 脱臼時単純X線像

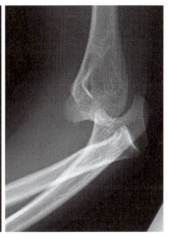

図2 divergent dislocation
腕尺関節，腕橈関節，近位橈尺関節すべてが脱臼位となる．

ポイント 多くの肘関節の外傷は骨性要素の破綻に軟部組織の損傷が組み合わさっており，治療に際しては脱臼のメカニズムを理解することが重要で，臨床や画像所見と照らし合わせ合併症ならびに予後を予測し，また若年者およびスポーツをしている小児は成人例とは分けて考える必要がある．重労働や高レベルのスポーツ選手以外には新鮮外傷で骨性の要素の破綻がなければ靱帯修復はほぼ不要となることが多い．

整復から数日は装具を用いることが勧められ，以降は仰臥位で頭上での重力の影響を取り除いた状況下でのROM訓練が勧められる．ROM制限が生じやすいことについては説明する必要がある．肘関節可動域は伸展0°～屈曲140°±10°程度とされる．スポーツ選手に伸展制限はよくみられる．

肘を横切る筋群によって肘の安定性は得られている面があり，安定性の判定はその影響を除去する必要がある．なお，整復位の不安定性については全身麻酔下の評価が望ましいが，臨床的には現実的ではない．CT・MRI・透視といった画像診断や臨床的な評価で判断することとなる．

（建部将広）

参考文献

1) O'Driscoll SW : Elbow Dislocations. Morrey Bf, Sanchez-Sotelo J : The elbow and its disorders, 4th ed, p.436-449, Saunders Elsevier, 2009.
2) Regan WD, et al. : Physical Examination of the Elbow. Morrey Bf, Sanchez-Sotelo J : The elbow and its disorders, 4th ed, p.67-79, Saunders Elsevier, 2009.

6. 後外側回旋不安定症

問診（臨床経過）

25歳男性．1年前にロッククライミングで肘を捻った．1ヵ月前に10kgの荷物を持った際に肘が外れたような感じがあり，その後頻回に起きるため外来受診した．小児期に肘の骨折の治療をうけている．

後外側回旋不安定症 posterolateral rotatory instability of the elbow (PLRI) は当初の外傷より時間が経過した時点で肘関節外側の症状を訴える．その症状は疼痛，ロッキングやクリックなどの違和感，繰り返す不安定感である．発症の時期（急性発症/慢性的な経過）を注意深く聞くことが重要で，慢性の肘外側不安定性の頻度は多くないが疑いをもって診療に当たる必要がある．

肘関節の安定性は骨性の要素が50%，残りは関節包や靱帯などの軟部組織の支持による．肘の外側の靱帯は複数の構造物からなる複合体である．外側尺側側副靱帯 lateral ulnar collateral ligament (LUCL) は橈骨頭が後外側に移動するのを防ぎ，通常はあまり負荷のかからない構造であるが，いったん破綻すると修復されず弛緩した状態（＝PLRI）となる．

PLRI は臨床的には次に述べるようなステージに分類される．その損傷は円を描く様に進行し，Stage 1：LUCL の損傷，Stage 2：外側側副靱帯損傷＋前方または後方の関節包の損傷，Stage 3：MCL 損傷となる．

原因は肘伸展位での高所からの転落が50〜75%程を占める．肘関節脱臼の既往があることが多いが，繰り返しの捻挫や小児期の骨折による内反肘の結果生じることある．頻度は少ないが医原性（関節鏡手術・ステロイド注射）でも生じることもある．

視診

外見上は内反肘変形を認めていた．筋肉の萎縮などは認めていなかった．

内反肘は伸展制限がなければ外見上判断は容易である．健側との比較も重要で，carrying angle は女性でやや大きい．また投球動作を行うスポーツ選手の利き手は筋肉の影響により外反傾向に見える．

身体所見

肘関節可動域は屈曲125°・伸展−15°と制限あり．末梢神経障害は明らかではなく，誘発テストで外側不安定性を認めていた．

肘の不安定性の所見をとる際には見逃さないように体系的に行う必要がある．自動/他動関節可動域，解剖学的構造の触診などを行う．解剖学的な構造をよく理解してそれぞれの構造を触診して判断する必要がある．PLRI は最大伸展・回外位で負荷をかけることで症状の再現を認め，各種誘発テスト〔(posterolateral pivot test (動画13)，posterolateral drawer test (動画14)，prone pushup test，armchair pushup test)〕が知られている．

- **posterolateral pivot test**：肩関節屈曲位で前腕回外位・肘関節伸展位とし，検者は軸圧および回外ストレスをかけつつ肘関節をゆっくり屈曲すると橈骨頭の後方脱臼を認める．橈骨頭の後方脱臼は触知でき，皮膚の陥凹を認めることもある．40°以上屈曲すると橈骨頭は clunk とともに整復され症状が再現される．不安定性の程度がもっと強いと屈曲位が強くなってもこれ

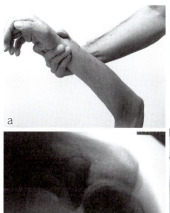

図1 誘発テストの方法
a：posterolateral pivot test, b：橈骨頭の後方脱臼,
c：armchair pushup test

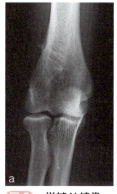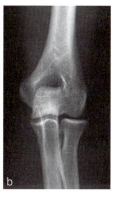

図2 単純X線像
a：患側/内反肘変形, b：健側

らの症状は再現される．これらの操作は麻酔下でないと再現が困難な場合もある．透視下で確認することも可能である（図1）．

- armchair pushup test：患者に前腕回外位で肘を伸展するように椅子から立てるかどうか確認する（図1）．

検査手順や次回受診のプランニング

単純X線像は内反肘変形を認めていた．内反肘によるPLRIを疑い，MRIおよびCT検査を予定した．

ポイント 内反肘によるものを除き，通常PLRI単純X線像は異常所見を認めない．臨床診断が主たるものであり，MRIは靱帯を含む軟部損傷の指摘に重要な選択肢の一つと考えられる．

ポイント 6ヵ月以上経過した慢性の状態では自家腱移植による靱帯の再建術が勧められる．
内反肘変形の強い例では矯正骨切り術を追加する必要がある．

（建部将広）

参考文献

1) Goldberg MJ：Gymnastic injuries. Orthop Clin North Am, 11：717-732, 1980.
2) O'Driscoll SW, et al.：Elbow subluxation and dislocation：A spectrum of instability. Clin Orthop Relat Res, 280：186-197, 1992.
3) Paraskevas G, et al.：Study of the carrying angle of the human elbow joint in full extension：a morphometric analysis. Surg Radiol Anat, 26：19-23, 2004.
4) King JW, et al.：Analysis of the pitching arm of the professional baseball pitcher. Clin Orthop Relat Res, 67：116-123, 1969.

本症例の確定診断

誘発テスト陽性であり単純X線像は内反肘を認めており，PLRIと診断した（図2）．

7. スポーツによる尺骨神経障害

問診（臨床経過）

19歳男性．10歳より野球の経験がある投手で投球動作時の肘関節内側の疼痛と前腕から手部にかけての尺側に違和感を自覚していたが，しびれ感はなかった．また日常生活上では特に症状は出現しなかったため，経過観察していた．数ヵ月間は様子をみていたが，症状が軽快せず受診した．

> **ポイント** 野球やバレーボール，剣道など上肢を酷使するスポーツ選手にみられる尺骨神経障害では，一般的な中高年齢層にみられる肘部管症候群と異なる臨床的特徴を有する．運動時のみ症状が出現し，日常生活上では症状のないことが多い．したがって問診では，症状の出現する特徴について患者の訴え以外を明らかにすることが必要である．さらに感覚障害などの神経症状に乏しい傾向があるので，他覚所見においては注意深い診察が必要である．スポーツ活動においての尺骨神経障害では肘部管での絞扼性障害以外に，投球動作に代表される上肢の伸展，屈曲の反復による尺骨神経への圧迫や牽引も原因となる（図1）．

視診

鷲手変形や手内在筋萎縮などはみられなかった．肘の屈曲，伸展に伴う尺骨神経溝での尺骨神経の脱臼も認めなかった．

> **ポイント** 一般的な肘部管症候群でみられるような骨間筋萎縮や鷲手変形を視診上認めることはまれである．スポーツ選手のため上腕二頭筋や上腕三頭筋が発達していることが多い．また肘関節の内反変形や外反変形などの特徴を有することも少ない．

身体所見

肘関節の可動域は患側，健側とも左右差なく正常であった．肘関節の外反動揺性を軽度認めた．肘内側尺骨神経溝から上腕遠位1/3にかけて広い範囲で圧痛を認めた．Tinel徴候も広範囲で認め，肘屈曲テストも陽性であった．感覚障害は認めなかった．徒手筋力検査では小指深指屈筋と母指内転筋に5⁻程度の軽度筋力低下を認めた．

> **ポイント** スポーツによる尺骨神経障害では変形性肘関節症の合併がなければ，肘関節可動域の減少や内外反肘変形がみられることはない．投球動作などの外反ストレスの繰り返しによる内側側副靱帯への過度な緊張から内側側副靱帯損傷の合併例が存在することがある．スポーツ活動による尺骨神経障害の原因は上腕三頭筋内側頭の肥大，肘屈曲に伴う尺骨神経の内側上顆への逸脱や亜脱臼，上腕三頭筋筋膜や筋間中隔（ストルーザーアーケード Struther's arcade）での絞扼，肘関節内側側副靱帯起始部での陳旧性剥離骨折や付着部

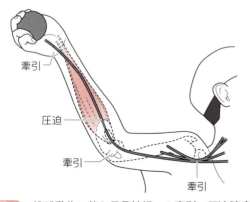

図1 投球動作に伴う尺骨神経への牽引，圧迫障害
（Mark D. Miller 他著，別府諸兄他監訳：見てわかるスポーツ整形外科手術．p.397，エルゼビアジャパン，2005）

である尺骨鉤状結節部の骨棘形成などの変形性関節症，Osborne筋膜部での絞扼，尺側手根屈筋筋膜部での絞扼など多岐にわたる（図2）．感覚障害や筋力低下を認めることは少なく，あっても軽度の例が多いのが特徴である．

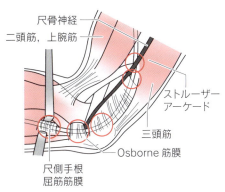

図2　スポーツ障害での尺骨神経障害部位
（Mark D. Miller 他著，別府諸兄他監訳：見てわかるスポーツ整形外科手術．p.402，エルゼビアジャパン，2005）

検査手順や次回受診のプランニング

単純X線検査は正側と肘部管撮影の3方向と外反ストレス撮影を施行した．神経伝導速度とMRIをオーダーし，次回受診を指示した．

本症例の確定診断

単純X線検査では骨棘形成などの骨性変化は認めなかった．また軽度の外反動揺性を認めたため，外反ストレス撮影を両側に行ったが左右差は明らかではなかった．神経伝導速度では運動神経（MCV）においては健側と患側で8m/sの左右差を認めた．MRI検査を施行したが，脂肪抑制冠状断像で内側側副靱帯の実質部は軽度の輝度変化を認めた．スポーツ活動による尺骨神経障害と診断した．安静やステロイド注射による治療法で効果のみられることもあるが，スポーツ活動のスケジュールやスポーツ活動の長期の低下をきたす可能性も考慮し，手術療法の検討も行う必要があることを説明した．

（新井　猛/別府諸兄）

参考文献

1) Eaton RG：Anterior subcutaneous transposition. Operative Nerve repair and Reconstruction, p.1077, J. B. Lippincott, 1991
2) 佐々木淳也他：スポーツによる肘周辺の尺骨神経障害．日肘雑誌，13(2)：9-10，2006．
3) 副島　修他：スポーツ選手における肘部管症候群―その特徴と内側側副靱帯合併例での検討―．日肘雑誌，13(2)：11-12，2006．
4) 三原研一他：スポーツ選手における肘部管症候群．日肘雑誌，12(2)：37-38，2005．
5) 松尾卓見他：スポーツ選手に発症した尺骨神経障害．日肘雑誌，12(2)：39-40，2005．
6) Mark D. Miller 他著，別府諸兄他監訳：見てわかるスポーツ整形外科手術，エルゼビアジャパン，2005．

8. 滑膜ひだ障害

問診（臨床経過）

17歳女性．バスケットボール部に所属．特に誘因なくバスケットボールのシュート時に肘を伸展した際に右肘外側部痛を自覚した．筋力強化などの保存療法で経過をみていたが，症状が軽快しないため紹介にて受診した．

ポイント 肘伸展時のどこに疼痛が誘発されるかを問診で明らかにする．滑膜ひだは関節包の滑膜組織が関節内へ突出し，ひだ状となって存在するが本来は生理的な構造体であり，大きさには個体差がある．腕橈関節の滑膜ひだによる障害で疼痛が誘発されることが多いため，疼痛は肘の後外側に生じる．

視診

患側で軽度の肘伸展障害を認めた．腫脹や筋萎縮などは認めなかった．

ポイント 発生頻度の高い腕橈関節の腫脹の有無について左右差を中心に診察する．前腕の回内外運動や肘の屈伸など，どのような複合動作で疼痛が誘発されるかを確認する．

身体所見

腕橈関節の圧痛と軽度の腫脹を認めた．前腕回内位や回外位で肘に他動伸展を加えて疼痛が誘発された．また前腕回内位で肘に屈曲を加えると腕橈関節部に有痛性のクリックを触れた．また Thomsen test や middle finger extension test は陰性であった．

ポイント 滑膜ひだは解剖学的に生理的な構造ではあるが，個体差やスポーツ活動による肘屈伸運動の繰り返しにより有症状となることがある（図1）．肘伸展時には滑膜ひだが腕橈関節後方でインピンジされ疼痛が誘発される．滑膜ひだに慢性的刺激が加わり肥厚してくると弾発現象を生じるようになる．上腕骨外側上顆炎に合併することがあるので鑑別を要する．圧痛部位や上腕

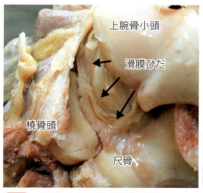
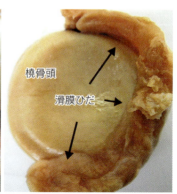

図1 滑膜ひだの解剖学的所見

骨外側上顆炎の誘発テストなどの所見の有無で鑑別する．

検査手順のプランニング

単純 X 線検査は正側の 2 方向の撮影を行った．さらに MRI 検査を施行した．

本症例の確定診断

単純 X 線像では異常所見を認めなかった．MRI 像では冠状断象と矢状断象にて腕橈関節に張り出す滑膜ひだ像を認めた（図 2）．短橈側手根伸筋起始部変性像など上腕骨外側上顆炎を思わせる所見はみられなかった．保存療法に抵抗するため関節鏡下手術を施行し腕橈関節に張り出す滑膜ひだを認め，肘伸展にて滑膜ひだは腕橈関節にインピンジされた（図 3）．鏡視下に滑膜ひだを切除し速やかに症状の消失を得た．

（新井　猛/別府諸兄）

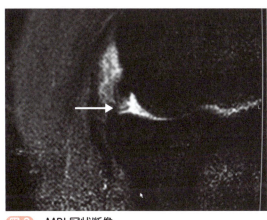

図 2　MRI 冠状断像
矢印：滑膜ひだ

参考文献

1) 新井　猛他：上腕骨外側上顆炎の鏡視下手術のための解剖学的検討．日肘会誌，13：81-82，2006．
2) 安藤　亮他：肘関節鏡視に必要な解剖．関節外科，27：40-45，2008．
3) 新井　猛他：上腕骨外側上顆炎（テニス肘）に対する肘関節鏡．関節外科，27：52-55，2008．
4) 秋山　唯他：肘関節滑膜ひだ障害の 1 例．神奈川整・災誌，20(4)：151-153，2007．
5) 目良紳助他：腕橈関節 Synovial fold 障害の臨床像と術中所見．日肘会誌，9(1)：71-72，2002．

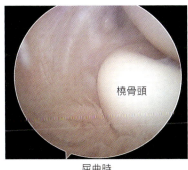
屈曲時

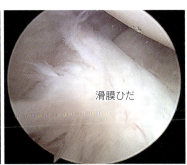
伸展時

図 3　前方鏡視像の所見
肘伸展時に滑膜ひだは腕橈関節内へインピンジされる．

9. 関節リウマチ

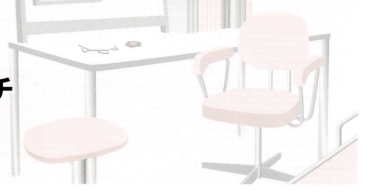

問診（臨床経過）

19歳女性．特に誘因なく3ヵ月前から肘関節の可動域制限と軽い疼痛を自覚していたが放置していた．徐々に肘関節拘縮が増悪してきたため来院となる．スポーツ歴：チアリーディング

入室時には歩行時に杖が必要かをまず観察する．歩行時の杖必要の有無によって上肢の治療が異なることが多い．跛行の有無を観察し，また立ち座りの際に下肢の筋力をおおよそ推察する．

Seronegative RA，単関節型 RA，回帰性 RA，高齢発症型 RA，JRA，ムチランス型への移行が臨床上問題となる．特に前3者は注意深い問診が重要となる．

視　診

鑑別すべき変形性関節症とは異なり，明らかに肘関節の腫脹があり左右差を認める．

身体所見

肘関節屈曲 115°，伸展 −30° と可動域制限を認め，関節腫脹を認めた．判定基準：JOA（日本整形外科学会肘関節機能評価）score と Mayo Elbow Performance score を用いて肘関節機能の総合評価も行った．

身体全体の関節の腫脹および肘関節の発赤，腫脹，熱感を触診する．MMT（徒手筋力テスト）を用いて肩関節から手指にいたる筋力評価を行い，関節可動域を計測する．いわゆる良肢位も RA の場合は他の疾患と異なるので注意を要する．

診察室での検査

器具を用いた検査と計測：角度計，握力計を用いて一般的な整形外科検査を行う．触診上，関節水症があれば超音波を用いて確認する．

検査手順／プラニング

MMP-3：210，CRP1.36，抗 CCP 抗体（−），ESR1 時間値：8（3-15），RF：（−）であった．
左肘関節単純 X 線像では特に異常なく Larsen Grade I であった．

RA をはじめとする他の炎症性関節炎との鑑別には身体所見，単純 X 線，MRI，血液生化学検査，関節液の検査が必要である．最も鑑別として重要なものは単関節炎型の関節リウマチである．整形外科領域では肘関節の非特異的拘縮が主訴で紹介受診になることが多い．外傷の既往，関節可動域制限，炎症反応（RF，MMP-3，赤枕，CRP，抗 CCP 抗体）CT による骨内病変，MRI（造影 MRI が望ましい）などを参考に診断をすすめる．

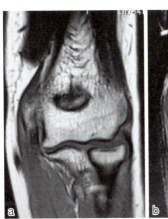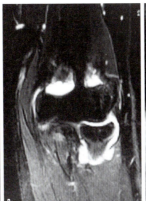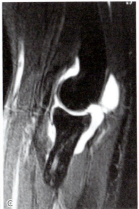

図1 単純MRI T1強調画像(a)およびT2強調画像(b, c)
関節水症を認める．

本症例の確定診断

1. 関節リウマチ rheumatoid arthritis(RA)の一般的な身体所見とCRP，RF，抗CCP抗体を含めた血液生化学的検査による確定診断に準じる．関節腫脹が強い症例ではMRIだけでなく穿刺を行い，関節液の性状を観察する．変形性肘関節症との鑑別診断が必要となるが一般に変形性肘関節症では滑膜増生や関節水腫はあっても軽度である．本症例は身体所見，血液生化学所見と画像所見，および臨床経過から単関節炎型RAと診断した．

2. 関節可動域制限ことに伸展，屈曲制限を伴うことが多いが，回内外制限や強い疼痛・腫脹，熱感を伴うことも多い．

3. 関節リウマチは，進行性の関節破壊を特徴とする炎症性疾患である．手・肘にはさまざまな変形と機能障害を生じ，その原因は主としてT cell応答異常による滑膜炎であるが，薬物療法によりこれらが沈静化したあとに2次性変形性関節症性変化と拘縮・変形そして機能障害が残る場合も多い(OA on RA)．RAの治療はMTXの導入と生物学的製剤の導入により飛躍的な進歩が得られた．今までのリウマチ治療のように炎症が抑制されるだけでなく，骨関節破壊の抑制と，さらには寛解が達成できる可能性が出てきた．

4. しかし一方では臨床上，炎症が肘関節に限局する単関節炎型でそれが持続するタイプや，生物学的製剤を使用し炎症と骨・関節破壊の抑制が得られても，関節可動域制限や関節拘縮によりADL障害が残る症例も多い．

5. RA患者の上肢の治療には薬物療法だけでなくリハビリテーション，手術療法，基礎療法を含めた包括的医療と精神面や経済面まで考慮したトータルマネジメントが最も重要である．

(稲垣克記)

参考文献

1) 稲垣克記：変形性肘関節症．国分正一他編：今日の整形外科治療指針．第6版，p.439-440，医学書院，2010．
2) Inagaki K：Current concepts of elbow-joint disorders and their treatment. J Orthop Sci, 18：181-187, 2013.
3) Harvinder S.Luthra：Rheumatoid Arthritis. Morrey BF：The Elbow and Its Disorders, 4th ed, p.1025-1038, W B Saunders Co, 2010.

第3章　肘関節・前腕部の臨床診断各論

中・高齢期

1. 変形性肘関節症

問診（臨床経過）

　45歳男性．特に誘引なく半年ほど前から右肘の可動時痛を認めるようになり，気づくと可動域も制限されている．仕事は運送業で負担が大きく，学生時代はロッククライミングをしており，転落した際の右肘関節脱臼歴がある．目立った安静時痛は認めないが，最近右小指がしびれるようになってきた．

　変形性肘関節症は多様な要因で生じる．狭義の変形性関節症であり，原因が特定できない一次性のものに加え，何らかの外力を契機に関節の変性が進む二次性のものに大別される．二次性のものとしては関節内骨折や脱臼などの外傷後，主に上肢に負荷が加わる野球などのスポーツや柔道などの格闘技，運送や建築などの上肢に負担を強いる職業などで認める場合が多く，既往歴や生活習慣などの聴取が診断の大きな助けとなる．

身体所見

　視診上，若干の腫脹を認める以外特記所見なし．目立った圧痛点は認めなかったが，屈曲110°，伸展制限40°と可動域が制限されており，強い可動時痛を認めた．一方で回内外の可動域は保たれていた．関節の不安定性は認めなかった．

　初期は外観上目立った所見を認めないが，進行とともに水腫や骨棘に伴う腫脹や熱感を認める場合があり，同部に圧痛を認める場合もある．基本的にほぼ全例で肘関節の可動域制限および可動時痛を訴えるが程度はまちまちである．特に屈曲・伸展制限と可動終末時に疼痛を認める場合が多いが，概して可動域制限は機能的可動域の範囲（屈曲110°以上，伸展制限30°以下）にとどまる場合が多く，回内外の制限はあまり認めない．時に骨棘などで尺骨神経の障害を伴う場合があり，注意を要す．頻度は低いが関節リウマチや結核などの炎症性疾患に伴う関節炎は除外診断として忘れてはならない．

検査手順と次回受診のプランニング

　単純X線検査は肘関節3方向（正面・側面・尺骨神経溝）を施行した．腕尺関節を中心に骨棘形成を認めた（図1, 2）ため，より詳細な評価をするために単純CT検査をオーダーし，その後の再診を指示した．念のため血液検査で感染徴候や関節リウマチの有無も確認することとした．

　変形性肘関節症の単純X線像の特徴は一次性，二次性を問わず，他の関節変性同様で，関節裂隙の狭小化と骨棘形成である．画像診断学的には単純X線像のみでそれらの変化を容易に確認可能である．骨棘形成は腕尺関節を中心に生ずることが知られており，肘頭や鉤状突起周囲に多発する．一方で関節裂隙の狭小化は腕橈関節で認める場合が多い．これらの評価は単純X線像の正面および側面撮影で十分可能であるが，必要に応じてtangential撮影や肘部管撮影を追加するとより詳細な評価を可能とする．さらに，最大屈曲と最大伸展の側面像により，関節可動制限をきたすような骨棘によるインピンジの有無を確認できる場合も多く，参考となる．CT検査は単純X線像で評価が困難な骨棘の存在や程度，関節

1．変形性肘関節症

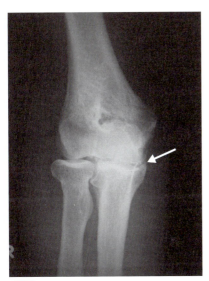

図1　単純X線正面像
腕橈関節および腕尺関節の関節裂隙の狭小化と腕尺側を中心とした骨棘形成を認める．進行例では肘部管近傍にも骨棘を認める場合が多い．

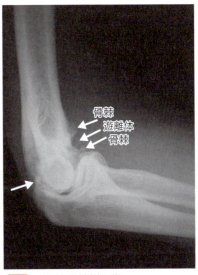

図2　単純X線側面像
正面像と同様の所見であるが，骨棘の位置や程度，また，遊離体の位置などに関する情報は正面像よりも得やすい．

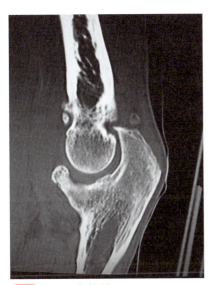

図3　CT；矢状断

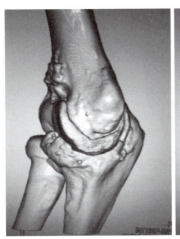

図4　3D-CT
上腕骨肘頭窩および尺骨鉤状突起周囲に著明な骨棘形成を認め，肘頭の先端と骨棘が伸展時に接触し，伸展制限となっている様子が確認できる．

内遊離体の有無や部位の評価を容易にし（図3），特に3D-CTは関節内もしくは周囲の変化を立体的に可視化するため大変便利（図4）である．一方で，本疾患に対するMRI検査の有用性は低く，検査の意義は比較的少ない．

本症例の確定診断

単純X線像での関節裂隙の狭小化と腕尺関節を中心とした著明な骨棘形成を認め，さらに可動域制限の原因は動体撮影やCT検査によって，骨棘が原因と考えられた．血液検査は特に問題を認

めず，関節リウマチも陰性であった．本疾患を確定診断に導く特異的なテストはなく，身体所見と画像所見を総合的に判断し，「変形性肘関節症」の診断にいたった．

ポイント 変形性肘関節症の診断は身体所見と簡単な画像検査のみで比較的容易に可能である．治療は，局所安静，消炎鎮痛剤の内服および外用，関節内注射（ステロイド剤やヒアルロン酸）などを施行するが，病態は緩徐ながら進行性であり，尺骨神経麻痺を合併した症例，可動域が機能的可動域を超えて制限された例，疼痛がADLの障害となる症例では手術が選択される．ここで注意するのは患者が何に困って来院しているかを見極めることであり，主訴に即した治療が重要である．患者の訴えに耳を傾け，その評価を誤らないようにしないと患者の満足感は低い．可動域制限に伴うADL障害が主訴で授動術をする際は，制限の原因が骨棘なのか関節内遊離体なのか術前評価をしっかりし，また，鏡視下での小侵襲手術で対応可能かオープンでの関節形成術とするかを決定する．また，可動域制限よりも疼痛で困っているならば人工肘関節置換術も適応となりうる．患者の主訴を最重要課題に，年齢や職業，生活背景などを総合的に判断して治療方針を決めることが重要である．

（池田　純/稲垣克記）

参考文献

1) Smith FM：Surgery of The Elbow, 2nd ed, WB Saunders Co, 1972.
2) 稲垣克記：変形性肘関節症．国分正一他編：今日の整形外科治療指針，第6版，p.439-440，医学書院，2010.
3) 稲垣克記，渡邊幹彦：専門医のための疾患・外傷必須診療ガイド変形性肘関節症．関節外科, 31（Supple2）：58-61，2012.
4) 池田　純，豊島洋一，稲垣克記：四肢関節画像診断．Orthopaedics, 26：153-156，2013.

2. 上腕骨外側上顆炎

問診（臨床経過）

52歳男性．会社員．1ヵ月前に自宅の庭で大きな枝切り鋏を持って庭の木の枝を切った．その数日後から右肘部痛が出現した．しばらく様子をみていたが，痛みが軽減しないため，受診した．かばんを持ったり，書類の束を持ち上げたりするときに右肘外側から前腕にかけて痛みを感じるとのことであった．

 本症は，30代後半〜50代に好発する．テニス肘と呼ばれているが，わが国ではテニスによる発症よりも手作業・重量物の運搬による発症が多い．発症の誘因となった手作業がないかどうかや職業について問診する．また，痛みの性状につき，痛みがどの部位にあるか，安静時痛はあるか，労作時の疼痛かなどを問診する．

視診

肘関節のアライメントは正常で，腫脹など異常を認めなかった．

身体所見

肘関節可動域は正常で，屈伸時の痛みはなかった．外側上顆のやや前方に限局した圧痛を認めた．回外筋を含めた橈骨神経管に強い圧痛はなかった．chair test が陽性であった．

 本症では，肘関節可動域は正常で，通常，屈伸時の痛みはないが，ときに（特に重症例で）屈伸時の痛みを認める場合がある．本症の障害部位は，典型的には伸筋群腱のうち，特に短橈側手根伸筋 extensor carpi radialis brevis (ECRB) 腱起始部であるため，圧痛は，その解剖学的位置である外側上顆のやや前方にみられる．障害部位が総指伸筋腱付着部など後方にも及ぶと圧痛も広範囲となる．鑑別疾患として，橈骨神経管症候群では，それより遠位，後骨間神経が絞扼されている部位に圧痛があり，滑膜ひだ障害では腕頭関節後方に圧痛がある．両者ともに本症と合併することがある．誘発テストには，Thomsen test（図1a），chair test（図1b），middle finger extension test（図1c）がある．

検査手順のプランニング

単純X線検査は肘関節2方向撮影を行ったが，異常はなかった．

単純X線では異常がないことが多いが，ときに石灰化や骨棘形成を認める場合がある．骨腫瘍など他疾患との鑑別のため，撮影する必要がある．

本症例の確定診断

圧痛部位，誘発テストから診断した．枝切り鋏による作業が誘引となっている．ADLでの手の使い方の指導を行い，湿布を処方し，圧痛部中心に貼るように説明した．

第3章 肘関節・前腕部の臨床診断各論

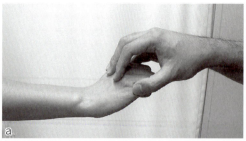
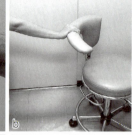
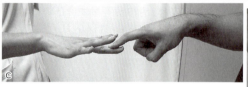
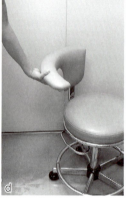

図1 各種誘発テスト
a：Thomsen test　肘伸展位で手指を握らせ，手の背側から抵抗を加えながら手関節を背屈させると，疼痛が誘発される
b：chair test　肘伸展位で，前腕回内・手関節背屈位でいすを持ち上げさせると，疼痛が誘発される
c：middle finger extension test　肘伸展位で手指を軽く伸展させ，背側からの抵抗に負けないように，中指を強く伸展させると，疼痛が誘発される
d：逆chair test　外側上顆炎の症例で，chair testと対比して行わせる．前腕回外・手関節掌屈位として，いすを持ち上げさせる．疼痛はないか，軽い．

ポイント　上腕骨外側上顆炎ガイドラインでは，本症の病態を伸筋群腱起始部の骨付着部炎（enthesopathy）と捉え，診断基準として，①抵抗性手関節背屈運動で肘外側に疼痛が生じる．②外上顆の伸筋群腱起始部に最も強い圧痛がある．③腕頭関節の障害など伸筋腱起始部以外の障害によるものは除外するとしている．診断のポイントは，圧痛部位と誘発テストである．

治療は一般に保存療法が主体である．治療の内容に関係なく，6ヵ月以内に約90～95％で改善が得られるとの報告があり，大部分の場合，保存療法で治癒する．

まず，ADLの指導を行うが，その際，筆者は逆chair test（図1d）を考案し行わせている．外側上顆炎において，この肢位では，chair testと対比して疼痛がないか，もしくは軽い．その理由は，以下の通りである．解剖学的に手関節伸筋と手指屈筋は共働筋である．手指の力強い握り動作では自然と手関節が背屈するため，外側上顆炎ではECRBの収縮によってその起始部が牽引され，疼痛が出現する．しかし，握り動作の際，前腕回外，手関節掌屈の肢位をとらせると，ECRBは収縮しないため，疼痛がないか軽くなる．この理屈を説明し，痛みが出ない肢位を理解させ，その肢位で手を使うことを指導する．加えて，肘関節90°屈曲位で，外側上顆の突出部とそのやや前方の圧痛部位を教え，その部位に湿布の貼付や軟膏の塗布を指導する．1ヵ月の経過で疼痛が軽減しない場合は，テニスバンドを使用する．疼痛の訴えが強い場合は，ステロイド注射を行う．筆者は1％リドカイン3 mLとトリアムシノロン2 mgを圧痛部位（外側上顆やや前方のECRB腱付着部）に注射している．3分以上経過した後，再度chair testを行わせ，疼痛が消失あるいは著減したことを確認する（キシロカインテスト）．ステロイド注射は著効するが，痛みがなくなったからと言って，同じように手作業を続けていると再発しやすいため，手の使い方に注意することをよく指導する．痛みが出るごとにステロイド注射を続けていると，伸筋群腱起始部から外側側副靱帯複合体に及ぶ広範囲の断裂をきたす場合があるため，頻回には行わない方がよいことを注意しておく．少数の難治例が手術適応となる．難治例では，MRI検査で，ECRB起始部のT2強調像での高輝度変化（図2）や造影T1強調像での造影効果がみられる．関節水腫が認められる場合もある．

手術は，Nirschl法に準じたECRB腱変性部の切除・ドリリングや再縫着などを行う．腕頭関節

後方にも強い圧痛がある場合は，滑膜ひだを合併していることがある．同時に切除した方がよい．関節鏡手術では，滑膜や滑膜ひだの切除のみではなく，関節内から断裂したECRB腱付着部を切除することで良好な結果が得られる．

（西浦康正）

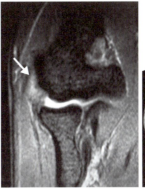
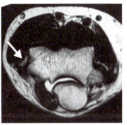

図2 難治性症例のMRI
伸筋群腱起始部に高輝度変化がみられる（矢印）．手術所見では，ECRB起始部と関節包が断裂していた．

参考文献

1) 上腕骨外側上顆炎ガイドライン策定委員会：上腕骨外側上顆炎ガイドライン，南江堂，2006．
2) 柏木大治：テニス肘について．整形外科MOOK27：p.98-115，金原出版，1983．
3) Roles NC, Maudsley RH：Radial tunnel syndrome：resistant tennis elbow as a nerve entrapment. J Bone Joint Surg Br, 54(3)：499-508, 1972.
4) 青木光弘，佐藤攻，塚原智英他：難治性テニス肘のMRI所見と手術所見の検討．日手会誌，18(5)：728-732，2002．
5) Nirschl RP, et al.：Tennis elbow. The surgical treatment of lateral epicondylitis. J Bone Joint Surg Am, 61：832-839, 1979.
6) Wada T, et al.：Functional outcomes after arthroscopic treatment of lateral epicondylitis. J Orthop Sci, 14：167-174, 2009.

3. 上腕二頭筋遠位部腱断裂

問診（臨床経過）

69歳男性．教材販売業．半年前に保育園で幼児を抱いた時，ふいに幼児が動き，右肘あたりにパキッという音がして痛みを感じた．その後，数週間違和感を感じていたが，ADLに大きな支障がなかったため，放置していた．しかし，右上肢を動かす時の痛みが完全に消失しないため，来院した．どこに痛みを感じるかを聞いたところ，肘から前腕前方にかけて痛みを感じるとのことであった．どのような動かし方で痛みを感じるか，いつも痛みを感じるかを聞いたところ，前腕の回旋動作で，ふいに痛みを感じるとのことであった．

> **ポイント** 本症の受傷機転は，肘関節90°付近の屈曲位，前腕回外位で力を入れているときに急に伸展強制されることである．Safranらによれば，平均発生年齢は47歳で，圧倒的に男性の利き手側に発生が多い．腱の変性，喫煙の影響を基盤とした発生のほか，腕相撲やスポーツによる発生の報告がある．受傷機転の問診がヒントとなる．

視診

肘関節のアライメントは正常で，腫脹はなかった．

身体所見・単純X線所見

肘関節可動域，前腕回旋可動域は正常であった．肘関節前方，橈骨粗面付近に圧痛を認めた．肘屈曲時，上腕二頭筋腱の緊張は弱く触れるのみで，視診上，筋腹の膨隆の減少を認め（図1），肘屈曲筋力，前腕回外筋力が低下していた．

> **ポイント** Morreyらは，診断基準として(1)外傷事象の既往：重量物を肘関節90°屈曲位付近で持った，(2)抵抗下に肘を自動屈曲させると上腕二頭筋の遠位断端の近位への退縮を触れるか，見ることができる，(3)肘屈曲力，前腕回外力の低下を挙げている．断裂は，大部分が橈骨粗面付着部であるが，筋腱移行部での断裂や不全断裂の報告もある．同部に圧痛を認め，完全断裂では肘屈曲時，肘前方における上腕二頭筋腱の緊張を触れなくなる．肘関節屈曲力は減ずるが，上腕筋，腕橈骨筋，上腕二頭筋腱膜が残存するため，保たれる．

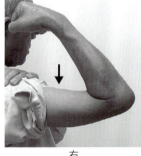 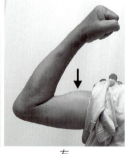

右　　　　　　　左

図1　身体所見
患側（右側）で上腕二頭筋筋腹の膨隆の減少を認めた．

検査手順や次回受診のプランニング

肘関節2方向単純X線撮影を行ったところ，橈骨粗面に骨化像を認めた（図2）．MRI検査をオーダーし，次回の外来受診を指示した．

> **ポイント** 本症例は陳旧例であり，単純X線検査で橈骨粗面に骨膜の剥離に伴う骨化像を認めたが，新鮮例では通常，異常がない．

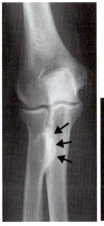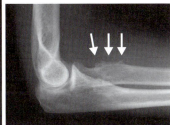

図2 単純X線像
橈骨粗面に骨化像を認めた．

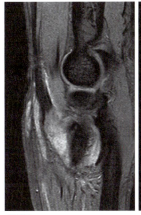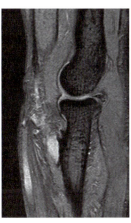

図3 MRI像
上腕二頭筋遠位部腱の橈骨粗面付着部での断裂を認めた．腱の断端と腱の剥離後，橈骨粗面に形成された骨化との間に液体貯留が認められた．

本症例の確定診断

MRIで上腕二頭筋遠位部腱の橈骨粗面付着部での断裂を認めた（**図3**）．患者が高齢者，陳旧例であり，疼痛が軽度で，ADLの支障がさほどないため，本人が手術を希望せず，保存的に経過観察することとした．

ポイント 受傷機転，局所所見に加え，MRI検査を行えば確定診断できる．治療に関して，保存療法と手術療法の報告がある．保存療法では肘屈曲力，前腕回外力の低下や痛みの遺残が報告されている．本症例は陳旧例であり，前腕回旋時の軽度の疼痛が遺残していた．

一方，手術法は，原位置への再縫合する方法で良好な結果が報告されている．以前は，前後2ヵ所の切開で行われていたが，現在では，suture anchorを用いる方法が一般的となり，前方アプローチのみで行うことが可能である．陳旧例で腱の退縮が著しい例において，腱移植を行う必要がある場合がある．治療法の選択の際は，患者の年齢，受傷からの期間，愁訴などを考慮し判断する必要がある．本症例は高齢者の陳旧例であり，ADLに大きな支障がないため，保存療法を選択したが，新鮮例では基本的に手術療法が推奨される．

（西浦康正）

参考文献

1) 伊藤恵康：II-5 肘周囲の腱断裂．肘関節外科の実際，p.309-314，南江堂，2011．
2) Safran MR, Graham SM：Distal biceps tendon ruptures：incidence, demographics, and the effect of smoking. Clin Orthop Relat Res, 404：275-283, 2002.
3) Baker BE, Bierwagen D：Rupture of the distal tendon of the biceps brachii. Operative versus non-operative treatment. J Bone Joint Surg, Am 67 (3)：414-417, 1985.
4) Morrey BF, Askew LJ, An KN, et al.：Rupture of the distal tendon of the biceps brachii. A biomechanical study. J Bone Joint Surg Am, 67(3)：418-421, 1985.
5) Norman WH：Repair of avulsion of insertion of biceps brachii tendon. Clin Orthop Relat Res, 193：189-194, 1985.
6) Barnes SJ, Colman G, Gilpin D：Repair of avulsed insertion of biceps. A new technique in four cases. J Bone Joint Surg Br, 75(6)：938-939, 1993.

第3章 肘関節・前腕部の臨床診断各論

4. 特発性前骨間神経麻痺，特発性後骨間神経麻痺

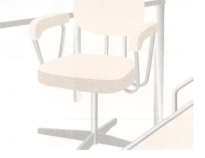

問診（臨床経過）

34歳右利き男性．デスクワーク．約半年前に感冒に罹患した．感冒は1週間程度で軽快したがその後，特に誘因なく左上肢に激痛が生じて夜も眠れなかったという．激痛は約10日間で改善したが，疼痛消失とほぼ同時期から左母指IP関節ならびに示指DIP関節の自動屈曲が困難となった．日常生活や就業に不自由はあったものの，その後放置していた．5週間前に，誘因なく右肩周囲痛が出現．疼痛は3日ほどで改善したが，その直後から右手指の自動伸展が不能になったため当院を受診した．既往歴に特記すべきことはない．

- 特発性前骨間神経 (AIN) 麻痺や特発性後骨間神経 (PIN) 麻痺，神経痛性筋萎縮症 neuralgic amyotrophy では発症前に疼痛を伴うことが多い．またストレス曝露やウイルス感染などが発症に先行している症例も多い．
- 抗がん剤や放射線治療，膠原病などによって末梢神経障害を生じることもあるので，既往症についても確認する．
- 関節リウマチ症例などで生じる腱断裂症例においても，AIN麻痺やPIN麻痺と類似した症状を呈することがあるので注意を要する．

視 診

右手に drop finger を認めるのみで，その他には両側上肢に異常所見はない．

- 麻痺発症後長期経過例では，肉眼的に麻痺筋の萎縮を認めることがある．
- 腱断裂の原因となるような関節炎や滑膜炎，麻痺の原因となるような腫瘤性病変の有無を確認する．

身体所見

頚部痛の訴えはなく，Jackson test ならびに Spurling test は陰性であった．腕神経叢に圧痛や Tinel 様徴候はない．感覚障害はない．

左は肘皮線より近位5cmの正中神経上に，圧痛を認めた．円回内筋やその他の部位に圧痛点ならびに Tinel 様徴候は認めない．右は Frohse 腱弓の近位約2cmの橈骨神経上に圧痛を認めた．外側上顆に圧痛なく，Thomsen test は陰性であった．運動時痛や手肘関節の抵抗運動時痛，感覚障害などもない．

両側上肢関節の他動関節可動域に制限はなく，動的腱固定効果がみられた．

右手関節の自動背屈は可能であるが，橈屈傾向がみられた．右手指の自動伸展は不能であり，MMT：0であった．左母指と示指で perfect O sign を取らせると，母指IPならびに示指DIP関節の自動屈曲が不能なために tear drop sign を呈した．なお，左長母指屈筋ならびに左示指深指屈筋の筋力は MMT：0であった．肩甲帯を含めて，前記以外の筋に麻痺はない．

- 頚椎病変との鑑別あるいは合併 (double lesion neuropathy) の可能性も念頭に置く．
- 上腕二頭筋腱膜や円回内筋，浅指屈筋腱弓などによる絞扼で非外傷性 AIN 麻痺や回内筋症候群が，回外筋腱弓 (Frohse 腱弓) などによる絞扼で非外傷性 PIN 麻痺や橈骨管症候群が生じる可能性もある．解剖学的に絞扼が生じうる部位に Tinel 様徴候がないか，あるいは抵抗運動時痛（前腕回内＋手関節掌屈，前腕回外＋肘関節屈曲）

はないかなど，慎重に所見をとる．不全麻痺症例では回内筋症候群や橈骨管症候群，外側上顆炎などとの鑑別が必要になることがあるので注意する．
- 腱断裂との鑑別に，動的腱固定効果の有無が有用である．
- 典型的な PIN 麻痺症例では長橈側手根伸筋によって手関節背屈は自体は可能であるが，短橈側手根伸筋が麻痺しているために橈屈傾向となる．

診察室での検査

超音波検査では，麻痺神経周囲の占拠性病変や麻痺筋断裂，滑膜炎などは描出されなかった．正中神経ならびに橈骨神経は，その圧痛部の近位でやや腫大しているようであった．

- 超音波検査は肘関節などに由来するガングリオンの検索や，神経の直径変化の描出に有用である．最近では，超音波検査によって神経束の「くびれ」が検出可能との報告も散見されるようになった．

検査手順や次回受診のプランニング

単純 X 線像では頸椎や肘関節に特記すべき所見を認めなかった．肘関節と前腕の MRI，電気生理学的検査，血液検査などをオーダーし，結果が揃った段階での再診を指示した．

- 特に高齢者では，頸椎病変合併の可能性を念頭に画像検査を行う．
- MRI や超音波による占拠性病変や神経所見，麻痺神経支配筋の脱神経所見の検討も重要である．
- 糖尿病などによる末梢神経障害合併の有無は治療成績にかかわるので，確認しておく必要がある．

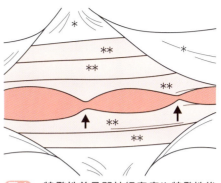

図1 特発性前骨間神経麻痺や特発性後骨間神経麻痺においてみられる神経束の「くびれ」

＊：神経上膜，＊＊：正常神経束，矢印：神経束の「くびれ」

本症例の確定診断

画像検査により占拠性病変は否定され，長母指屈筋の萎縮が確認された．電気生理学的検査では，左長母指屈筋や右総指伸筋に脱神経所見が検出された．各種検査によっても麻痺の原因が不明であったことから，本症例は左特発性前骨間神経麻痺ならびに右特発性後骨間神経麻痺の合併症例と診断した．

- 特発性前骨間神経麻痺や特発性後骨間神経麻痺の原因として，末梢神経炎，neuralgic amyotrophy，神経束の「くびれ」（**図1**）などが想定されている．
- 特発性前骨間神経麻痺ならびに特発性後骨間神経麻痺は発症後数ヵ月以内に自然回復することが多いため，発症後数ヵ月は保存的に経過観察することが多い．

（越智健介）

参考文献

1) Nagano A：Spontaneous anterior interosseous nerve palsy. J Bone Joint Surg Br, 85：313-318, 2003.
2) Ochi K, Horiuchi Y, Tazaki K, et al.：Surgical treatment of spontaneous posterior interosseous nerve palsy：A retrospective study of 50 cases. J Bone Joint Surg Br, 93：217-222, 2011.

5. 肘部管症候群

問診（臨床経過）

50歳右利き男性．兼業農家．約1年前から左手部尺側にしびれを自覚していたが，次第に増悪してきたため，当院を受診した．しびれは長時間の農作業や携帯電話使用後に増悪することが多い．最近は小さい物をつまみにくくなってきたという．小児期も含めて，左肘に外傷の既往はない．また特定のスポーツ歴もない．

- わが国における肘部管症候群は変形性肘関節症に伴うことが多いため，職業やスポーツ歴などを聴取する．
- 肘部管症候群では，肘関節を屈曲位に保持することによって症状が増悪することも多い．労作や電話機使用などによる症状の変化についても聴取する．
- ガングリオンを伴う症例では，肘関節屈曲時に疼痛を伴うことが多い．
- 中等～重症例では，尺骨神経が支配する手内筋の麻痺によって巧緻運動障害を呈する．
- 高齢者ではしびれを自覚してからの期間が短いにもかかわらず，高度の手内筋麻痺を伴っていることがあるため，注意が必要である．

視　診

肘関節の内外反変形はない．第一背側骨間筋や母指内転筋，小指外転筋に軽度の萎縮を認めた．

- 幼少時の肘関節周囲外傷は，本人が認識していないことがある．外傷などに伴う肘関節の内外反変形の有無を実際に視診する．
- 手内筋の萎縮が視覚的に不明瞭な場合は，左右を比較あるいは触診にて確認する．

身体所見

頚部痛の訴えはなく，Jackson testならびにspurling testは陰性であった．Wright testやMorley test，Adson testはいずれも陰性であった．Tinel様徴候は肘部管上に認めたが，Guyon管上には認めなかった．肘屈曲テストならびに肩内旋肘屈曲テストはいずれも陽性であった．感覚障害は小指ならびに環指尺側に認めたものの，環指橈側には認めなかった．手内筋の筋力はMMT：3であり，Froment徴候陽性であった．肘関節に著明な可動域制限はなかった．

- 手部尺側にしびれをきたす可能性のある疾患を念頭に，鑑別診断していく．
- 特に高齢者では，頚椎病変と肘部管症候群の合併（double lesion neuropathy）の可能性も考慮する．
- 尺骨神経を肘関節周囲で刺激する肢位（肘関節屈曲：肘部管内における尺骨神経の圧迫効果，肩関節外転内旋：尺骨神経の伸長，など）を応用した，症状誘発テストが有用である．肘屈曲テスト（図1a，動画15）がその代表である．肩内旋肘屈曲テスト（図1b，動画15）は肘屈曲テストよりも短時間で実施可能であるのに加え，上腕レベルにおける尺骨神経伸長度が症状形成にかかわっているかを判断するのにも有用である．

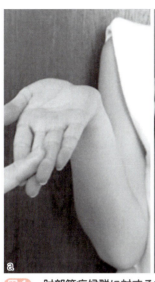
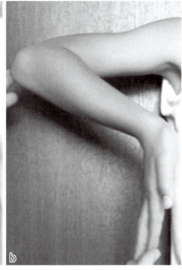

図1 肘部管症候群に対する症状誘発テストの肢位
a：肘屈曲テスト肢位．b：肩内旋肘屈曲テスト肢位．肘屈曲テスト肢位に肩関節の外転ならびに内旋を加える．
検者の指先は肩関節ならびに肘関節を保持するために，肘頭あるいは内側上顆を支持している．尺骨神経は圧迫していない．

診察室での検査

超音波検査では，肘関節周囲にガングリオンはみられなかった．尺骨神経は肘部管入口部で狭小化し，その近位では腫大していた．

 診察室に超音波検査機がある場合は，肘関節などに由来するガングリオンの検索を行うとよい．また肘部管周囲における尺骨神経の直径の左右差を比較し，絞扼部位における神経の狭小化やその近位における偽性神経腫を検出することも有用である．

- 特に高齢者では，頚椎病変合併の可能性を念頭に画像検査を行う．
- 単純X線像による変形性肘関節症や外傷後変形の検索，MRIや超音波による占拠性病変や神経所見の検討も重要である．
- 小児期の上腕骨外側顆骨折後偽関節やそれに起因する外反肘変形によって，成人期に遅発性尺骨神経麻痺を発症することがある．小児期の骨折治療が整形外科医によって適切に行われることが多い現在，その頻度は減少した．
- 糖尿病などによる末梢神経障害合併の有無は治療成績にかかわるので，確認しておく．

検査手順や次回受診のプランニング

単純X線像では変形性頚椎症ならびに軽度の変形性肘関節症を認めた．頚椎と肘関節のMRI，電気生理学的検査，血液検査などをオーダーし，結果が揃った段階での再診を指示した．

本症例の確定診断

本症例では肘部管入口部でTinel様徴候陽性，肘屈曲テストならびに肩内旋肘屈曲テスト陽性，MRIにおいて肘部管入口部近位の神経腫大，肘部管レベルにおける尺骨神経伝導速度の遅延，尺骨神経支配筋に脱神経所見がみられたことから，肘部管症候群と診断した．上腕遠位レベルにおける尺骨神経上にもTinel様徴候がみられたこと，

肩内旋肘屈曲テスト陽性であったことから，上腕レベルにおける尺骨神経の動的絞扼も病態に関与していると考えられた．

治療としてはまずは肘関節の安静保持などの保存療法が推奨されるが，保存療法抵抗例や運動麻痺を伴う高齢者では手術的治療も考慮する．

> **ポイント**
> - 肘部管症候群は肘関節周囲における尺骨神経障害の総称である．大部分の症例では肘部管高位における尺骨神経の絞扼がその原因であるが，尺骨神経周囲に存在する各種構造物やアライメント異常も原因となっている症例もある．上腕三頭筋やその筋膜による動的絞扼も原因となりうるため，特に患肢を酷使している症例では尺骨神経に沿ったTinel様徴候の局在を丁寧に調べて責任高位を決定する．
> - 手術は尺骨神経剝離術を基本とするが，絞扼部位を十分に除圧できなかった場合は症状に改善がみられないことがある．上腕筋膜や回内屈筋腱膜の除圧が不十分となりがちである．術前に注意深く身体所見をとったうえで，慎重に除圧範囲を決定する．必要に応じて，内側上顆部分切除術や尺骨神経前方移所術などを神経剝離術に追加する．

（越智健介）

参考文献

1) 伊藤恵康，辻野昭人，古島弘三他：成人肘周辺部の尺骨神経障害．整形外科，58：912-920，2007．
2) Ochi K, Horiuchi Y, Tanabe A, et al.：Shoulder internal rotation elbow flexion test for diagnosing cubital tunnel syndrome. J Shoulder Elbow Surg, 21：777-781, 2012.
3) 越智健介：肘部管症候群（遅発性尺骨神経麻痺）．福井次矢他編：今日の治療指針2015，医学書院，1029，2015．

III編　手関節・手部

第1章　手関節・手部の解剖とバイオメカニクス

第1章 手関節・手部の解剖とバイオメカニクス

解剖と機能

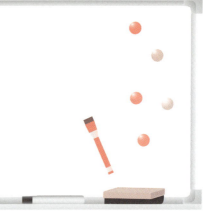

　繊細な感覚を有し，俊敏で正確な動きを行う「手」は，われわれの生活に不可欠なものである．科学が飛躍的に進歩し，種々のロボットが開発された現在においても，手と同様の機能をもつ巧妙な機械を作り出すことは困難である．この手を扱う外科学は，第二次世界大戦以降に急速に発展・進歩した学問であり，わが国においても臨床的および基礎的研究が大いに行われ，世界的な業績を数多く出している．

　さらに「手」は，普段は顔と同様に露出しており，顔と違って鏡がなくても確認できることから，「手」の治療にあたっては，その機能のみならず，その整容性についても十分配慮して行う必要がある．

I. 表面・基本解剖

1. 皮　膚

　手背の皮膚：非常に軟らかく，指で皮膚をつまむことができる．指の伸展時に関節背側には多数の皺があらわれ，指を屈曲すれば皺は消失する．手背の皮膚は静脈系やリンパ管が発達しており，打撲や挫滅のあとには高度の腫脹を生じることがある．

　手掌の皮膚：背側の皮膚に比べると，硬く，厚い角化層に覆われていて，毛や色素がない（黒人でも手掌部は白い）．手背の皮膚と異なり，移動性がなく指でつまみあげることは容易にはできない．物を把持する際に，皮膚がずれないように，手掌腱膜 palmar aponeurosis が皮膚に向かって垂直に結合織性の小柱 fasciculi がのびて皮膚を固定している．この小柱間には脂肪組織が充填し

ており，クッションの役割をしている．Dupuytren拘縮では，これらの結合織が拘縮の原因となる．

　手掌および指部には，関節運動による皺があり，皮線 crease と呼ばれる．指の基部の手掌指皮線を除き，これらの皮線は関節に相当する部位にある．すなわち，遠位および近位指節間関節皮線はそれぞれ指 DIP 関節と PIP 関節に，指節間関節皮線と手掌母指皮線はそれぞれ母指 IP 関節と MP 関節に，遠位手掌皮線は環・小指の MP 関節に，近位手掌皮線は示・中指の MP 関節に，そして母指基部の母指球皮線は母指 CM 関節の運動軸に対応している（図1）．

　これら皮線の部分は皮下脂肪組織を欠き，深部の筋膜と直接連続しているため，これらの皮線に直交するような創や切開により瘢痕を生ずると屈曲拘縮が発生するので，注意を要する．

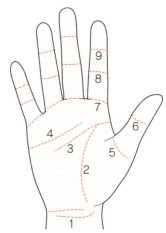

図1 手掌および指の皮線
1. 手関節皮線，2. 母指球皮線，3. 近位手掌皮線，
4. 遠位手掌皮線，5. 手掌母指皮線，6. 指節間関節皮線，
7. 手掌指皮線，8. 近位指節間関節皮線，
9. 遠位指節間関節皮線

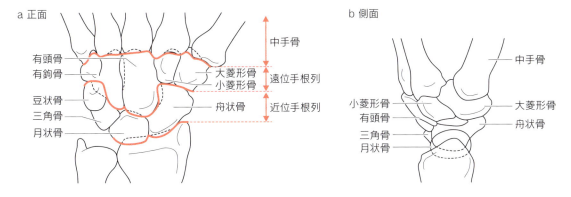

図2 手関節を構成する骨

2. 骨 格
▶手関節

　手関節は橈骨手根関節 radiocarpal joint，手根中央関節 midcarpal joint および遠位橈尺関節 distal radioulnar joint から構成される複合関節で，掌屈・背屈，橈屈・尺屈，前腕回内・回外運動に関わる．主に橈骨手根関節，手根中央関節が掌背屈・橈尺屈を担い，遠位橈尺関節が回内外運動を担う．

　橈骨手根関節は橈骨遠位関節面と舟状骨・月状骨・三角骨からなる近位手根列とで構成される．手根中央関節は近位手根列と大菱形骨・小菱形骨・有頭骨・有鉤骨からなる遠位手根列とで構成される．また，遠位橈尺関節は橈骨尺骨切痕と尺骨頭から構成される（図2）．

　橈骨手根関節と手根中央関節は舟状月状骨（SL）靱帯および月状骨三角骨（LT）靱帯で隔てられ，橈骨手根関節と遠位橈尺関節は三角線維軟骨複合体 triangular fibrocartilage complex（TFCC）で隔てられている．手根中手 carpometacarpal（CM）関節や三角骨と豆状骨間の関節，豆状三角骨関節を手関節に含める場合もある．橈骨手根関節は全体的に凹状を呈する橈骨関節面と全体として凸状の近位手根列が対応し，舟状骨に対する橈骨舟状骨窩，月状骨橈側に対向する橈骨月状骨窩から構成される．月状骨尺側と三角骨には TFCC が対向している．橈骨関節面は尺側方向への傾斜（この意味では ulnar inclination と呼ばれるべきであるが，radial inclination と呼称される場合が多い）と掌側傾斜 volar tilt があるため，尺屈，掌屈しやすい構造となっている．手根中央関節は橈側の舟状骨の凸面と大・小菱形骨間凹面が対応する舟状大菱形小菱形骨間関節 scapho-trapezio-trapezoid joint（STT joint）と有頭骨・有鉤骨が凸面，舟状骨体部・月状骨・三角骨が凹面を形成する狭義の手根中央関節からなり，全体としてS字状を呈している．

　舟状骨の動きは手関節が橈屈すると掌屈し，手関節が尺屈すると背屈する（図3）．橈骨手根関節と手根中央関節の複合運動により手関節の掌背屈・橈尺屈および分回し運動がなされる．最近の手根中央関節面に対する研究からは，関節面の特徴，および筋・腱の配置によって純粋な掌背屈や橈尺屈運動よりも，その複合運動である橈背屈から掌尺屈方向へのいわゆるダーツ投げ運動のほうが重要な運動として知られている．

　遠位手根列はほとんど手根骨間の動きはなく，一塊として動いている．これに比べ近位手根列を構成する舟状骨—月状骨—三角骨はSLおよびLT靱帯間である程度の動きが制限されているが，その自由度は遠位と比べれば大きい．もともと舟状骨は橈屈時には掌屈，尺屈時には伸展しやすい傾向があり，月状骨には筋付着がないため，ほかの手根骨の配列によってその位置が規定され

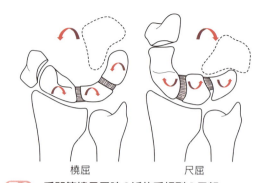

図3 手関節橈尺屈時の近位手根列の回転
橈屈時には舟状骨は掌屈し，尺屈時には舟状骨は背屈する傾向がある．

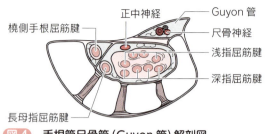

図4 手根管尺骨管（Guyon 管）解剖図

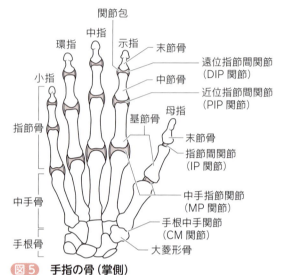

図5 手指の骨（掌側）
CM（手根中手），MP（中手指節），IP（指節間），PIP（近位指節間），DIP（遠位指節間）

る傾向がある．したがって，SL 靱帯や LT 靱帯が断裂して近位手根骨相互間の連絡が絶たれるとその形状と位置関係から，舟状骨は掌屈し，三角骨は背屈しやすい．SL 靱帯断裂では舟状骨は掌屈し，三角骨は背屈し，月状骨は三角骨と LT 靱帯を介して連結しているため背屈する（近位手根列背側回転型手根不安定症 dorsal intercalated segment instability（DISI））．逆に LT 靱帯が断裂すると三角骨は背屈し，舟状骨─月状骨は掌屈する（近位手根列掌側回転型手根不安定症 volar intercalated segment instability（VISI））．

手関節部には正中神経が含まれている手根管と尺骨神経が含まれている尺骨管（Guyon 管ともいわれる）がある．手根管内には，正中神経と屈筋腱が含まれ，尺骨管内には尺骨神経，尺骨動静脈が含まれる（図4）．

遠位橈尺関節は橈骨尺骨切痕と尺骨頭がなす関節で，掌・背側橈尺関節包および TFCC で構成され，前腕回内外運動を近位橈尺関節と協調してつかさどっている．TFCC が断裂すると遠位橈尺関節の不安定性が生じる．

▶ 手指関節

手指の関節は手根中手（CM）関節，中手指節 metacarpophalangeal（MP）関節，指節間 interphalangeal（IP）関節で構成される．示指から小指には3指節，母指には2指節ある．示指から小指の IP 関節は近位指節間 proximal IP（PIP）関節と遠位指節間 distal IP（DIP）関節に分かれる．それぞれを構成する骨は第1〜5中手骨，第1〜5基節骨，第2〜5中節骨，第1〜5末節骨で，それぞれ側副靱帯，関節包で連結されている（図5）．

CM 関節は母指を除いてほとんど可動性がなく，第4および5中手骨のみが有鉤骨間で若干の可動性を有する．この第4，5 CM 関節の可動性は握り締め機能に有用で，母指─小指間での対立運動にも機能する．母指 CM 関節は大菱形骨と第1中手骨からなる関節である．この関節面は，大菱形骨面は掌背凸，橈尺凹で，中手骨関節面は掌背凹，橈尺凸である．このいわゆる鞍状関節面が，母指の掌背屈，内外転のみならず，対立，回旋および分回し運動を可能にする（図6）．母指に

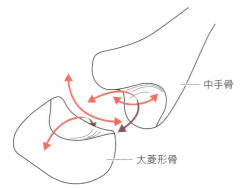

図6 母指 CM 関節の構造（掌側）
（伊藤恵康他：手の機能解剖学．Medical Way，1：83，1984）

おいては対立運動が特に重要で，これにより指腹ピンチや握り，つかみ動作が可能となる．

MP 関節と PIP 関節の主な運動は屈曲・伸展で，MP 関節では示指—小指では屈曲 90°，過伸展 30°，母指ではかなり個人差があるがおよそ屈曲 50°，過伸展 10° の可動域を有する．また，側副靭帯の緊張が緩む伸展位では外転・内転運動および回旋運動が可能である．さらに屈伸と内外転，回旋を複合した分回し運動も可能になる．MP 関節は，側副靭帯の長さと方向が橈尺側で異なること，指屈筋腱の位置，つまみ操作の際の母指からの圧力などによって尺屈しやすい構造となっている．示指—小指の PIP 関節，DIP 関節と母指の IP 関節は蝶番関節で伸展・屈曲のみが可能である．その可動域は PIP 関節と母指 IP 関節では屈曲 90°，伸展 0° で，DIP 関節では屈曲 70°，伸展 0° と PIP 関節と比べると若干可動域が小さいといわれている．

II. 筋肉・腱・靱帯の解剖

1. 筋肉

手および手関節にある筋は，筋腹が手内にある内在筋 intrinsic muscle と筋腹が前腕に存在する外在筋 extrinsic muscle に分けられる．内在筋は手の微妙な運動を担い，すばやい運動や巧緻運動に関与する一方，外在筋は強い動作，握力，手関節および手指の強い屈曲，伸展に機能する．また，拮抗筋が同時に機能することで手関節や各指関節を任意の位置に固定することもできる．

内在筋は母指球筋群，小指球筋，虫様筋，背側および掌側骨間筋からなる．母指球筋は短母指外転筋，短母指屈筋，母指対立筋，母指内転筋で構成され，母指の運動に関与し，母指内転筋と短母指屈筋深頭が尺骨神経支配，そのほかは正中神経支配である．正中神経麻痺が生じると母指の対立が困難になり，いわゆる猿手を生じる．小指球筋は短掌筋，小指外転筋，短小指屈筋，小指対立筋から構成され，いずれも尺骨神経支配である．母指球筋群と小指球筋群は手の横アーチの維持に重要な筋でもある．虫様筋は第 1 から第 4 まであり，第 1, 2 虫様筋は正中神経支配，第 3, 4 虫様筋は尺骨神経支配である．虫様筋は示指から小指までの深指屈筋腱から起始し，指背腱膜に停止する筋で，MP 関節の屈曲と PIP，DIP 関節の伸展に機能し，さらに PIP，DIP 関節では深指屈筋とは拮抗的に働くため，指の細かい位置を決定する．骨間筋は第 1〜4 背側骨間筋と第 1〜3 掌側骨間筋があり，骨間筋は虫様筋同様，MP 関節屈曲，PIP，DIP 関節伸展に機能すると同時に背側骨間筋は指の外転および開排に，掌側骨間筋は指の内転に機能する（図 7）．内在筋は前述した横アーチの保持とともに指尖，指腹つまみ，側方つまみ，ピンチや巧緻性のあるつかみ動作に関与する．尺骨神経麻痺が生じると内在筋の麻痺が生じて，MP 関節過伸展，PIP，DIP 関節屈曲位（鷲手変形 claw hand と呼ばれる）を生じるが，前述したように第 1, 2 虫様筋のみが正中神経支配のため，通常は環・小指のみに鷲手変形を生じる．

外在筋は主に手関節の屈曲・伸展，橈屈・尺屈，手指の屈曲・伸展と前腕の回内・回外に機能し，屈曲・回内筋群と伸展・回外筋群に分けられる．屈曲・回内筋群は主に正中神経支配（一部尺骨神経支配），伸展・回外筋群は橈骨神経支配（一部

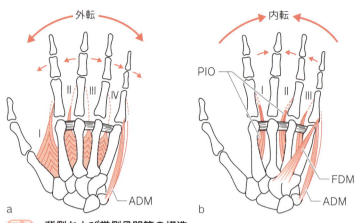

図7 背側および掌側骨間筋の構造
a：背側骨間筋．第1背側骨間筋が最大である．対向する中手骨から起始し中指を中心として指の外転を行う．
b：掌側骨間筋．ADM：小指外転筋，FDM：小指屈筋，PIO：掌側骨間筋（第1〜3）中指を中心に内転させる．
（伊藤恵康他：手の機能解剖学．Medical Way, 1：83, 1984)

尺骨神経支配）である．回内を主に行う筋は円回内筋，方形回内筋，手関節の屈曲は橈側手根屈筋，尺側手根屈筋である．浅指屈筋はPIP関節の屈曲，深指屈筋はDIP関節の屈曲に機能する．長母指屈筋は母指IP関節の屈曲に関与する．一方，伸展・回外筋群では回外には回外筋（上腕二頭筋も関与する）が機能し，腕橈骨筋は肘屈曲，手関節伸展に長・短橈側手根伸筋，母指伸展には長・短母指伸筋，指伸展には総指伸筋，さらに示指および小指の伸展にはそれぞれ固有示指伸筋，小指伸筋があたる．尺側手根伸筋は多機能の筋で，前腕の尺側に位置し，遠位橈尺関節の動的支持機構 dynamic stabilizer であると同時に，尺側手根屈筋と機能すると手関節尺屈に，橈側手根伸筋と機能すると手関節伸展に働く．

2．腱

腱は筋からの力を骨に伝え，関節を動かす重要な構造である．腱束の集合体で構成され，各腱束間の疎性結合織である内腱鞘 endotenon, 腱束を被覆する腱上膜 epitenon を筋の固有腱膜から分化したパラテノン paratenon が覆う．屈筋腱ではパラテノンが分化し，メゾテノン mesotenon となる．指屈筋腱には浅指屈筋腱と深指屈筋腱があり，前腕から中手骨レベルでは浅層に浅指屈筋腱が，深層に深指屈筋腱が存在する．浅指屈筋腱が中節骨に停止しPIP関節の屈曲を，深指屈筋腱が末節骨に停止しDIP関節を屈曲するため，基節骨レベルで深指屈筋腱が浅指屈筋腱末梢の孔を通過し，浅指屈筋腱が橈側と尺側に枝分かれし，停止する．同部位を腱交差 chiasma tendinum と呼ぶ．屈筋腱は現在5つの区画に区分される（国際分類）．治療上問題となるのは，MP関節レベルからPIP関節レベルまでのZone2で，同部位で腱が断裂されると高率に腱癒着を生じるためNomans'land とも呼ばれていた．指屈筋の滑膜腱鞘は橈側滑液鞘 radial bursa, 尺側滑液鞘 ulnar bursa, 指屈筋腱腱鞘 digital flexor tendon sheath からなる．これら3つの腔にはいくつかの破格があることを理解しておくことは，化膿性腱鞘炎が生じた場合の炎症波及範囲の把握に有用である．示指―小指屈筋腱鞘はA1〜A5の5つの強固な靱帯性腱鞘とC1〜C3のX型を呈する靱帯性腱鞘および滑膜腱鞘で構成される（**図8**）．靱帯性腱鞘は腱が骨から浮き上がらずに，関節を効率よく屈曲させるために重要な機構で，なかでもA2とA4靱帯性腱鞘が特に重要と考えられている．母

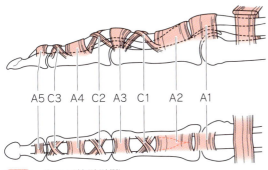

図8 指の屈筋腱腱鞘
輪状滑車（A1〜5）は生体力学的に腱を指節骨に近い位置に保つのに重要である．薄くて柔軟な十字滑車（C1〜3）は指を屈曲するときに縮むことができる．

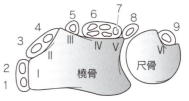

1 長母指外転筋腱
2 短母指伸筋腱
3 長橈側手根伸筋腱
4 短橈側手根伸筋腱
5 長母指伸筋腱
6 （総）指伸筋腱
7 示指伸筋腱
8 小指伸筋腱
9 尺側手根伸筋腱

図9 背側の伸筋腱区画
Ⅰ：第1伸筋区画，Ⅱ：第2伸筋区画，Ⅲ：第3伸筋区画，Ⅳ：第4伸筋区画，Ⅴ：第5伸筋区画，Ⅵ：第6伸筋区画
（中村耕三編：ベッドサイドの高齢者運動器の診かた，p.131，南山堂，2014）

指ではMP関節レベルにA1 pulleyが，IP関節レベルにA2 pulleyが位置する．ばね指の際に切離するのはA1 pulleyである．

伸筋腱は手関節高位の伸筋支帯 extensor retinaculumで第1から第6伸筋区画（compartment）を通過する（図9）．第1伸筋区画には長母指外転筋腱，短母指伸筋腱，第2伸筋区画には長・短橈側手根伸筋腱，第3伸筋区画には長母指伸筋腱，第4伸筋区画には総指伸筋腱および固有示指伸筋腱，第5伸筋区画には小指伸筋腱，第6伸筋区画には尺側手根伸筋腱が入る．

指伸展機構は指背腱膜とも呼ばれ，指伸筋腱から連続する中央索 central slipと虫様筋，骨間筋から連続する側索 lateral band，両者を連結する矢状索 sagittal band，中央索，側索の双方から連続する終止伸筋腱 terminal tendonから構成される複雑な構成体である（図10）．中央索はPIP，DIP関節の伸展を，側索は矢状索を介してPIP関節の，終止伸筋腱を介してDIP関節の伸展を担う．中央索が断裂するとPIP関節が屈曲し，これにより緊張が増加した側索によりDIPが過伸展し，ボタン穴変形を呈する．

3. 靱 帯

靱帯は関節の支持性に機能する．手関節では外在靱帯 extrinsic ligamentと内在靱帯 intrinsic ligamentに分けられる．外在靱帯は前腕骨と手根

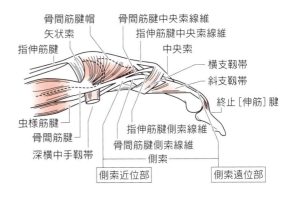

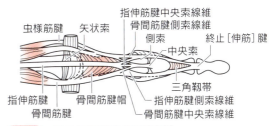

図10 指の伸展機構（指背腱膜）
（岩本幸英編：神中整形外科学 第23版，下巻，南山堂，2014）

骨とを結合する靱帯で，橈骨と手根骨とを結合する靱帯と尺骨と手根骨とを結合する靱帯がある．手関節の靱帯の命名には多くの呼称があるが，以下は日本手外科学会の用語集（改訂第4版）による．

掌側には橈骨有頭骨（radiocapitate）靱帯，橈骨舟状骨（radioscaphoid）靱帯，橈骨月状骨（radiol-

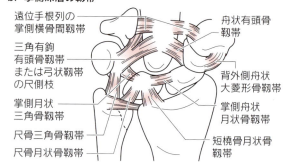
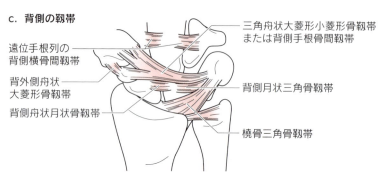

図11 手関節の靱帯

unate：RL）靱帯，尺骨有頭骨（ulnocapitate）靱帯，尺骨月状骨（ulnolunate：UL）靱帯，尺骨三角骨（ulnotriquetral：UT）靱帯がある（図11a）．掌側の外在靱帯については，大小2つの逆Vの字になっていると考えるとわかりやすい．

背側には橈骨三角骨（radiotriquetral）靱帯，三角舟状大菱形小菱形骨（triquetrum-scaphoid-trapezium-trapezoid）靱帯〔背側手根骨間（dorsal intercarpal）靱帯〕が存在する（図11b）．背側の靱帯については三角骨を頂点とした横Vの字になっていると考えるとわかりやすい．

内在靱帯にはSL靱帯，LT靱帯に加え，舟状大菱形骨（ST）靱帯，舟状有頭骨（SC）靱帯，三角有鉤骨（triquetrohamate：TH）靱帯，三角有鉤有頭骨（triquetral-hamate-capitate）靱帯がある．遠位手根列間の靱帯は強固に連結しているため，ほとんど動きを生じない．SL，LT，ST，HTの各靱帯に損傷が生じると手根不安定症が生じる．

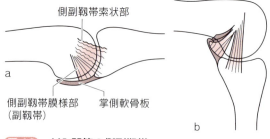

図12 MP関節の側副靱帯
a：伸展位．側副靱帯索状部はゆるみ，膜様部は緊張している．
b：屈曲位．索状部は緊張し，膜様部はゆるんでいる．
（内西兼一郎他：手の外科入門．第1版，南山堂，1987）

MP関節やPIP関節などの指関節では側副靱帯が重要な側方支持機構である．MP関節では側副靱帯は屈曲位で緊張し，伸展位では弛緩するため，側方不安定性の検査はMP関節屈曲位で検査する．また，MP関節の側副靱帯が損傷した場合の固定肢位は90°屈曲位が好ましい（図12）．MP関節側副靱帯損傷で問題となるのは母指尺側側副靱帯であり，同靱帯の損傷はgamekeeper's thumb，skier's thumbとも呼ばれる．裂離した側副靱帯

と裂離部に母指内転筋膜が入ってしまうと（Stener's lesion），外固定などの保存療法では治療できないので手術適応となる．PIP関節の側副靱帯は伸展位で緊張し，屈曲位では緩むため，側方不安定性の検査はPIP関節伸展位で行う．MP関節，PIP関節での特徴的な支持構造は掌側板（volar plate）である（図13）．MP関節の掌側板は線維軟骨板で，遠位は厚く，弾力性があり，近位側は屈曲性に富む薄く柔らかい膜様部である．MP関節側副靱帯の矢状索，深横手根靱帯，屈筋腱の靱帯性腱鞘 A1 pulley が付着している．母指MP関節では掌側板の側方には種子骨が存在する．母指のMP関節lockingではこの種子骨がMP関節に陥入し生じる．PIP関節では掌側板および側方には過伸展防止機構である手綱靱帯（checkrein ligament）が存在し，側副靱帯の膜様部に連続する．

III. 血管・神経の解剖

1. 血管

手の主な動脈は橈骨動脈および尺骨動脈で，橈骨動脈は手関節部で掌・背側手根枝，浅掌枝を出し，橈骨茎状突起から背側へ抜け，snuff box にいたる．再び手掌へ戻ったあと，母指主動脈，示指橈側動脈を分岐し深掌動脈弓に至る．深掌動脈弓から3本の掌側中手動脈を出し，それぞれ総掌側指動脈に合流する．

一方，尺骨動脈は尺骨管を通ったあと，浅掌動脈弓と深掌動脈弓に分かれる．浅掌動脈弓は手掌腱膜下を通過し，1本の固有掌側指動脈，3本の総掌側指動脈を出し，橈骨動脈の浅掌枝と吻合する．3本の掌側指動脈はそれぞれ分岐し，示指尺側から小指橈側までの範囲を栄養する．

2. 神経

手関節・手に及ぶ神経には橈骨神経，正中神経，尺骨神経がある．いずれの神経も腕神経叢から分かれるが，橈骨神経は上腕骨後方を回りこみ，肘外側前方に出たあと，感覚神経である浅枝と運動

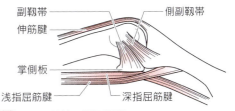

図13 PIP関節の側副靱帯
側方への外力が加わると基節骨側の付着部で側副靱帯の断裂が起こり，次に副靱帯が線維方向に裂け，掌側板にまで損傷が加わる．

神経である深枝（後骨間神経）に分かれる．深枝は回外筋浅頭の付着部が形成する Frohse arcade を貫通し，伸筋群に分枝を出す．浅枝は手背背側と母指背側の感覚を分担する．

正中神経は肘内側を通過後，円回内筋の両頭間を通り，浅指屈筋への分枝，前骨間枝，本幹に分かれる．前骨間枝（前骨間神経）は長母指屈筋，示指深指屈筋，方形回内筋を支配するため，前骨間神経麻痺では母指IP関節屈曲，示指DIP関節屈曲が障害される．本幹は屈筋腱とともに手根管を通過後，母指球筋枝（運動枝）と母指，示指，中指，環指橈側の感覚を支配する感覚枝に分かれる．

尺骨神経は上腕二頭筋—上腕三頭筋間，肘部管を通過後，尺側手根屈筋への枝を出し，手関節近位で背側枝を出し，尺骨管を通過後，小指と環指尺側の感覚を支配する浅枝と手内筋に分枝する運動神経である深枝に分かれる．尺骨神経麻痺では鷲手を生じるが，尺側手根屈筋の萎縮や手背の感覚障害がみられれば肘部での圧迫を，これらがみられなければ尺骨管での障害を疑う．

（池上博泰）

参考文献

1) 伊藤恵康他：手の機能解剖学．Medical Way，1：83，1984．
2) 内西兼一郎他：手の外科入門．第1版，南山堂，1987．
3) 池上博泰他編：整形外科専門医になるための診療スタンダード2 上肢，第1版，羊土社，2011．
4) 日本手外科学会編：手外科用語集 改訂第4版，ナップ，2012．

第 2 章

手関節・手部の臨床診断総論

第2章 手関節・手部の臨床診断総論

小児の診かた

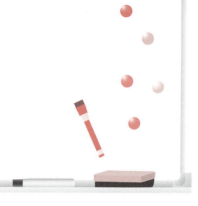

　本項では生下時から乳児，幼児，小学生までを扱う．小児の診察についての特徴は患者自身がうまく訴えを述べることができないため，外傷であれば痛みの訴えや動かそうとしない現症に対して親や周囲の大人から状況を聴取して，起こりうる外傷を想定して検査することになる．外傷の既往がない場合でも運動障害や形態異常がみられたときは，やはり先に疾患を想定して診察を進める．このとき乳幼児であれば怖がらせない配慮が必要で，遠目の観察から始めて自動運動の確認を行う．年齢群にしたがっておおよその外傷と疾患を表1に示す．

I. 手指の使い方の観察

　新生児や乳児に対しては手指の形状と屈伸運動形態（グーとパー）を観察する．入室時に怖がらせないよう保護者と寄り添った状態のまま，いきなり触ろうとせずに離れた位置から観察を始める．外傷であれば創傷部位，腫瘍や炎症性疾患であれば腫大している部位を確認する．手指の先天異常の場合は特有の形状を呈しているので観察のみで診断がつくことも多い．おもちゃに関心を示すようであれば，これを持たせて把持した手の形を観察する．自然な握り方では，いずれの指も指腹が対象物に向かうように母指や指を使う．つまみと握りの形から母指の対立運動を観察する．軽度であっても母指形成不全では，つまむときに母指が回内・対立しないため指腹を押し当てられず，尺側爪郭を押し当てることがある（図1a）．母指球筋の低形成を認め，重度では示指中指間で挟もうとする．母指IP関節の自動屈伸ができない場合

表1 小児期における手指・手関節の外傷と疾病

	外傷	疾病
乳児まで	分娩麻痺（手指・上肢の運動・感覚障害）	先天異常〔多指症，母指形成不全，先天性握り母指，合指症，絞扼輪症候群，合短指症（横軸形成障害），裂手，巨指症，短指症，屈指症，斜指症，内反手（縦軸形成障害）〕，強剛母指（弾発母指），弾発指，血管腫（静脈奇形含む）などの腫瘍，感染による骨髄炎・関節炎，骨系統疾患，骨代謝異常による脆弱性骨折
幼児まで	橈骨遠位端・骨幹部骨折，指先損傷，指骨骨折，肘内障，肘周辺骨折後のVolkman拘縮	若年性特発性関節炎，比較的軽度の先天異常（軽症母指形成不全・橈尺骨癒合症など），強剛母指（弾発母指），弾発指，血管腫（動静脈奇形含む）などの腫瘍，感染による骨髄炎・関節炎，microgeodic病，骨系統疾患（形態異常，成長障害），多発性外骨腫症などの骨腫による手関節・手指変形，代謝異常による脆弱性骨折
小学生まで	橈骨遠位端・骨幹部骨折，橈骨遠位骨端離開（骨端線損傷），基節骨骨端離開，肘周辺骨折後のVolkman拘縮	若年性特発性関節炎，強剛母指（弾発母指），弾発指，血管腫（動静脈奇形含む）などの骨・軟部良性腫瘍，感染による骨髄炎・関節炎，microgeodic病，白血病を含む骨・軟部悪性腫瘍，骨系統疾患（成長軟骨早期閉鎖による形態異常），多発性外骨腫症などの過誤腫症候群による手関節・手指変形，Madelung変形（成長に伴う手関節部と前腕の変形），代謝異常による脆弱性骨折

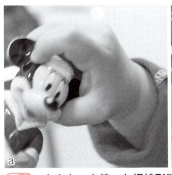
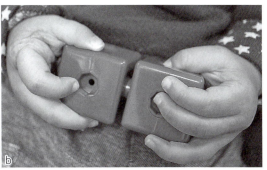

図1 おもちゃを使った把持形態の観察
a：母指の対立（回内）動作ができない．母指の尺側面や爪の尺側爪郭部に対象物をあてがっている．
b：母指を回内しIP関節を曲げて，指先部でフックするように力強くつかんでいる．

にすぐに強剛母指と決めつけるべきではなく，腱の走行異常が原因である例もあるため，MP関節部掌側の結節の有無を観察する必要がある．

幼児や小学生でも同様であり，まずは手指の外観，伸展時と屈曲時の形状を観察する．次に握り方，つまみ方を観察する．

II. 病歴聴取

乳幼児に対して，いつ受傷・発症したか，生下時から認めたかどうかを確認する．外傷の場合は受傷機転の聴取が重要であるが，受傷にかかわった人や物も把握する．握っていたガラス器具が破損している場合は腱や神経の損傷について診察する．また，目撃者がいない場合も擦り傷や皮下出血があれば，それを確認できた時期について親や周囲の人から聴取する．想定される外力以上の損傷である場合は，虐待も考慮しなくてはならない．

先天異常を疑う場合は，以下の確認が必要である．
・患者の兄弟，姉妹や親族に手の先天異常がないか．
・妊娠中に服用した薬がないか．
・妊娠中にたばこや酒をのんでいたか．
・流産や切迫流産の経験の有無．

内臓の合併奇形のために整形外科受診前に診断されている場合がある．（VATER連合，Holt-Oram症候群など母指形成不全合併例など）．ただし，橈側列欠損・母指形成不全患者でのちになってFanconi貧血が判明する例もある．また，幼児までは疾患による一部の運動制限では気づかないことがある．学校活動やスポーツ，趣味，日常生活を行ううえでの問題点を具体的に確認する．

炎症性疾患や腫瘍性病変では痛みの出現する時間，日内変動の有無，色調の変化の聴取も重要である．若年性特発性関節炎では午前中に手を使いたがらない，歩きたがらないなどの日内変動を認める例がある．動静脈奇形では痛みのあるときに青みを帯びた腫脹がみられることもある．

受傷機転の聴取が診断につながる例として肘内障がある．親が手を引っ張ってから上肢を動かさなくなったという場合が典型例である．ただし，腕を引っ張ったあと肘の完全伸展ができないことに気づいたが数週たっても回復せず，あとになって若年性特発性関節炎が判明した例もある．発見のきっかけと受傷機転が混同される場合があり注意を要する．

III. 視診・触診

外傷では創傷部位，腫脹や圧痛の位置，皮膚の色調を確認する．血管腫や動静脈奇形では色調の変化を伴う．

第 2 章　手関節・手部の臨床診断総論

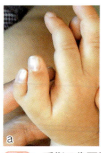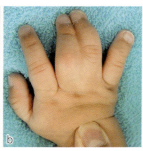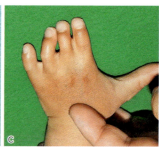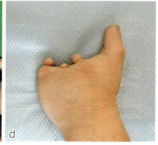

図2　手指の先天異常
a：重複母指（母指多指症）
b：合指症
c：合短指症．爪はあるが示指から小指は短く，指間の分離が不十分．
d：合短指症．示指から小指まで痕跡指を有するのみで実質的に欠損している．

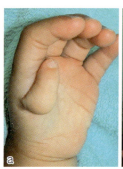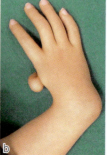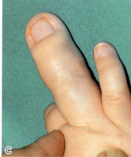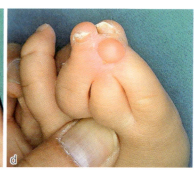

図3　手指の先天異常
a：母指形成不全．浮遊母指型，橈側列形成不全の部分症．
b：内反手．浮遊母指を伴う橈側列形成不全．
c：巨指症．骨格が大きいだけでなく，脂肪織の肥大と屈曲制限を伴う．
d：絞扼輪症候群による合指．基部には一度分離された名残の開窓部がある．羊膜索症候群ともいう．

　乳児の先天異常については視診が重要で，手の形状から診断できることが多い（図2, 3）．自動運動の有無やその運動形態をみる．このときも親の協力を得ながら，興味を持ったおもちゃに触れさせている間にそっと行うのがよい．指節間関節の運動がないときは指の皺壁を掌背側から確認する．指節癒合症や普段から屈伸運動のできない関節ではこの皺を認めない．また，皮膚の異常に関連する手指の障害もある．皮膚の異常である魚鱗癬関連疾患では握り母指様変化や合指（皮膚性癒合指）を合併することがある（図4）．視診が終われば，各関節の可動性と動揺性を触診で確認する．外骨腫症や内軟骨腫に伴う指骨骨腫・前腕変形に対する触診でも同様である（図5）．弾発指で弾発現象やMP関節掌側の結節を触れて確認することは，屈指症との鑑別で重要である（図6）．4歳ごろを過ぎれば幼児もかなりコミュニケーションがとれるようになるので，圧痛の有無や把持形状の確認は容易になる．

IV. 身体所見

　外傷ではここまでに述べたような局所所見のほかに圧痛部位，関節可動域，関節動揺性，運動時痛の有無が重要となる．末梢神経障害を疑う場合は支配神経ごとに筋力のMMT評価や感覚評価（触覚の程度が10に対していくつなど）を神経分布に応じて行う．幼児までは困難であるが正しく評価するために，両手の比較を繰り返して行うことが必要である．

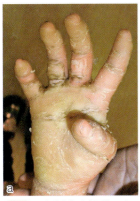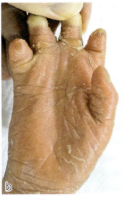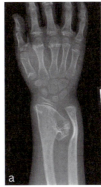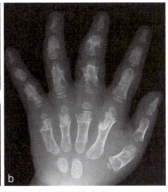

図4 魚鱗癬症候群による指の異常
a：母指は内転屈曲拘縮の状態で外転できない．水疱型先天性魚鱗癬様紅皮症．
b：一部に末節骨の短縮を伴い合指となっている．道化師様魚鱗癬．

図5 過誤腫症候群を呈する骨系統疾患
a：橈骨遠位の外骨腫を伴う多発性軟骨性外骨腫症．指骨の異常を伴っている．
b：指骨の内軟骨腫を伴うOllier病．

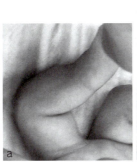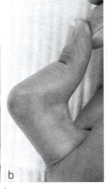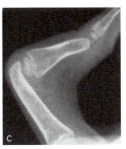

図6 中指ばね指と屈指症
a：中指ばね指．MP関節部掌側に結節を触れ，クリックとともに他動的伸展も可能．
b：屈指症．皮膚の短縮を伴う．
c：屈指症に伴う基節骨頭の扁平化を認める．

　先天異常では各関節の安静時肢位，可動域，動揺性を評価する．同じ外観を呈していても関節弛緩性の違いにより可動域は大きく異なる．Carterの5徴候など全身的な関節弛緩性の有無も評価する．手指については母指の対立運動の有無を評価することが重要である．おもちゃのブロックを引き離すよう指示して手指の使い方をみてもよい（**図1b**）．母指は手指全体の機能に重要であり，手術適応を判断するうえで指標になる．近位橈尺関節で癒合している先天性橈尺骨癒合症では前腕回旋制限（主に回内拘縮）を認めるが，手関節・肘（腕尺）関節の緩みのために他動的には少し動いているように感じるので注意が必要である．

V. 診察室での検査

　近年，超音波検査器を診察室に備えている病院も増えているが，腫瘍性病変，特にガングリオンは確認しやすい．また，若年性特発性関節炎などの手関節部の炎症性疾患では滑膜の増生と主に新生血管の血流をパワードプラで検出でき，早期診断に必要である．

　単純X線検査は標準的な検査としてここで述べる．小児にみられる最大の特徴は骨端軟骨部の

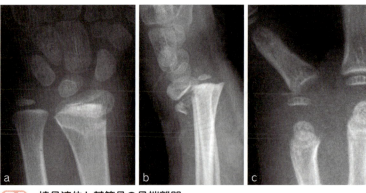

図7 橈骨遠位と基節骨の骨端離開
a, b：橈骨遠位骨端離開（正面，側面）骨端の背側転位を認める．
c：小指基節骨の骨端離開．

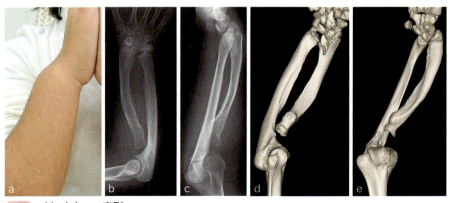

図8 Madelung 変形
a：手関節部の変形．前腕遠位は背側凸の弯曲がある．
b, c：単純 X 線像正面・側面．橈骨の弯曲，急峻な橈骨関節面を認める．橈骨の短縮は Leri-Weill 症候群にみられる．
d, e：3D-CT．単純 X 線像に比して，橈骨と手根骨の関係が分かりやすい．

透瞭像であり，また，年齢ごとに認識できる骨化核が変化する．手根骨でははじめに有頭骨・有鉤骨骨化核が出現し，尺側から骨化核が見えるようになる．骨年齢には男女差や個人差があるため，左右の手指を撮影し，比較して判読する必要がある．骨系統疾患や代謝異常では手根骨周囲に異常石灰化が早期にみられる場合がある．外傷で骨折や骨端離開，転位の程度を確認することが多いが（図7），骨腫瘍や骨系統疾患などの先天異常でも診断に有用である（図8, 9）．骨系統疾患では診断のため全身の骨を撮影するが，放射線科医と撮影部位と方法について取り決めを行っておく必要がある．

VI. その後の検査や次回受診についてのプランニング

炎症性疾患を疑った場合は血液・尿の生化学的検査が必要である．単純 X 線像で前腕骨に骨膜反応を認めた場合は骨髄炎や易骨折性以外に白血病も考慮するが，その際は血液像から芽球を確認する．

画像診断としては以下のものが挙げられる．

機能撮影：手指の働きをみるために，一定の外力を加えたり課題動作を命じたりして撮影する（図10）．

関節造影：骨端軟骨の損傷に対して転位の有無

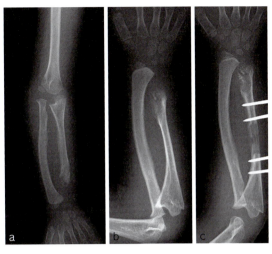

図9 尺骨遠位の軟骨性腫瘍による成長障害と前腕の内反変形
a：前腕の内反変形．尺骨の相対的な短縮により橈骨が尺側に偏位している．
b, c：尺骨の短縮と，尺骨延長による前腕変形矯正．

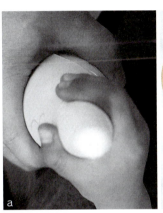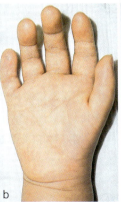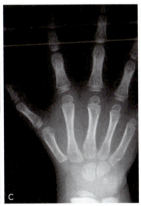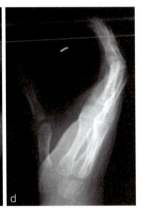

図10 第一指間撮影
a：撮影肢位．発泡スチロール製の円錐を握らせて母指示指間を撮影する．この被験者の母指は正常である．
b：母指形成不全．母指球の低形成を認める．
c：単純X線正面像．母指中手骨の基部がやや細い．
d：母指形成不全例の第一指間撮影像．第一指間の開きが不良でMP関節の撓屈を認める．MP関節面の傾斜も認める．

や程度を判定するために有用である．

CT：転位の少ない骨折や骨折転位の三次元的な把握，骨腫瘍や形態異常の詳細な評価に用いる（図8）．

MRI：骨折，骨・軟部腫瘍，感染や免疫異常による炎症性疾患の評価にきわめて有用である．ただし，乳幼児では鎮静下・麻酔下に行う必要がある．

近年画像検査の進歩は著しいが，比較的まれな骨系統疾患や骨・軟部腫瘍では放射線科医や腫瘍科医と相談しながら診断を進めるのがよい．

（関　敦仁）

参考文献

1) 関　敦仁：強剛母指．小児科診療，78(4)：471-475, 2015.
2) 谷渕綾乃他：屈指症における近位指節間関節形態異常と治療後の変化．日手会誌，29(2)：140-143, 2012.
3) 関　敦仁他：小児の手指にみられる軟骨性腫瘍類似疾患．整形・災害外科，55：503-511, 2012.
4) 鳥居暁子他：Metachondromatosisの経時的画像変化と特徴．日手会誌，32(4)：429-432, 2016
5) Takagi T, et al.：A radiographic method for evaluation of the index-hypoplastic thumb angle. J Hand Surg Am, 37(11)：2320-2324, 2012

第2章 手関節・手部の臨床診断総論

思春期・成人の診かた

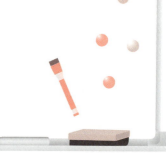

　思春期から成人の手関節・手部障害は，外傷に加えてスポーツや労働の反復負荷による障害の頻度が高い（表1）．しかし，障害原因がスポーツ・労働などによる負荷であっても本人がそれを原因と認識していないことも多い．診察では，受傷機転，障害発生の時期，職業歴や作業の詳細，スポーツ活動の内容・運動強度・キャリアなどを詳細に聴取したうえで，丁寧な触診により疼痛・圧痛部位を正確に把握して障害部位を特定する．手関節・手部の機能解剖を十分に理解したうえで，疼痛が誘発される動作・肢位を把握することは的確な診断，治療に有用である．

I. 入室時の観察

　手関節・手部の障害・外傷を負った患者の多くは独歩で来院し，全身状態は良好である．しかし，多発外傷などで救急搬送され，意識レベルが低い例などでは，障害部位の訴えが明らかでないこともある．その場合，変形，腫脹，開放性損傷，異常可動性，関節可動域制限の有無などに対する注意深い観察が必要になる．

II. 病歴聴取

　主訴（疼痛，関節可動域制限など），疼痛部位を最初に聴取する．次いで，①症状発現時期，②経過，③疼痛の種類・疼痛が誘発される動作と肢位，④運動制限，関節可動域制限，拘縮，変形などの有無，⑤しびれや感覚障害の範囲・性状・両側性/片側性，⑥職業歴：作業内容の詳細・頻度・キャリア，⑦スポーツ歴：種目（内容）・運動強度・キャリア，⑧保険（労災，交通事故，など），などに加え，既往歴（外傷の既往，利き手，アレルギーの有無，内服薬），家族歴（関節リウマチ，先天異常，骨系統疾患，など）を聴取する．

　特定のスポーツや労作の反復により発生する障害例を以下に示す．

- 槌指（腱性・骨性）
  ←球技などによる突き指
- 有鉤骨鉤骨折（疲労骨折を含む）
  ←野球，ゴルフなどのグリップエンドによる損傷・障害

表1　対象疾患

外傷	手指骨折，舟状骨骨折，有鉤骨鉤骨折，月状骨脱臼・月状骨周囲脱臼，橈骨遠位端骨折，尺骨遠位部骨折，指尖部損傷，腱損傷，手指関節靱帯損傷（母指MP関節尺側側副靱帯損傷など），TFCC損傷，など
スポーツ・労働などの反復負荷が誘因となる障害	手関節狭窄性腱鞘炎（de Quervain病），intersection syndrome（腱交叉症候群），手指屈筋腱腱鞘炎，尺側手根伸筋腱腱鞘炎，有鉤骨鉤疲労骨折，Kienböck病，など
神経障害	尺骨管（Guyon管）症候群，手根管症候群，など
その他	手指循環障害，骨・軟部腫瘍，Heberden結節，Bouchard結節，母指CM関節症，など

- 三角線維軟骨複合体（triangular fibrocartilage complex：TFCC）損傷
  - ←野球・卓球・格闘技などにおける手関節運動（尺屈＋前腕回内外）
- 屈筋腱皮下断裂
  - ←ラグビーのジャージー損傷（指屈曲位からの強制伸展）
- 長母指伸筋腱腱鞘炎←ゴルフのグリップ
- 尺側手根伸筋腱腱鞘炎←テニス
- 指伸筋腱脱臼（矢状索損傷）
  - ←パンチ動作（boxer's knuckle，ボクシングなど）

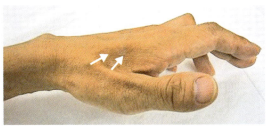

図1　尺骨神経麻痺による第1背側骨間筋の萎縮

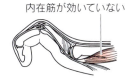

a：intrinsic minus position　　b：intrinsic plus position

図2　手内在筋の障害

III．視診・触診

必要であれば上肢全体を露出してもらい診察する．診察では健側と比較することが重要である．

視診では手関節・手部全体の肢位，変形・腫脹・筋萎縮を注意深く観察する．創傷，変形，腫脹，筋萎縮の存在は診察すべき部位，障害部位の特定に役立つ．たとえば，手根管症候群（正中神経麻痺）重症例では母指球筋，Guyon管症候群（尺骨神経麻痺）重症例では小指球筋，第1背側骨間筋などの手内筋の萎縮を認める（図1）．

手の診察では内在筋に関する知識は重要である．内在筋は，母指球筋（短母指外転筋，短母指屈筋，母指対立筋，母指内転筋），小指球筋（短掌筋，小指外転筋，短小指屈筋，小指対立筋），虫様筋，背側・掌側骨間筋からなる．

母指球筋のうち，母指内転筋と短母指屈筋深頭は尺骨神経支配，その他は正中神経支配である．小指球筋はすべて尺骨神経支配である．虫様筋は示指から小指の深指屈筋腱から起始し，指背腱膜に停止する．第1,2虫様筋が正中神経，第3,4虫様筋が尺骨神経支配で，MP関節屈曲，PIP・DIP関節伸展の機能を担う．骨間筋は第1～4背側骨間筋と第1～3掌側骨間筋からなり，いずれも尺骨神経支配である．虫様筋と同様にMP関節屈曲，PIP・DIP関節伸展の機能を担い，背側骨間筋は指外転，開排，掌側骨間筋は指内転の機能も併せ持つ．

▶ intrinsic minus position

尺骨神経麻痺により内在筋が効かない場合に生じる手指変形．通常，環指・小指に生じ，MP関節は過伸展，PIP・DIP関節は屈曲位を呈する（図2a）．

▶ intrinsic plus position

内在筋に拘縮が生じた場合に生じる手指変形．MP関節は屈曲位，PIP・DIPは伸展位を呈する（図2b）．後述のBunnell intrinsic tightness testで陽性である．

▶ 猿手 ape hand

正中神経麻痺では母指球筋が萎縮し，母指対立運動が障害される．対立運動ができないため，物をつまむときに母指のside pinchとなる．手掌が扁平となり，母指球筋の発達していないサルの手に外観が似ていることから猿手と呼称される（図3）．

▶ 鷲手変形 claw hand

尺骨神経麻痺では内在筋麻痺により，MP関節は過伸展，PIP・DIP関節は屈曲位を呈し，鷲手

第 2 章　手関節・手部の臨床診断総論

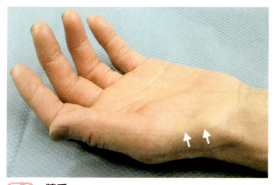

図3　猿手
母指球筋が萎縮し，対立運動が障害される．

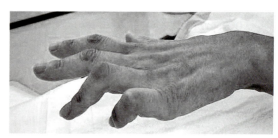

図4　鷲手変形

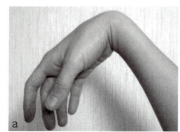

図5　下垂手(a)と下垂指(b)

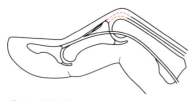

図6　ボタン穴変形

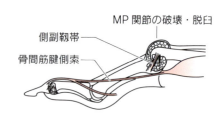

図7　swan-neck 変形（関節リウマチ）

変形と呼ばれる．第 1, 2 虫様筋は正中神経支配であるため，通常は，環指・小指のみに鷲手変形（かぎ爪変形）を生じる（図4）．

▶ **下垂手 drop hand・下垂指 drop finger**

　橈骨神経高位麻痺では長・短橈側手根伸筋・尺側手根伸筋が麻痺し，手関節背屈が不能になる（下垂手）（図5a）．同時に，母指 IP 関節・MP 関節と示指-小指 MP 関節伸展も不能である．橈骨神経の分枝である後骨間神経麻痺では長橈側手根伸筋が効いているので，手関節は軽度橈屈しながら背屈可能である（下垂指）（図5b）．

▶ **ボタン穴変形**

　PIP 関節背側で伸筋腱（中央索）が損傷されると PIP 関節は屈曲変形し，側索が掌側に偏位する．その結果，PIP 関節は屈曲位，DIP 関節は過伸展を呈する（図6）．陳旧化すると側索および横支靱帯，斜支靱帯は拘縮をきたし，PIP 関節は屈曲拘縮となり，他動伸展も不能になる．

▶ **スワンネック swan-neck 変形**

　側索に対して中央索が相対的に緊張することにより，PIP 関節は過伸展，DIP 関節は屈曲位を呈する．関節リウマチにおいては，MP 関節の脱臼が一次的原因であることが多いが，PIP 関節掌側嚢腫が大きくなった結果生じることもある．外傷による PIP 関節掌側板の断裂，槌指変形の放置，痙性麻痺手などでも生じる（図7）．

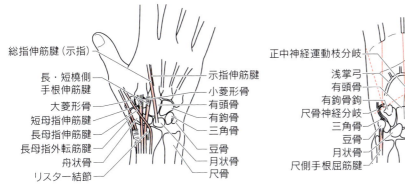

Cardinal line (Kaplan)：母指指根の尺側縁より中央手掌皮線に平行に引いた線と中指，また環指尺側縁から長軸に平行な線との交点より正中神経運動枝，および尺骨神経深枝が分岐する．破線は指神経の走向．

図8 手のランドマーク
（津下健哉：私の手の外科手術アトラス，改訂第4版，p12-13，2006，南江堂より許諾を得て改変し転載）

▶化膿性腱鞘炎 Kanavel sign

①患指のびまん性腫脹，②患指軽度屈曲位，③患指他動伸展時の疼痛，④患指屈筋腱に沿う圧痛の4徴候を呈するときには化膿性腱鞘炎を疑う．

触診では，疼痛・圧痛部位を正確に把握する．疼痛部位を特定することにより疾患・障害はある程度絞られる．たとえば，転倒などの外傷歴がある上で snuff box や舟状骨結節に腫脹，圧痛があれば手舟状骨骨折，また，野球，ゴルフなど道具を強くグリップするアスリートで有鉤骨鉤に圧痛を有すれば，有鉤骨鉤骨折を疑う．触診においては，手の基本的な解剖構造ならびに表面解剖，ランドマークを理解していることが必須である（**図8**）．その他，熱感・冷感，発汗異常，硬結の有無などの情報も触診により得られる．

▶ Ⅳ．必要となる身体所見の取り方

手関節・手部の診察では，問診，視診，触診で想定され疾患に応じて，各種検査のなかから必要なものを選択し，身体所見をとる．

1．関節可動域

基本軸と移動軸の交点に角度計の中心を設置して測定する．他動運動を測定するのが原則とされるが，自動運動も測定するべきである．腱損傷や神経麻痺では自動運動が制限される．

指関節可動域の測定には，指完全屈曲時のMP関節，PIP関節，DIP関節の屈曲角度の総和から各関節の伸展不足角を差し引く，total active motion (TAM)，total passive motion (TPM) がある．また，指屈曲制限例では，最大屈曲時の指尖と遠位手掌皮線の距離 (mm)：tip palmar distance (TPD) の測定が簡便で有用である．

手指関節可動域は個人差があるため（特に，母指や小指のMP関節），必ず左右を測定して比較する．

2．筋力検査

外傷後の筋力回復や麻痺後の神経再生，再支配などの評価として筋力検査を行う．手関節・手指の筋力評価には，一般的な徒手筋力テスト（MMT：0〜5の6段階評価）のほか，握力計やピンチメータを用いての握力，ピンチ力測定がある．

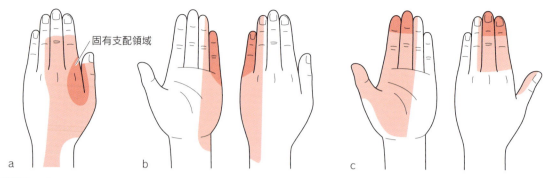

図9 手における末梢神経感覚支配領域
a：橈骨神経，b：尺骨神経，c：正中神経

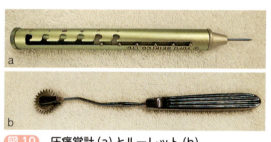

図10 圧痛覚計（a）とルーレット（b）

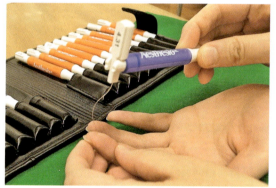

図11 知覚テスター（Semmes-Weinstein Monofilaments）による静的触覚検査

3．知覚検査

手は「第2の目」ともいわれ，特に指尖は繊細な感覚触知を担っている（図9）．

知覚検査は，感覚障害の部位・範囲・程度を検査し，そしてその回復過程を評価するために行う．感覚は防御知覚（痛覚・温度覚）と識別知覚（触覚・振動覚）に大別される．識別知覚受容器は，物体の持続的把持に係わる順応の遅いSA受容器（slowly adapting mechanoreceptor）と物体識別や巧緻動作機能に重要な順応の早いQA受容器（quickly adapting mechanoreceptor）に分けられる．各種感覚の検査法を以下に示す．

▶防御知覚
① 痛　覚

圧痛覚計（図10a），あるいはルーレット（図10b）やピンを使用して検査を行う．刺激に対する反応（返答）の遅延，左右差を評価し，刺激の強弱で障害部位・範囲を決定する．痛覚鈍麻例は障害部位から正常部位へ，痛覚過敏例はその逆へと検査を進めると障害の範囲を特定しやすい．

② 温　覚

温度感覚計，あるいは温水（40〜50℃）と冷水（10℃）を入れた2本の試験管を使用し，感覚計を約3秒間皮膚に密着させて，温かいか・冷たいかを返答してもらう．

▶識別知覚
① SA受容器の検査
・静的触覚検査（触覚閾値の検査）

知覚テスター（Semmes-Weinstein Monofilaments）を使用する．検査部位に垂直にゆっくりとフィラメントを降ろし，1〜2秒かけてフィラメントをたわませ，同じ時間をかけて戻す（図11，動画16）．末梢から中枢へ，細いフィラメントから太いフィラメントへと検査を行い，感じることのできたフィラメントの色でマッピングを

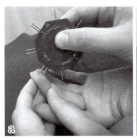 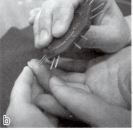

図12 静的触覚検査（分布密度）(a) と動的触覚検査（閾値）(b)

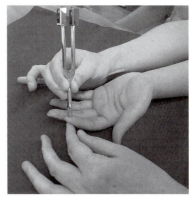

図13 チューニング音叉による動的触覚検査（閾値）

行う（緑：触覚正常，青：触覚低下，紫：防御知覚低下，赤：防御知覚脱失，赤・黒斜線：測定不能）．

・静的触覚検査（分布密度）

ディスク・クリミネーター，あるいはノギスを使用する．ディスク・クリミネーターの二点を指腹の長軸と平行に置き，皮膚が蒼白にならない程度の力で約3秒間，圧をかける（**図12a**）．刺激を二点として識別できるか否かを評価する．

② QA受容器の検査

・動的触覚検査（閾値）

振動させたチューニング音叉の柄を検査部位に軽くあてる．30 Hzによりマイスナー小体（粗振動感覚），256 Hzによりパチニ小体の閾値を検査する（**図13**）．本検査は，絞扼性神経障害などの早期診断に有効である．

・動的触覚検査（分布密度）

ディスク・クリミネーターあるいはノギスの二点を指腹の長軸に垂直になるようにあて，末梢のほうへ移動させる．二点として識別できるか否かを評価する（**図12b**）．正常値は2～3 mmで，数値が小さい程，回復した受容器と神経線維の単位が多い．

V. 診察室で行える検査

病歴聴取，視診・触診，身体所見をとることに加え，各種徒手検査，誘発テストにより，疾患・病態を絞ることができる．以下に，代表的な疾患・病態に対して，診察室で行うことができる検査を示す．

1. 末梢循環障害

▶ Allen test

手関節高位で橈骨動脈・尺骨動脈の両方を圧迫した状態で，被験者に手指屈曲伸展を数回してもらい，手部を駆血する．指伸展した状態で一方の動脈の圧迫を解除した際に蒼白になっていた手の色調が回復するか否かを評価する．循環障害があれば血液の流入が遅延する（**図14**）．

▶ digital Allen test

手指掌側基部において，Allen testを同様の手技を行い，橈側・尺側の指動脈開存を評価する．

▶ 爪甲退色反応

指爪甲を強く圧迫した後に，離して，白くなった爪下部の血色が戻る時間（毛細血管再充満時間 capillary refilling time：CRT）を測定する．末梢循環障害の評価のために行い，通常は，母指で測定する．一般にCRT<2秒とされるが，年齢，環境温度，部位や圧迫時間，脱水の有無，周囲の明るさなどさまざまな要因に影響される．

2. 末梢神経障害の回復評価

▶ Tinel徴候

切断神経においては近位断端から再生軸索が萌芽し，再生有髄軸索は徐々に髄鞘に包まれる．しかし，いまだ髄鞘に覆われていない部位を皮膚の上から叩打すると当該神経の末梢支配領域に「ピリッとする感じ」が放散する．障害部位での末梢

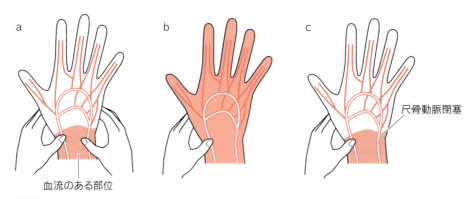

図14 Allen test（尺骨動脈閉塞例）
a：手関節部で橈骨・尺骨動脈を圧迫し，数回の手の開閉により手の血液を駆血する．
b：尺骨動脈の圧迫を解除すると正常では5秒以内に血行が再開し指の色調が赤くなる（flushing）．
c：尺骨動脈閉塞では尺骨動脈の圧迫を解除しても指の色調は回復しない（Allen test 陽性）．

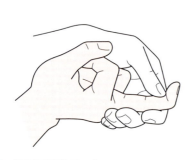

図15 深指屈筋腱テスト
PIP関節を固定させた状況で，DIP関節の自動屈曲ができない場合，深指屈筋腱が断裂している．

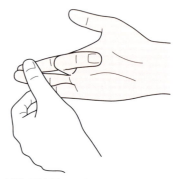

図16 浅指屈筋腱テスト
隣接指を完全に伸展させて深指屈筋腱を伸展位に固定し，この状態でPIP関節が屈曲ができない場合，浅指屈筋腱が断裂している．

神経叩打痛とその末梢支配域への疼痛放散をTinel徴候陽性とする．Tinel徴候陽性の部位は再生神経の延伸に伴い遠位方向に移動するため，神経再生の回復の目安になる．

手根管症候群，Guyon管症候群など絞扼性神経障害で障害部位を皮膚の上から叩打すると同様に障害部位での叩打痛と末梢への疼痛放散を認める．神経切断を伴わない絞扼性神経障害例などにおいてはTinel様徴候と呼称する．

3. 屈筋腱損傷

▶ 深指屈筋腱テスト

当該指PIP関節を伸展位で固定し，DIP関節を自動屈曲してもらう．屈曲不能な場合は深指屈筋腱の断裂を疑う（**図15**）．

▶ 浅指屈筋腱テスト

隣接指を完全伸展した状態（深指屈筋腱が伸展位固定された状態）で，当該指のPIP関節を自動屈曲してもらう．屈曲不能な場合は浅指屈筋腱の断裂を疑う（**図16**）．

4. 指関節靱帯損傷

▶ ストレス検査

損傷関節を挟む二つの骨をしっかりと把持し，側方ストレスをかけて不安定感を評価する．MP関節では側副靱帯が緊張する屈曲位，PIP関節は軽度屈曲位（約30°）で検査を行う．損傷を助長する可能性があるため過度のストレスをかけないように十分な注意が必要である．

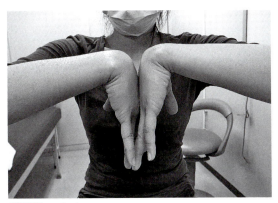

図17　Phalen test

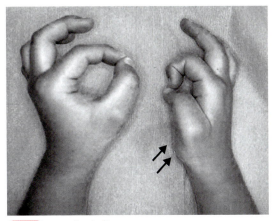

図18　perfect O

5. 三角線維軟骨複合体（TFCC）損傷
▶ 尺屈テスト

手関節を他動尺屈し，手関節尺側（TFCC部）に疼痛が誘発されれば陽性．

▶ 尺屈回外テスト

手関節を他動的に尺屈したうえで回外操作を加える．尺屈テストよりも陽性率が高い．

6. 遠位橈尺関節（DRUJ）不安定性
▶ ballottement test

一方の手指で橈骨遠位部，他方の手指で尺骨遠位部を把持し，DRUJを掌背側に擦り合わせるようにして，掌背方向の不安定性を評価する．回内中間外位で調べる．疼痛，不安定性，clickがある場合を陰性とする．

7. 手根管症候群
▶ Phalen test

両手関節を掌屈して押し当て，その肢位を60秒間維持する．母指-環指橈側固有指部の正中神経支配領域のしびれ・感覚障害が増悪する場合は陽性であり，手根管症候群などの手関節部で正中神経圧迫障害を疑う（図17）．陽性率は60〜80％である．

▶ reversed Phalen test

Phalen testで手関節を掌屈したのに対して，reversed Phalen testは他動的に最大伸展（背屈）する．

▶ 手根管部 Tinel 様徴候

手根管部軽く叩打し，正中神経支配の固有指部

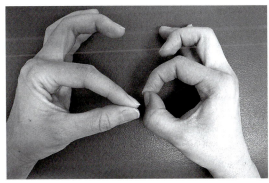

図19　tear drop sign

（母指-環指橈側）へ放散痛がある場合を陽性とする．神経絞扼部位では神経線維がミエリン鞘に被覆されずに露出しているため，正常では興奮を生じない軽い物理刺激で興奮するためと考えられている．

▶ perfect O

母指球筋の麻痺により母指対立および掌側外転が障害され，母指と示指の指尖ピンチできれいな丸をつくることができない（図18）．

8. 前骨間神経麻痺
▶ tear drop sign

前骨間神経麻痺では，母指IP関節屈曲（長母指屈筋）ならびに示指DIP関節屈曲（示指深指屈筋）が障害されているため，母指・示指の指尖ピンチで丸をつくることができず，涙のしずく様の形になる（図19）．

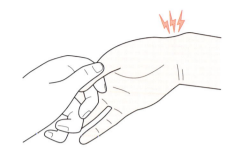

図20 Finkelstein test
検者が患者の母指とともに手関節を尺屈させ,疼痛が誘発さえれば陽性である.

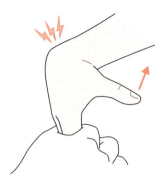

図21 岩原・野末の徴候
手関節を最大掌屈位に保持し,母指の自動伸展を行わせ,疼痛の出現を確認する方法である.EPBの絞扼がある場合に高率に陽性になる.

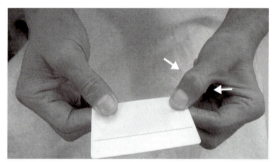

図22 フローマン徴候

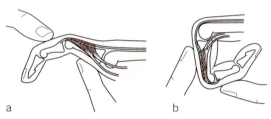

図23 intrinsic tightness test

9. 手関節狭窄性腱鞘炎(de Quervain病)

▶Finkelstein test

検者が患者の母指とともに手関節を尺屈させる.疼痛が誘発されれば陽性であるが,健常であっても疼痛を訴える例はある.橈骨茎状突起,第1コンパートメント部の圧痛などの臨床症状と併せ,手関節狭窄性腱鞘炎の診断を下す(**図20**).

▶岩原・野末の徴候

手関節最大掌屈位を保持した状態で母指自動伸展をしてもらい,疼痛誘発の有無を評価する.短母指伸筋腱の絞扼があると高率に陽性となる(**図21**).

10. 尺骨神経麻痺

▶フローマン徴候(Froment sign)

左右各々の母指と示指橈側で紙を把持し,引っ張ってもらう.尺骨神経麻痺(母指内転筋麻痺)では長母指屈筋が母指IP関節を屈曲して押さえる代償運動(tip pinch)が生じる.すなわち,母指IP関節屈曲,指尖での把持,把持力低下をFroment sign陽性とし,尺骨神経麻痺を疑う(**図22**).

▶cross finger test

示指を中指に重ねる動作は骨間筋の働きによる.尺骨神経麻痺で骨間筋が機能していない例では指を重ねることができない.

11. 舟状骨月状骨間不安定性

▶Watson test

被験者の舟状骨結節を掌側から圧迫し,そのまま他動的に手関節を尺屈位から橈屈する.手関節橈側部に疼痛,クリックが誘発されれば陽性であり,舟状骨月状骨間の不安定性を示唆する(**動画17**).

12. 内在筋麻痺

▶Bunnell intrinsic tightness test

内在筋の麻痺がある例ではMP関節伸展位ではPIP関節は屈曲が制限され,MP関節屈曲位ではPIP関節屈曲可能になる.MP関節が屈曲位よりも伸展位の時にPIP関節屈曲が制限される場合にintrinsic tightness test陽性とする(**図23**).

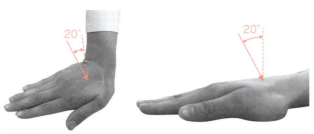

図24 手舟状骨の特殊撮影（Compson JP の撮影法）
尺屈位正面（PA）で管球を 20° 遠位に振っている．

＊超音波

　MRI，CT，PET など画像診断技術は近年著しく向上しているが，中でも最も進歩したものが超音波であり，高画質化により筋肉，腱，神経などの軟部組織の描出が飛躍的に向上した．低侵襲性で，診察室で手軽に実施することができ，疾患によっては単純 X 線で判別不能な小さな骨病変や，炎症の程度を評価することが可能である．手関節・手部では腱断裂，滑膜炎や血腫，軟部腫瘍の存在の診断にも有用である．

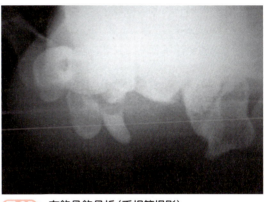

図25 有鉤骨鉤骨折（手根管撮影）

VI. その後の検査や次回診察についてのプランニング

1. 単純 X 線

　骨折，骨腫瘍，骨化・石灰化の診断に有用である．正確な正側 2 方向撮影を行うことが診断のために非常に重要である．関節の撮影では関節面の接線方向に X 線を入射する．不正確な画像では骨折・脱臼を見逃してしまうことがしばしばある．また，必要に応じて両斜位像を追加した 4 方向撮影を行う．

　舟状骨月状骨間靱帯損傷や月状骨周囲脱臼など関節不安定を伴う病態では手関節掌背屈，橈尺屈などの機能撮影が有用である．臨床症状から疑う外傷・疾患に応じて特殊撮影を追加することが肝要である．

・手舟状骨骨折を疑う場合には正側両斜位 4 方向に加え，前腕回内位や手関節尺屈位，指屈曲位で骨折線が描出しやすくなる．Compson らは，尺屈位正面（PA），側面，45° 回内・回外の 4 方向に，尺屈位正面（PA）で管球を遠位方向から 20° 振った撮影を加えた 5 方向撮影を推奨している（図24）．

・有鉤骨鉤骨折は外斜位で描出されることもあるが手根管撮影で明らかになることが多い（図25）．

2. ストレス X 線

　靱帯損傷を疑う場合にはストレス下の X 線撮影が診断の一助になる．健側との比較を行う．過度のストレスにより損傷を助長する可能性があることに留意する．

3. MRI

　筋・腱，靱帯などのほか，関節においては関節包・滑膜・関節軟骨・軟骨下骨などの描出が可能である．骨髄の描出により単純 X 線で診断不能な骨折，骨挫傷の有無や手根骨の阻血性病変（骨

壊死）を判断することができる．見逃されやすい骨折（手舟状骨など）やTFCC損傷の診断のほか，腫瘍性病変（ガングリオンを含む）や神経障害に伴う筋萎縮の描出にも威力を発揮する．

4. CT

骨折，とくに関節内骨折のほか，関節内遊離体，骨腫瘍などの診断に有用である．手関節では遠位橈尺関節障害における関節適合性の診断に重要な役割を果たす．三次元CT（3D-CT）は病変・障害の立体的把握に役立つほか，最近は，動態評価が可能な4D-CTも開発されている．

5. 電気生理学的検査

手根管症候群や尺骨管症候群などの絞扼性神経障害では絞扼部を挟んで神経伝導速度が遅延する．侵襲的ではあるが針筋電図は麻痺の有無・重症度の判定に有用である．

6. 関節造影

手関節・手根部の靱帯損傷や三角線維軟骨複合体損傷の診断に有用である．

7. 血管造影

MRアンギオグラフィー（MRA）の登場により施行頻度は減ったが，血管損傷や血流障害部の微細を描出すること可能であり，診断，治療方針の決定に有用である．

〈佐藤和毅〉

参考文献

1) 津下健哉：A. 診断法．生田義和他編：上肢の外科，p.28-30，医学書院，2003．
2) 津下健哉：私の手の外科，手術アトラス．改訂第3版，p.10，609，南江堂，1995．
3) Shin AY, Amadio PC：The stiff finger. Wolfe SW, Hotchkiss RN, Pederson WC, Kozin SH（eds），Green's operative surgery, 6th ed, p.355-388, Elsevier, 2011.
4) Compson JP, et al.：The radiological anatomy of the scaphoid：Part 2：radiology. J Hand Surg, 22B：8-15, 1997.

中・高齢者の診かた

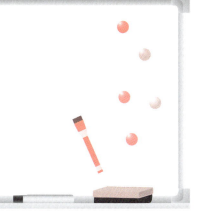

I. 中・高齢者の手を診るにあたり

手は物の把持動作（ひっかけ握り，指先つまみ，指腹つまみ，力握り）など複雑で精緻な複合的運動をする器官である．運動時や転倒時には自重を支える荷重部かつ露出部でもあるため，損傷されやすい．年齢を問わず外傷を受けやすい部位であり，中年以降では変性疾患，過度の使用による炎症，自己免疫性疾患，末梢神経障害，感染症，循環障害など障害も多様化する．したがって，病理学的分類や解剖学的分類に沿って，頻度の高い外傷・疾患から順に丁寧な問診で診断を絞りながら，視診，触診，可動性評価，神経学的診察（筋力評価，感覚検査），手の機能評価，疾患に特異的な徒手検査，の順でどこに病変があるか考えながら診察を進めていくことが重要である．

たとえば"朝手がこわばる"と訴える場合に短絡的に関節リウマチのみを想定して診察していると，もっと頻度が高く，同様に朝のこわばりを呈する疾患である手指の狭窄性腱鞘炎を見過ごしかねない．また，神経障害のように手関節部や手部に症状を呈していても原因が別の部位にある場合もある．そのため詳細な問診を通じて年齢，性別に高頻度に生じる疾患を把握し，診断の見通しをつけながら直接触れて診察したり検査をしたりする手順を組み立てることが必要なのである．

II. 入室時にチェックすべき事項

手のしびれや痛みを主訴とする場合，障害部位が脳や脊髄など中枢なのか，末梢神経や手関節・手部の障害であるのか鑑別するため，まず入室時に下肢の麻痺や痙性歩行（膝伸展位で下肢を上げずに重心を爪先に置き，狭い歩幅で小刻みに歩く）がないか，歩容にも留意し，後述する神経学的診察で判断する．

また，運動器の治療の重要な目的は日常生活動作（ADL）の改善である．したがって運動器の機能障害を評価するには，後述する身体所見だけでなく ADL 能力を総合的に把握することが必要である．ADL 制限についてなるべく具体的に診察室で把握するために，入室時の歩容やドア開閉動作，更衣動作を観察することも重要である．

III. 病歴聴取

症状の経過や程度，症状が複数の場合はその組み合わせなど必要な情報をただ患者のいうことを漫然と聞くだけではなく，鑑別を思い浮かべながら積極的に聴取する．

その際，病理学的分類に従い，外傷，感染症，炎症性疾患，腫瘍，変性疾患，代謝性疾患，骨壊死などの血流障害，過度の使用，などに分けて要因を聴取したり，解剖学的に表皮，皮下組織，筋膜，筋，腱鞘，腱，神経，血管，靱帯，関節包，滑膜，滑液包，軟骨，骨などのどの部位に病変があるか考えたりすることが重要である．また，性別では Heberden 結節や母指 CM 関節症，手根管症候群などは女性の罹患率が高い．

1. 主 訴

中・高齢者で手関節・手部に症状を呈する代表的疾患を主訴別に表1に示す．手関節・手部の

表1 中・高齢者における手関節・手部の障害

	手指の痛み，変形，運動制限	手関節部の痛み，変形，運動制限	しびれ・麻痺
外傷	指屈筋腱損傷，指伸筋腱損傷，指屈筋腱・伸筋腱皮下断裂，腱性槌指，骨性槌指，指節間関節側副靱帯損傷	手根不安定症，舟状骨骨折，Colles骨折とその後遺症，三角線維軟骨複合体（TFCC）損傷，尺骨突き上げ症候群	
拘縮と変形	Dupuytren拘縮		
炎症性疾患	関節リウマチ（ボタン穴変形，スワンネック変形），腱鞘炎（ばね指），感染症（指屈筋腱化膿性腱鞘炎），変形性関節症（Heberden結節，Bouchard結節，母指CM関節症）	腱鞘炎（de Quervain病，手関節背側腱鞘炎），変形性関節症（変形性手関節症，遠位橈尺関節障害，metacarpal bos），感染症（手関節結核），石灰性腱炎，乾癬性関節炎	
骨壊死		Kienböck病，Preiser病	
神経障害	手根管症候群，尺骨神経管症候群，Sudeck骨萎縮，後骨間神経麻痺	橈骨神経麻痺	手根管症候群，尺骨神経管症候群，肘部管症候群*，胸郭出口症候群*，頚肩腕症候群*，頚椎症性神経根症*，頚椎椎間板ヘルニア*，頚椎後縦靱帯骨化症*，頚髄不全損傷後遺症*，脊髄空洞症*，腕神経叢麻痺*
循環障害			
腫瘍と腫瘍類似疾患	指節骨内軟骨腫，グロムス腫瘍，腱鞘巨細胞腫	手関節ガングリオン，手根骨囊腫，橈骨遠位端の骨巨細胞腫	

* 手関節，手部以外に起因する

主な愁訴は疼痛，運動制限，しびれ，変形である．愁訴の部位，出現様式（誘因），性質，程度，増悪要因，持続時間や頻度などについて聴取する．

部位については解剖学的な分類と患者の認識にずれがある場合がある．たとえば主訴が「手が痛い」でも，実際は手指，手掌，手関節，時に前腕を指す場合もあり，それぞれ想起すべき疾患は異なるので，指差ししてもらうなどして確認する必要がある．また，病巣から離れた部位に痛みを感じることもある（関連痛；referred pain）．頚椎椎間板ヘルニアで障害神経根症状として手指の痛みや上肢痛を訴えることがあり，常に関連痛の可能性を考えながら診察にあたる．

症状の出現様式は鑑別において重要な情報である．誘因（手の酷使，反復する外力，外傷）の有無，徐々に発症したか明確な機転（単一の外力，スポーツや作業などの反復する外力）がある突然の愁訴であったか，外傷では外力の強さや向き，受傷時の肢位を可能な限り詳細に聴取することが重要である．明確な誘因なく徐々に疼痛が増強した場合は変性疾患を第一に考え，急性発症の場合は外傷や感染，循環障害を疑う．また，時間帯による疼痛やしびれの寛解・増悪にも留意すると朝方増悪し，時に疼痛で中途覚醒する腱鞘炎や手根管症候群のような疾患の診断の助けになる．誘因に比して症状が重度な場合，たとえばごく軽微な動作で指節骨や中手骨の骨折を疑う所見が生じていれば内軟骨腫などによる脆弱性を疑う．

愁訴の性質については患者の表現を重視してカルテに記述する．拍動性の疼痛では感染症を，蟻走感（formication）や電撃痛では絞扼性神経障害や頚椎疾患に由来する神経根性疼痛を考える．変性疾患では動作時や荷重時に疼痛を生じ安静時に軽減することが多い．

疼痛の程度については視覚アナログ尺度 visual analogue scale（VAS）が経過を表すうえで有用である．直線の左端を痛みのない状態，右端を最強の痛みと仮定し，患者自身に痛みが線上のどの部分に相当するのか指してもらい，左端からの長さ（mm）で表す．他に，0～10 までの 11 段階で評価する数値的評価スケール numerical rating scale（NRS）や，笑顔から泣き顔まで 6 段階の顔貌で痛みの程度を表すフェイススケールなどが用いられる．

2. 生活環境

疾患の発症誘因や進行にかかわるだけでなく，治療方針を考えるうえでも患者の職業歴，生活環境を知ることは重要である．Kienböck 病は大工など手関節への負荷がかかる職業での発症が多い．一方，重量物の運搬やスポーツなど明らかに負荷のかかること以外にも，たとえば庭の草むしり，針仕事，炊事や洗濯，掃除，PC 操作，家族の介護など，本人にとっては日常的で負荷と自覚していない手指や手関節の反復使用も狭窄性腱鞘炎（de Quervain 病，ばね指）や変形性関節（Heberden 結節，Bouchard 結節，母指 CM 関節症）の誘因となりうる．

3. 既往歴

既往歴についても積極的に問診することが重要である．たとえば手指の腱鞘炎（ばね指）は糖尿病の既往があると罹患しやすく，手根管症候群は人工透析中に合併しやすい．両者とも女性ホルモンのバランスが変わる妊娠中や更年期に生じやすい．これらの疾患や状態が直接運動器の愁訴にかかわると認識している患者は多いわけではないが，病態の把握にも治療にも重要な情報であるから積極的に聴取する必要がある．手根不安定症のように過去の外傷に起因する病態もあるが，転倒し手をつくことは中・高齢者ではまれではない．また受傷当初に「問題ない」と診断され現在の症状と外傷歴が関係しないと思いこんでいる場合もあるため，積極的な聴取が重要なのである．

糖尿病の管理不良，生物製剤使用中の関節リウマチ，重症肝疾患などでは易感染性に留意する．

4. 家族歴

血縁のある家族の既往歴も診断の一助となる．関節リウマチでは家系内発生が認められる．

Ⅳ. 視診・触診

手や手指では軟部組織が薄く，関節や腱などが表在性のため比較的視診，触診が容易である．正確に行うためには解剖学的目印（第 1 章, p.166 参照）を熟知している必要がある．

1. 視 診

視診では関節の変形，皮膚の色調や乾燥状態，浮腫や背側皮線の有無，爪の変形・色調，母指球，小指球，骨間筋における筋萎縮などを，触診では腫脹や腫瘤の性状，皮膚温などを確認する．安静時の手指の肢位は，伸筋腱と屈筋腱のバランスから通常軽度屈曲位をとるが，深指屈筋腱断裂指では伸展位をとる．皮膚瘢痕による拘縮があれば自動伸展に制限をきたす．遠位指節間（DIP）関節に変形や腫脹があれば Heberden 結節（p.260 参照）を，近位指節間（PIP）関節の場合は Bouchard 結節（p.262 参照）を考える．病変部の発赤は急性炎症性疾患を，蒼白であれば循環障害を疑う（p.256 参照）．急性感染症では発赤と腫脹を皮下組織や腱周囲，関節に認めることが多く，病変部の腫脹により皮膚の皺が減り光沢が増して見えることもある．皮膚瘻孔が形成されていたら進行した化膿性骨髄炎や骨・関節結核の存在を考える．

乾癬性関節炎や掌蹠膿疱症性関節炎などの皮膚疾患に合併する関節症では先行して皮膚症状が生じる場合もあり，これらを疑った場合は下腿や足部など他部位にも皮疹がないか確認を要する．前者では頭部，肘頭，膝蓋部などに銀色の鱗屑が表面に付着した境界鮮明な紅色皮疹が，後者では手掌や足底の小膿疱が，特徴的に生じる．また，爪病変の有無がリウマチ性疾患の鑑別に役立つことがある．

第2章 手関節・手部の臨床診断総論

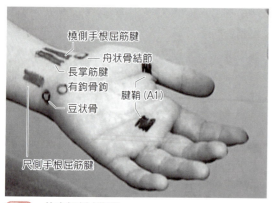

図1 体表解剖（掌側）

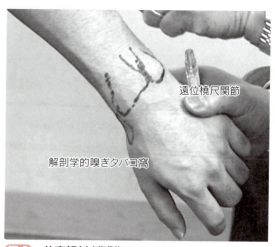

図2 体表解剖（背側）

2. 触診

触診はなるべく疼痛のない部から有痛部へ行い，片側性病変では健側から行う．

手関節掌側（図1）では舟状骨結節，豆状骨，有鉤骨鉤を，前腕側で長掌筋腱，尺側手根屈筋腱，橈側手根屈筋腱，手掌から手指で各指の屈筋腱を触れるので，愁訴の部位，出現様式（誘因）に即した圧痛の有無を確認する．手関節背側（図2）では橈骨茎状突起，解剖学的嗅ぎタバコ窩（p.232参照），Lister結節，遠位橈尺関節，尺骨頭，尺骨茎状突起などを触れる．手根骨と手根─尺骨頭間，伸筋腱区画でも圧痛を確認する．指関節の圧痛を掌背側と橈尺側に分けて調べる．

末梢神経障害では麻痺領域に皮膚萎縮や発汗低下（乾燥）をみることがあり，皮膚の乾燥状態を指で触れて判断する．母指球と小指球の筋萎縮も重要な所見であり触診する．

関節リウマチでは指節間関節や中手指節間（MP）関節に橈尺側，掌・背側の圧痛を伴う紡錘状腫脹を触知する．関節リウマチを疑った場合は他関節の疼痛についても問診し，腫脹や圧痛を確認する．

指の自動運動を行わせると腱の走行を触知することができ，腱鞘滑膜炎では腱走行に沿った圧痛や，腱周囲の滑膜増殖による肥厚，腫脹や弾発現象を触知する．自動運動に伴う結節移動を触知したり，弾発現象に伴うコクッという音を聴取したりすることもある．他に，手関節背側の腱鞘滑膜炎で手関節掌背屈にギシギシという音を聴取することもある．自動運動により疼痛が生じたり，増強したりする場合は腱鞘炎や関節リウマチ，変形性関節症，感染症などの炎症性疾患の鑑別を要する．炎症などで局所血流が増加していると熱感を，麻痺手では血液循環不良で冷感を生じる．

腫瘤がみられる場合，大きさの変化を問診し現在の大きさを計測する．触診で硬さ（弾性軟，骨性硬，など）や，可動性（周囲組織との癒着），圧痛，熱感の有無を確認する．脂肪組織や液体の貯留した腫瘤では波動を触知する（p.254，p.268参照）．

V. 必要となる身体所見の取り方

1. 可動域

手関節では掌背屈，橈尺屈，回内外について評価する．第2〜5MP関節伸展可動域や，母指MP関節，IP関節の可動域は個人差が大きいので健側と比較して評価する．突き指などによる指節間関節の動揺性は，側副靱帯が緊張する肢位（MP関節では屈曲位，PIP関節では伸展位）で評価する．

2. 神経学的診察

神経学的診察（感覚，徒手筋力テスト，腱反射）は感覚障害や運動障害の解剖学的高位を診断するために行う．障害の原因は，この結果と聴取した病歴や画像診断結果を合わせて診断する．

▶ 筋力検査

手の主要な機能である把持動作（ひっかけ握り，指先つまみ，指腹つまみ，力握り）を定量的に評価するには，握力計やピンチ計を用いる．関節リウマチなどで著しく握力が低下してこれらで計測できない場合には，水銀柱血圧計のカフを膨らませて水銀柱を 20 mmHg まで上げてクランプし，そのカフを握ってもらい上昇した分を記録する．

徒手筋力検査 manual muscle testing（MMT）では手関節屈筋群，手関節伸筋群，指関節屈筋群，指関節伸筋群，長母指外転筋，母指内転筋，短母指外転筋，小指外転筋，掌側骨間筋，背側骨間筋を代表として調べる．1種類の関節運動でも，主動筋と共動筋がともに作用するので，共動筋や近傍の筋群によるトリックモーションの影響を除くために被験筋の収縮を手で触れて確認することが必要である．

▶ 感覚検査

感覚には表在感覚（触覚，痛覚，温度覚），深部感覚，複合感覚（二点識別［覚］）があり，手の診察では主に，触覚，痛覚，静的および動的二点識別（覚）を評価する．表在感覚は，末梢神経の支配領域や脊髄髄節支配別に近位と遠位とを比較しながら左右対称に検査し，健側あるいは正常他部位を 10 とした相対的感覚の自己申告で半定量的に評価する．感覚障害が軽度の場合はピンやルレットを用いて痛覚を詳細に確認する．触覚閾値にはセメスワインシュタインモノフィラメントもよく用いられる．感覚障害があればまずは神経麻痺を考えるが，前骨間神経や後骨間神経の麻痺では感覚障害を伴わないので，筋腱断裂との鑑別が必要となる．

手の機能上，非常に重要な複合感覚が二点識別覚（2PD）であり，神経損傷の機能回復評価にも使われる．専用テスターで皮膚の二点を同時に刺激し，識別可能な最小二点間距離で評価する．健常指尖で 3～5 mm，手掌で 7～10 mm 程度である．

3. 手の機能評価：身のまわり動作，日常生活動作

手関節と指の自動可動域と他動可動域を調べて関節拘縮の有無を判断する．自動運動の際，腱の緊張が強くて可動域を制限したり，逆に滑走中浮き上がったりしないかも確認する．可動域に制限があれば関節拘縮を，なければ腱断裂か神経麻痺を疑い，診断のための特異的な検査を続いて行う．握り，つまみ，母指対立運動などの基本的動作も確認する．前述したように運動器治療の目的は ADL や生活の質（QOL）改善であり，個々の可動域や疼痛の改善だけでは不十分である．診察室でもなるべく具体的に（可能なら類似動作を再現してもらい）ADL 能力を評価する．手・手関節領域では，タオルを絞る，ペットボトルのキャップを開ける（閉める）などの握り動作や，洗濯ばさみでとめるような指腹つまみ動作，箸の使用や書字，ボタンかけなどの巧緻運動が円滑に行えるかどうか，それらの動作に伴い苦痛や動作異常を生じるかを評価する．診察前にこのような日常生活動作について調査票に記入してもらうことで治療方針をたてやすくなる．

4. 疾患特異的な徒手検査

▶ Tinel 徴候

損傷された末梢神経を体表で遠位から近位に順に叩打していくと，損傷部位でその神経の固有支配域にヒリヒリ感（tingling）や蟻走感を生じる．軸索再生が髄鞘による被覆に先行するために生じ，軸索伸長に伴い遠位へ移動する．手根管症候群，肘部管症候群などの絞扼性末梢神経障害でも絞扼部において叩打痛や放散痛を生じ，これを Tinel "様" 徴候とすることが多い．

▶ perfect "O" テスト

正中神経障害で母指球筋（母指対立筋，短母指

屈筋)の麻痺により母指対立機能が損なわれると，示指と母指でつくる"O(オー)"が円形にならなくなる(p.230参照)．

▶ Phalen test(手関節屈曲テスト)

手根管症候群の症状誘発テストであり，手関節最大掌屈位を1分間保持することで，正中神経支配域のしびれや疼痛が増強した場合に陽性とする(p.189参照)．手関節掌屈が困難な場合，逆Phalen(手関節伸展テスト)を行う．Phalen testと逆に手関節を背屈位で保持させ，手根管症候群の症状を誘発，あるいは増強させる．

▶ Froment 徴候

尺骨神経障害で母指内転筋が麻痺している場合に，母指と示指で紙などを挟み検者がそれを引き抜こうとすると，代償的に正中神経支配の長母指屈筋が働いて母指を屈曲することで挟もうとするトリックモーションが起きる(p.190参照)．

▶ grind test(母指 CM 関節ストレス試験)

母指手根中手(CM)関節の変形性関節症で，母指長軸方向に圧を加えながらすりつぶす(grind)様に回旋運動を加え，疼痛を誘発する．同関節の捻挫や靱帯損傷では長軸方向に牽引しながら行う(p.238参照)．

▶ Bunnell の内在筋テスト

内在筋の短縮や拘縮があると，MP関節屈曲位でさらに指の自動屈曲を指示した場合はPIP，DIP関節ともに屈曲可能であるが，MP関節伸展位ではPIP，DIP関節の他動屈曲が制限される．

▶ Eichhoff test

手関節伸筋腱第1区画(短母指伸筋腱，長母指外転筋腱が通過)の狭窄性腱鞘炎(de Quervain腱鞘炎)では，母指を外にして拳をつくり，他動的に尺屈させることで疼痛が誘発される．類した手技に Finkelstein test がある(p.234参照)．

▶ Allen test

手の循環障害がみられる場合に橈骨動脈，尺骨動脈のいずれに閉塞があるか調べる手技である(p.188参照)．患者自身が手を強めに握った状態で，検者は手関節掌側の両動脈を圧迫する．指を伸展させると両側の流入動脈を圧迫しているため手は蒼白になるので，ここで片側の動脈の圧迫を解く．動脈に元から閉塞があると血流の流入が遅いために手の紅潮が遅れる．同様の試験を指基部でも行うことがある(指 Allen test)．

VI. 診察室で行える検査・処置

1. 単純 X 線

運動器診療においては非常に重要な検査である．障害部を中心に，正面と側面の2方向撮影を行う．手関節では関節面の評価などの必要に応じ，斜位像や，手関節の掌・背屈，橈・尺屈運動の機能撮影を追加する．通常の手関節2方向撮影では評価しづらい舟状骨では握り拳で手関節尺屈位，および回内位の2方向での撮影で観察しやすい像が得られる．手根管症候群や手根骨骨折などでは手根管撮影(前腕回内位，手関節最大背屈位で手掌長軸に対し30°掌側遠位から撮影する)を行う．

2. 超音波検査

手・手関節領域においては，軟部腫瘍の罹患範囲やガングリオン，グロムス腫瘍などの腫瘍の有無の判断，神経，腱，靱帯など軟部組織損傷の確認，手根管内の観察などに，外来で手軽に検査可能な超音波検査は有用である．

3. 血液検査

病変部の発赤や腫脹，熱感，圧痛などから感染症を疑った場合は，白血球数，CRP，赤沈など，関節リウマチを疑うようなPIP，MP関節の紡錘状腫脹をみた場合はこれらに加えてリウマトイド因子，抗CCP抗体などの検査を行う．

4. 外固定

外固定は，疼痛や腫脹の緩和，整復した骨片の保持などを目的として用いられるが，手指・手関節では，アルフェンスシーネ，ギプス，ギプスシーネ，指間テーピングなどさまざまな外固定方法がある．適応は各論で後述するが，手・手関節部で

は関節拘縮をつくらないよう固定期間と固定肢位には十分な配慮をする．またこの部では背側の軟部組織が薄いため，圧迫による皮膚障害をつくらないように留意する．

VII. その後の検査や次回受診についてのプランニング

血管損傷や急性感染症では時間単位で対応しないと関節の深刻な機能障害や，敗血症のような全身状態の悪化を招来しかねないので，早急な検査と治療方針決定が望まれる．末梢神経障害では回復は週単位であるから，多くの場合経過観察も2週間隔程度で十分であろう．母指CM関節症などで装具を処方した場合，装具装着に慣れるのに2，3週を要することが多く，その前に脱落することを防ぐためによく説明し，3〜4週程度の間隔で再診し，効果を確認するとともに装具治療の動機づけを新たに行うことも重要である．

MRI

手・手関節周辺の障害では，骨・軟部腫瘍の罹患範囲評価や不顕性ガングリオンの診断，靱帯損傷，骨端症（Kienböck病）の早期診断，関節液貯留，不顕性骨折などでMRIが有用である．

〈奥山訓子〉

参考文献

1) 千葉一裕：戸山芳昭，松本秀男編：整形外科研修マニュアル，初版，p.12，南江堂，2004．
2) 中村利孝，松野丈夫，井樋栄二，馬場久敏編：標準整形外科学，第11版，内田淳正監修，医学書院，2011．
3) 三浪明男，戸山芳昭，越智光夫編：講義録 運動器学，第2版，メジカルビュー社，2009．
4) 三浪明男：手・手関節部痛の診療指針．中村耕三編：運動器診療 最新ガイドライン，初版，p.434-438，総合医学社，2012．
5) 落合直之：日本手外科学会webより http://www.jssh.or.jp/ippan/what_tegeka/index.html

第 2 章　手関節・手部の臨床診断総論

超音波像の見かた

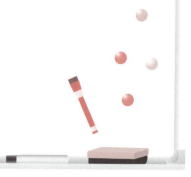

　近年の超音波診断装置は解像度が飛躍的に向上し，空間分解能（2 点識別能）は 1.5 T の MRI を凌駕するといわれている．したがって手関節・手部に生じる軟部組織病変の多くは，本装置により病態の可視化が可能となっている．ただし，これを使いこなすためには，あらかじめ軟部組織の立体的構築に関する解剖学を熟知していることが重要である．逆に超音波検査に習熟すれば，立体的構築の知識を飛躍的に増やすことができる．

　本項では，超音波診断装置の設定，基本走査，代表的な疾患のエコー画像について解説する．

I. 超音波診断装置の設定

　使用する探触子は通常の乳腺，甲状腺検査に使用するリニア式で十分である（図 1a）．ただし手指に関しては，指屈伸運動時の病態が問題となるためスティック形状の探触子が望ましい（図 1b）．探触子の側面には堤防状に隆起したマーカーがあり，これにより対象物の方向のオリエンテーションをつける（図 1c）．手関節・手部領域では，微細構造を特定する必要上，10 MHz 以上の高周波数を選択することが多い．フォーカスは，指定領域の対象物を鮮明にする機能で，ビームが検査対象の深さに収束するように合わせる．検査対象が複数の深さの場合はフォーカスを複数に設定する．ゲインは画像全体の明暗を調節する機能で，部屋の明るさに応じて画像が最も鮮明になるようにする．ズームは，画像を拡大ないしは上下左右に移動する機能で，対象物が全体画像に比べ

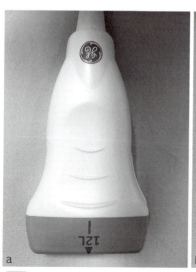 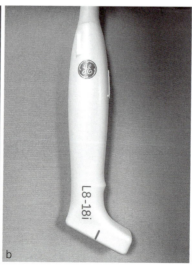 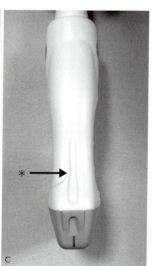

図1　使用する探触子
　a：通常の探触子．
　b：スティックタイプの探触子．
　c：通常の探触子の側面（＊：マーカー）．

著しく小さい場合は，これを拡大させて観察しやすくする．

II. 基本走査

検者は被検者の手を診察台の上に置き，これと向き合う形をとる．検者が右利きの場合は，左手で探触子を持ち，右手で罹患手を把持して適宜これを動かしながら検査する．探触子を対象物に正しく当てるには，ランドマークとしての皮線や触知した骨性隆起物（舟状骨結節，豆状骨など）がどの関節，骨に相当するかについての知識が必要である．対象物の形状に凹凸がある場合は，十分量のゼリーを探触子表面に塗布し，探触子と対象物の間に空気が介在しないようにする．探触子は，対象物に対しできるだけ垂直に当てることが基本で，斜めに当たった場合はビームが減衰して無エコー（音響陰影）を呈し，誤診の原因となるため注意を要する．

III. 代表的な疾患のエコー画像

▶ 狭窄性屈筋腱腱鞘炎（ばね指）

屈筋腱や腱鞘が種々の程度に腫脹，硬化し，腱鞘内を屈筋腱が通過しにくくなる状態である．長軸像では，A1 pulleyをモニター画像の中心に据えて他動的にゆっくり罹患指を屈伸させ，腱の滑走状態を動画で観察する．腱の滑走が指関節の他動運動と同期していない場合は，滑走障害があると判断する．腱の滑走障害を瞬時に判断できる有用な所見として dark tendon sign と称される腱内部の低エコー像がある（図 2a）．短軸像では，探触子を MP 関節レベルで腱の軸に垂直に当て，腱鞘を含む屈筋腱周囲の輪状低エコー像の厚さを頂点の位置で評価する．この厚さは健側と比較するが，1 mm 以上の場合はほとんどが病的といえる（図 2b）．

▶ de Quervain 病

橈骨茎状突起上を走行する背側第 1 区画の長母指外転筋腱や短母指伸筋腱を包む腱鞘の肥厚により発症する狭窄性腱鞘炎である．したがって，探触子は橈骨茎状突起上に短軸で当てて腱鞘の肥厚を評価する．治療に難渋しやすい所見で知られる長母指外転筋腱，短母指伸筋腱の間の隔壁は，超音波エコーで明瞭に確認できる．腱鞘の肥厚は短母指伸筋腱の周囲で有意に強いことが多い．時に橈側皮静脈が病変部に近接している場合，腱鞘内ステロイド注入の際に血管内へ誤注入する危険がある．超音波エコーはこの静脈の位置を特定できる点で有用といえる（図 3）．

▶ 手根管症候群

絞扼性神経障害のうち最も頻度が高く，正中神

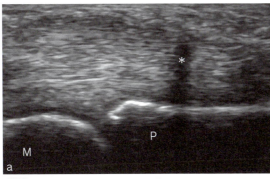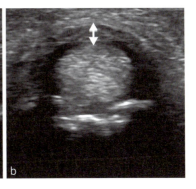

図2 狭窄性屈筋腱腱鞘炎（ばね指）
a：長軸像で dark tendon sign（＊）を確認．
b：短軸像で腱の周囲組織の厚さを，頂点の位置（矢印）で計測．
（M：中手骨，P：基節骨）

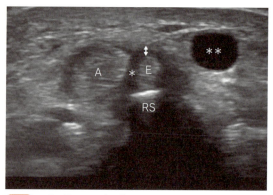

図3 de Quervain病
隔壁を伴い,短母指伸筋腱側の腱鞘が有意に肥厚(矢印).(A:長母指外転筋,E:短母指伸筋腱,RS:橈骨茎状突起,*:隔壁,**:橈側皮静脈)

経が屈筋支帯下で圧迫,虚血を受けて発症する.本疾患の診断にあたっては骨性隆起物をメルクマールにして正中神経の横断形状の変化を判断する.まず短軸像として,舟状骨結節(表層に橈側手根屈筋腱の横断像がある)と豆状骨上に探触子を当て,この手根骨間に張る屈筋支帯と,その直下を走行する低エコーの正中神経を確認する.この位置は屈筋支帯の入口部に相当する.深層に位置する各屈筋腱の間に低エコーの間隙が目立つようであれば,腱滑膜炎の存在が示唆される(図4a).この位置から探触子を中枢へ移動させて,モニター画像の深部で上方凸形状の月状骨を確認する.この位置は,正中神経の横断面積が最大となり偽性神経腫を形成していることが多い(図4b).次に探触子を末梢へ移動させ,尺側の有鈎骨鈎を確認する.有鈎骨鈎は横走する線状の高エコー像と,深部の音響陰影が特徴である.この位置は手根管の出口部に相当し,正中神経の横断面積が最も小さくなる.重要なことは,尺骨動脈と有鈎骨鈎との位置関係を把握することで,尺骨動脈が有鈎骨鈎の橈側に偏位している場合は,手根管開放術で屈筋支帯を切離する際に尺骨動脈を損傷する危険があるため注意を要する(図4c).最後に長軸像として正中神経の走行に沿って探触子を当て,神経の前後方向の厚さの変化を捉える(図4d).

▶オカルトガングリオン

原因不明の手関節背側部痛があり単純X線で明らかな所見がない場合には本病態を想定する.一般に手関節背側の舟状骨月状骨間より発生することが多い.短軸像で橈骨遠位端背側のLister結節を確認し,次に探触子を末梢へ平行移動させながら舟状骨,月状骨の画像と,この間より立ち上がる無エコーの腫瘤性病変を確認する(図5a).その後,長軸像でガングリオンの茎部の位置を確認する(図5b).

(亀山 真)

参考文献

1) Gruber H, Peer S, Loizides A:The "dark tendon sign"(DTS):a sonographic indicator for idiopathic trigger finger. Ultrasound in Med & Biol, 37(5):688-692, 2011.
2) 清水弘之,別府諸兄,中島浩志:de Quervain病における超音波検査を中心とした画像診断.臨整外,41(2):109-114, 2006.
3) 中道健一:末梢神経障害に対する超音波診断.MB Orthop, 25(8):11-22, 2012.
4) 亀山 真,小見山貴継,手塚正樹,柳本 繁:超音波エコーを補助とした内視鏡下手根管開放術.日手会誌,30(4):442-445, 2014.
5) Chen HS, Chen MY, Lee CY, Kao MJ, Wang TG:Ultrasonographic examination on patients with chronic wrist pain:a retrospective study. Am J Phys Med Rehabil, 86(11):907-911, 2007.

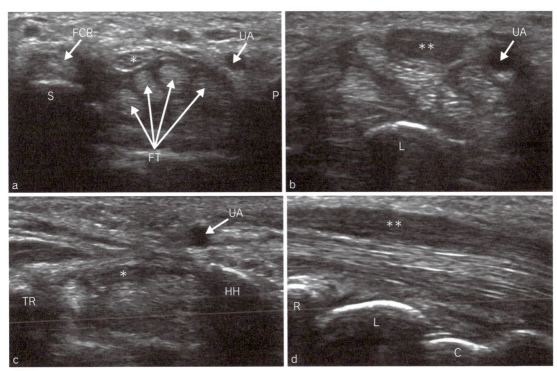

図4　手根管症候群
a：手根管入口部．各屈筋腱の輪郭が明瞭で腱滑膜炎の存在が示唆．
b：手根管近位部．偽性神経腫は月状骨に対向する位置．
c：手根管出口部．尺骨動脈は有鉤骨鉤の橈側に位置（本例の場合）．
d：正中神経長軸像．
（＊：正中神経，＊＊：正中神経（偽性神経腫），FCR：橈側手根屈筋腱，FT：屈筋腱，S：舟状骨結節，P：豆状骨，L：月状骨，TR：大菱形骨，HH：有鉤骨鉤，R：橈骨遠位掌側，C：有頭骨，UA：尺骨動脈）

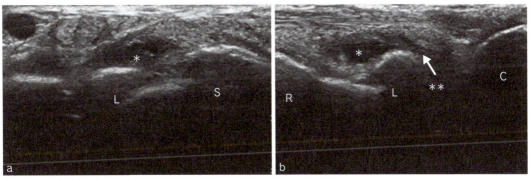

図5　オカルトガングリオン
a：短軸像．
b：長軸像．
（＊：ガングリオン，＊＊：ガングリオン茎部，S：舟状骨，L：月状骨，R：橈骨，C：有頭骨）

第3章

手関節・手部の臨床診断各論

第3章 手関節・手部の臨床診断各論

小児期

1. 合指症

問診（臨床経過）

6歳男児．第2子，出生時体重2,800g．妊娠中母体に異常はなく正常分娩であった．

出生直後から左環・小指の指間部の皮膚性癒合を指摘され，当科を受診した．

同一家系に同様の異常を示した者はなく，他の遺伝性疾患の既往者もいなかった．

　先天異常では妊娠中の経過や，同一家系内の先天異常・先天性疾患の発生の有無などを聴取する必要がある．合指症 syndactyly は多指症に次いで頻度の高い先天異常であり，常染色体優性遺伝を示し，約10％が同一家系内発生を示す．合指症は，軟部組織の指列誘導障害に分類され，中央列多指症や裂手症が発生するが，その部分症として合指症が発現する．

視診

左環・小指間は中枢側が部分的に皮膚で連続（水かき形成）していた（図1）．爪や指全体は正常の形態であり，軸長も正常であった．

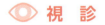　他の先天異常を伴わない合指症は，皮膚性合指症と骨性合指症に分けられる．皮膚性合指症は水かき形成のみられる部分合指症（図1）と指基部から指尖部まで皮膚性に癒合する完全合指症（図2）に分けられるが，骨性合指症は末節骨のみが癒合する軽症例から基節骨まで癒合するものまである．末節骨が癒合したものでは，爪の癒合もみられる場合が多い．中手骨にまで骨性癒合が及んだ症例では外観上裂手症との鑑別が困難である．

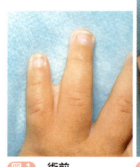
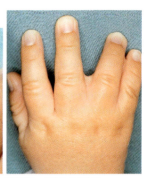

図1　術前
左環・小指間は部分的に皮膚で連続（水かき形成）しているが，爪や指全体の形態は正常である．

図2　完全合指症
異なる症例（1歳女児）であるが，中・環指の部分合指と環・小指の完全合指症を認める．

身体所見

手指の関節可動域はほぼ正常に保たれ，握り動作に障害はなかった．

　皮膚性合指症では骨や関節の形態に異常を認めないため，母指と示指間など明らかに長さの異なる指の合指症以外は指の関節可動域は比較的保たれる．

検査手順や次回受診のプランニング

単純X線像では指節骨および中手骨に骨性の癒合は認めなかった．

他の先天異常の合併を検索し，患児の社会生活的側面を考慮しつつ，安全な手術を行うための時期を決定するために，定期的な外来受診を指示した．

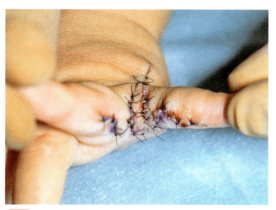

図3 術中所見
皮弁移動と足関節内果からの全層植皮による指間形成・指分離術を施行した.

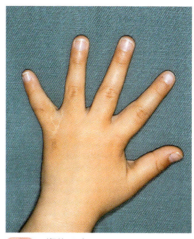

図4 術後5年
指間形成・指分離術後, 機能的および整容的にも良好な結果が得られている.

> **ポイント**
> 合指症を示す他の先天異常や遺伝性疾患を検索する必要がある. 頭蓋骨や顔面骨の変化, 合短指症, 呼吸器や循環器疾患の合併などを検索する.

両親, 特に母親の精神的なサポートを行う必要がある. 患児の社会生活的側面を考慮すれば可能な限り早期の手術が望まれるが, 安全な手術を行うために1~2歳ごろに手術を行うことが多い. これらのことを考慮して手術時期を決定するために, 定期的な診察を行う必要がある.

誘導障害に分類されるが, 単独で出現する合指症を独立した疾患と捉えると「5本の指が存在し小異常以外の合併異常がないもの」と考えられている.

治療法として, 合指症の分離・指間形成における皮膚切開や皮弁形成のデザインには多くの方法が報告されている. また, 全層植皮の採取部位としてカラーマッチに優れる足関節内果の皮膚を使用されることが多い (図3).

(関口昌之)

本症例の確定診断

外観上, 指間の皮膚性癒合以外は明らかな形態異常はみられなかった. 単純X線像で隣接指間の骨性癒合や骨変形は認めず, 軸長にも異常を認めなかった. また, 他の先天異常を伴っていないことから, 皮膚性部分合指症と診断し, 1歳7ヵ月時に皮弁移動と全層植皮(足関節内果)による指間形成・指分離術を施行した(図3). 術後5年の現在, 機能的および整容的にも良好な結果が得られている(図4).

> **ポイント**
> 絞扼輪症候群による先端合指症, 合短指症やApert症候群に伴う合指症などと鑑別する必要がある. 合指症は, 軟部組織の指列

参考文献

1) 児島忠雄:合指症手術の問題点. 整形外科, 51(1): 103-110, 2000.
2) 中原 実他:2. 手の先天異常3)合指症. 形成外科, 45:25-30, 2002.
3) 荻野利彦:第3章先天性疾患と骨系統疾患 10 合指症. 生田義和, 土井一輝, 三浪明男編:上肢の外科, 第1版, p.214-215, 医学書院, 2003.
4) 高山真一郎:上肢の先天異常とその治療. 慶應医学, 85(2):149-158, 2009.
5) 手の先天異常分類マニュアル. 日本手外科学会先天異常委員会 改訂版, 日本手外科学会(http://www.jssh.or.jp), 2012.

2.（母指）多指症

問診（臨床経過）

生後2週男児．出生時に右母指の重複を指摘されて紹介受診となる．

その他の形態異常は指摘されておらず，同様の家族歴もなかった．

多指症は上肢の先天異常のなかで最も頻度が高いとされ，男児に多く，原因は不明だが右に発生する頻度が高い．アジア人では，そのほとんどが母指に発生し，次いで中央列，小指の順に多いとされる．母指多指症の大半は片側孤発例で非症候性だが，両側罹患の場合には遺伝的背景を伴うことが多く，症候群の部分症である可能性を考慮する必要がある（**表1**）．特に母指多指症では心血管系の先天異常を伴う症候群が多いため，孤発性との判別は重要である．

視　診

頭部，体幹，手以外の四肢に形態異常を認めず，右母指以外に重複や合指（趾）を認めなかった．

右母指は基節部近位から重複しており，どちらも指の形態をもつが，橈側母指のほうが短小で，尺側に弯曲していた．また，尺側母指ではIP関節の皮線が掌背側ともに深いのに対して，橈側母指では皮線が認められず，爪も小さかった（**図1**）．

視診は，全身の奇形徴候の有無を検索することから始める．観察は頭部から始めて体幹を尾側方向に，次いで上下肢を近位から遠位に向けて順に行い，特に母指多指症の場合では，頭蓋骨や顔貌の形態異常，口蓋裂，四肢の短縮や弯曲，肢節長比の異常，会陰部の形態異常の有無を確認する．

患指以外の合指や多指を検索する際，軽度の皮膚性合指を見逃しやすいため，手掌（足底）側から皮線と水かきの高さの位置を観察するようにする．また，末節部での多指も見逃しやすいので，末節部の太さや爪の幅に注意が必要である．

患指では，重複指のどちらを温存すべきかという観点で，分岐高位，太さや長さ，弯曲変形や皮線の有無，爪の形状に注目する．つまみ動作が獲得される月齢（9ヵ月以降）に達している場合には，おもちゃなどを把持させて動作を観察すると，どちらが有用指なのか判別する参考になる．また，母指多指症には橈側列低形成を合併している場合もあるため，母指球の発達程度や第1指間の深さも確認が必要である．

表1 母指多指を部分症とする代表的な症候群

症候群	その他の部分症
Carpenter 症候群	塔状頭，多合指症
Fanconi 貧血	低出生体重，橈側列低形成，汎血球減少
Greig 頭蓋多合指症候群	大頭，突出した前額部，両眼隔離，多合指症
Holt-Oram 症候群	心奇形，橈側列低形成
Levy-Hollister 症候群	無涙，耳介低形成
Majewski 症候群	口唇裂，短肢，胸郭低形成
Taybi-Lindre 症候群	小頭，眼球突出，四肢近位の短縮と弯曲
VACTERL 連合	心奇形，鎖肛，腎奇形，気管食道瘻，脊椎奇形

2.（母指）多指症

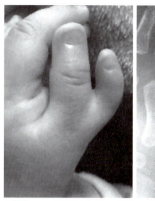
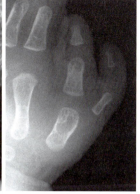

図1 症例肉眼像と単純X線像

身体所見

重複指はそれぞれ独立したMP関節を形成し，尺側母指ではほぼ中手骨長軸上に位置して十分な可動域を有していたが，橈側母指では橈側に偏位し，回旋軸が橈側に傾いて30°程度の可動域しか認めなかった．

また，尺側母指のIP関節は良好な可動性と側方安定性を有しており，手関節掌背屈による腱固定効果によりスムーズに屈伸したが，橈側母指では伸展位で強直していた．

ポイント 手術時に矯正骨切りを必要とするか判断するため，各関節の可動域計測時には，骨軸の傾斜の程度も評価しなければならない．また，関節の安定性や腱滑走良否の評価も，手術術式の選択にかかわるため，重要な評価項目である．

検査手順や次回受診のプランニング

単純X線像では基節骨から重複した2本の母指が別々のMP関節を形成していた．橈側母指では基節骨と末節骨間に間隙が大きく，三角指節骨を含む三指節母指と推察された．

手術日を1歳ごろに行う予定として，再評価のために生後6ヵ月時に外来受診するように指示した．

ポイント 母指多指症では，単純X線像に基づいて重複指の分岐高位で分類するWasselの分類法が広く用いられている（図2）．指節骨もしくは中手骨が部分的に重複して途中から分岐しているものを bifid type，完全に分かれているものを duplicated type として末節から順に6型に分け，これに分岐高位にかかわらず三指節母指を含む型を加えた計7型に分類している．日本手

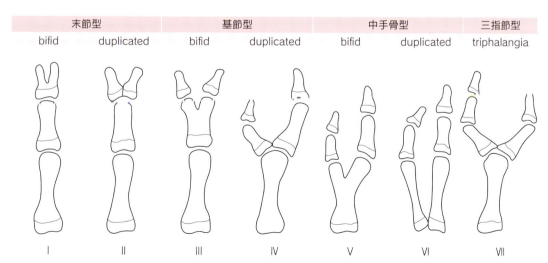

図2 母指多指症のWassel分類
（Wassel HD, et al：The results of Surgery for polydactyly of the thumb. A review, 175-193. Clin ortho Relat Res, 1969）

外科学会先天異常委員会により編集された手の先天異常分類マニュアルにおいては，Wassel分類と同様に分岐高位で6型に分けたうえで，三指節母指を含む場合には各型の亜型として"5型三指節""6型三指節"と記載することとしている．そのうえで，浮遊母指を7型，分岐高位判定が困難な例を8型としている．

三指節母指の場合，乳児期では骨端核が描出されないため初期の単純X線像では判別できず，後になって分かるケースもあるため注意が必要である．

手術時期に関しては，簡便な術式の場合には免疫機能が成熟する生後半年以降，1歳ぐらいまでに行うが，骨切りや腱移行など複雑な処置が必要な場合には2歳ごろまで待つことが多い．

本症例の確定診断

非症候性の片側母指多指症で，日本手外科学会の分類法における5型三指節と診断し，指節癒合を伴った三指節母指である橈側母指を余剰指として切除することとした．

（太田憲和）

参考文献

1) Helen VF, et al.：Oxford desk reference-Clinical genetics, p.218-219, Oxford University Press, 2005.
2) Amit G, et al.：The Growing Hand-Diagnosis and Management of the Upper Extremity in Children, p.243-268, Mosby, 2000.

3. 先天性絞扼輪症候群

問診（臨床経過）

8歳女児．出生時体重2,020 g．妊娠中母体に異常はなく正常分娩であった．

出生直後から右示・中指の合短指症と左中・環・小指の指先欠損，左2～4趾の合短趾を指摘され，当科を受診した．

同一家系に同様の先天異常の既往のある者はなく，他の遺伝性疾患もなかった．

 先天異常では妊娠中の経過，同一家系内の先天性異常や先天性疾患の発生の有無などを聴取する必要がある．先天性絞扼輪症候群 congenital constriction band syndrome の発生原因はわかっていないが，胎芽が分化する過程で一部が欠落した結果，絞扼輪ができるとする内因的要因と，羊膜が損傷され生じた線維が巻きついたために絞扼輪ができたとする外因的要因が考えられている．家族内発生はみられない．合指症や合短指症，Apert症候群に伴う合指症などと鑑別する必要がある．

視診

右示・中指はPIP関節の近位までの合短指で中指尖端は皮膚にくぼみが形成され，その遠位にリンパ浮腫を認めた（図1）．左中・環指は爪基部から末梢が欠損しており，環指は背側に皮膚のくぼみとリンパ浮腫を認め，小指は先細りで爪は痕跡的であった（図2）．左2～4趾は趾間部基部が有窓で皮膚のくびれを伴う尖端合趾を認めた（図3）．

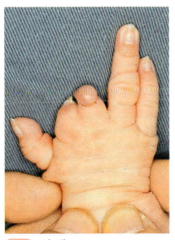

図1　右手
示・中指は合短指症で中指尖端に絞扼輪とその遠位にリンパ浮腫を認めた．

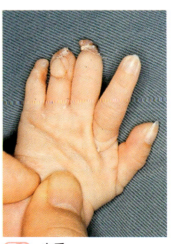

図2　左手
中・環指は爪基部から末梢が欠損しており，環指は背側に絞扼輪とリンパ浮腫を認め，小指は先細りで爪は欠損していた．

四肢の末梢にくびれ（絞扼輪）が生じる先天異常の総称である．単純な皮膚のくびれのみの場合もあるが，くびれが深いとその末梢にリンパ浮腫を生じ，さらに絞扼輪が重症の場合は切断に至る．指尖部が癒合し，癒合部の近位に指間陥凹をみる尖端合指（有窓性合指）もみられ，これらの異常が組み合わせて発症する（図1〜3）．

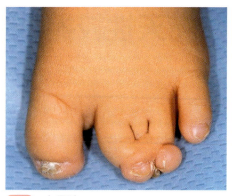

図3　左足趾
左2〜4趾は趾間部基部が有窓で絞扼輪を伴う尖端合趾を認めた．

身体所見

手指のMP関節可動域は比較的良好であったが，左環・小指PIP関節に屈曲制限を認めた．左2〜4趾のMTP関節の可動域は比較的良好であった．

本症の切断型では切断部より近位の骨形成障害をみないが，横軸形成障害では近位に骨形成障害が存在する．

本症候群の合併異常では，先天性内反足が多く，心奇形や口唇裂なども合併することがある．また，合指症を示す他の先天異常や遺伝性疾患を検索する必要があり，頭蓋骨や顔面骨の変化，合指症・合短指症の形態，呼吸器や循環器疾患の合併などを検索する．

両親，特に母親の精神的なサポートを行う必要がある．患児の社会生活的側面を考慮すれば可能な限り早期の手術が望まれるが，安全な手術を行うために1〜2歳ごろに手術を行うことが多い．これらのことを考慮して手術時期を決定するために，定期的な診察を行う必要がある．

検査手順や次回受診のプランニング

合指症を合併する他の先天性疾患を鑑別するために，整形的および内科的な全身検索を行ったが，手指・足趾以外に異常所見はなかった．

単純X線像では右示・中指はPIP関節を含め遠位が欠損しており，基節骨遠位はやや先細りであった．左中・環指はDIP関節を含め遠位が欠損しており，中節骨遠位はやや先細りであった．小指は末節骨がやや細いが軸長は反対側と差がなかった．

患児の社会生活的側面を考慮しつつ，安全な手術を行うための時期を決定するために，定期的な外来受診を指示した．

本症例の確定診断

絞扼輪，リンパ浮腫，尖端合趾症（有窓性合指），切断のすべてが存在し，先天性絞扼輪症候群と診断した．1歳2ヵ月時に右手の指間形成・指分離術と左手の指尖の形成術および左足趾趾間形成・分離術を施行した（図4，5）．今後，瘢痕による骨成長障害をきたす可能性もあり，また，機能的および整容的な面から指の延長（仮骨延長法）や皮膚形成術など二期的手術も考えられるため，長期的な経過観察が必要である．現在，両手指の仮骨延長と左環・小指の皮膚形成術を検討している．

3. 先天性絞扼輪症候群

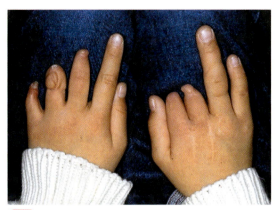

図4 手指術後7年
右手の指間分離は良好でMP関節の可動域も良好であるが，左小指の瘢痕による低形成がみられている．

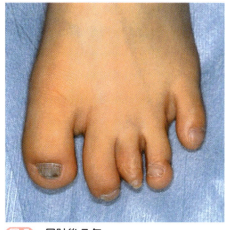

図5 足趾後7年
趾間の分離は良好であるが，第3趾の瘢痕による低形成がみられている．

> **ポイント**
> 絞扼輪，リンパ浮腫，尖端合指症（有窓性合指），切断のいずれか1つが四肢に存在すれば本症候群と診断される．尖端合指症では指の基部の有窓や絞扼輪や切断の合併などにより鑑別される．切断型単独例では切断部より近位の骨形成障害がないことで横軸形成障害と鑑別される．

治療は患者のニーズにあわせて計画を立てる必要がある．

絞扼輪の解除，尖端合指症の分離手術，趾骨移植術や骨移植術，創外固定器を用いた仮骨延長術などが主に行われる．趾骨移植術は指機能が確立される2歳くらいまでに行われることが多く，仮骨延長術は創外固定器が安全に装着可能な骨の横径と軸長があり，患児の協力が得られる年齢に施行すべきである．

（関口昌之）

参考文献

1) 津下健哉：第32章IX．先天性絞扼輪症候群．手の外科の実際，改訂第6版，p.633-637，南江堂，1991．
2) 荻野利彦：第3章　先天性疾患と骨系統疾患 18. 先天性絞扼輪症候群．生田義和，土井一輝，三浪明男 編：上肢の外科，第1版，p.220-222，医学書院，2003．
3) 高山真一郎：上肢の先天異常とその治療．慶應医学，85(2)：149-158，2009．
4) 手の先天異常分類マニュアル．日本手外科学会先天異常委員会 改訂版，日本手外科学会（http://www.jssh.or.jp），2012．

4. 母指形成不全

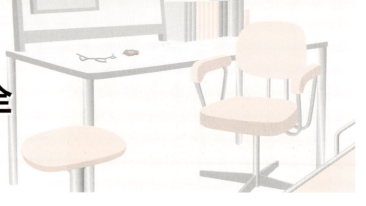

問診（臨床経過）

3歳女児．つまみ動作の際に，親指が不安定のためうまく物がつまめないことが気になっていた．手のひらをよくみると母指球が平たくなっていることに気づき，受診した．

① 母指形成不全の場合，ごくわずかな母指球筋の低形成から浮遊母指，母指欠損までその程度は多岐にわたる．母指球筋の低形成のみでは目立たないこともあるため，診断や治療が遅れることもある．
② 母指形成不全でMP関節の動揺性が著しい場合，つまみ動作でMP関節は過橈屈し，いわゆるulnar-collapsed patternを呈する．

視　診

母指のサイズはさほど小さくないこともあるが，母指球筋の低形成のほか，第1指間（母指，示指間）の狭小化，MP関節の不安定性を認める．

① 母指形成不全はManskeらが改変したBlauth分類が広く用いられる．Blauth Type Iは母指のごくわずかな低形成，Type IIはCM関節は正常であるものの，MP関節の不安定性，第1指間の狭小化，母指球筋の低形成を認める．Type IIIAはこれに加え，第1中手骨（特に近位）の低形成とそれに伴うCM関節の低形成を認め，Type IIIBはさらにCM関節の欠損を認める．Type IVは浮遊母指（第1中手骨の欠損），Type Vは母指の欠損である．
② 本症例はMP関節の不安定性，第1指間の狭小化，母指球筋の低形成を認めるが，浮遊母指ではないためType II～IIIBのいずれかと考える．

身体所見

「母指形成不全」といっても必ずしも母指そのものが低形成ではない，あるいは低形成が目立たないが，第1指間を広げてみると狭小化がみられ，さらにMP関節を橈屈させるとその第1指間の狭小化を代償するかのように過橈屈する特徴がみられる．

MP関節の過橈屈はつまみ動作で不安定感を生じる原因となる．

検査手順や次回受診のプランニング

単純X線検査は手正面像を撮影し，特に母指CM関節，第1中手骨の低形成の程度を確認する．この結果，Blauth分類，特にII，IIIA，IIIBに分けることができるが，これが後述する治療方針（手術方法）決定の参考となる．さらに最近では第1第2中手骨間が狭小化し，これを代償するように母指MP関節が橈屈変形する所見を評価するために，第1指間を最大に開大した位置で円錐形発泡スチロールを把持させ，第1第2中手骨間の開大角度で第1指間の評価を，母指基節骨第1中手骨角で母指MP関節の橈屈不安定性の評価を同時に行っている（図1）．両者の角度とも母指形成不全の重症度を反映しており，母指対立再建術後のMP関節の安定性評価にも有用である．

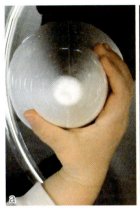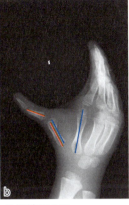

図1 円錐形発泡スチロール把持による第1指間評価法

第1指間を最大に開大した位置で円錐形発泡スチロールを把持させ(a)，第1第2中手骨間の開大角度（青線）で第1指間の評価を，母指基節骨第1中手骨角（赤線）で母指MP関節の橈屈不安定性の評価を同時に行っている(b)．

ポイント

① 母指形成不全の重要な所見である第1指間の評価には，指間距離の測定，母指外転角の測定の報告がある．いずれもMP関節の不安定性・代償性橈屈変形を考慮に入れていないため，不十分なので新たに考案した撮影方法である．また円錐形のものを把持させることで小さい手でも上のほうでつまめばよいし，成長とともにその手の大きさに合わせることができる．これまで困難であった母指MP関節の橈屈不安定性が評価可能で，対立機能形成術の適応の決定や術前後の把持機能の評価にも応用できる．

② MP関節の不安定性，第1指間の狭小化，母指球筋の低形成を認めるType Ⅱ〜ⅢBで評価したところ，第1第2中手骨間の開大角度は重症度が高くなるにつれ小さくなり，母指基節骨第1中手骨角は重症度が高くなるにつれ大きくなる傾向がみられ，この撮影方法は治療方針決定に十分に参考となる．

本症例の確定診断

母指欠損（Blauth Type Ⅴ）や浮遊母指（Blauth Type Ⅳ）であれば外観で判断つくが，Blauth Type Ⅱ〜ⅢBであれば前述の単純X線検査で分類し，手術方法を決定する．髙山らはBlauth Type Ⅱの軽症例では短母指外転筋停止部の移行による母指対立再建，Blauth Type Ⅱ〜Ⅲでは小指外転筋を用いた母指対立再建，Blauth Type ⅢB，Type Ⅳの比較的母指のサイズが維持されている症例では中足骨頭移植を用いた母指温存治療，Blauth Type Ⅳの第1中手骨がほとんど存在しない症例，Type Ⅴでは示指の母指化による母指再建を適応としている．

ポイント

① VACTERL association（Vertebral, Anal, Cardiopulmonary, Tracheo-esophageal, Renal, Limbのうち3つで確定診断となる），Fanconi貧血（年長になるにつれ汎血球減少の傾向が強くなり骨髄移植の適応となる），Holt-Oram症候群（心奇形の合併）の合併症として母指の低形成がみられることがあるため，全身状態を把握する必要がある．
② 橈骨の低形成（橈側列形成不全）を合併することはしばしばで外観上内反手を呈する場合は診断は容易であるが，軽症例を見逃さないように前腕の単純X線写真を撮影，評価する必要がある．軽症例でも手術的加療が必要な場合がある．

（髙木岳彦）

参考文献

1) 髙山真一郎他：母指形成不全. PEPARS, 103：48-58, 2015.
2) Manske PR, et al.：Reconstruction of the congenitally deficient thumb. Hand Clin, 8(1)：177-196, 1992.
3) Blauth W, et al.：Der hypoplastische Daumen. Arch Orthop Unfall Chir, 62：225-246, 1967.
4) Takagi T, et al.：A radiographic method for evaluation of the index-hypoplastic thumb angle. J Hand Surg Am, 37(11)：2320-2324. e1-2, 2012.
5) Takagi T, et al.：Evaluation of the first web-space narrowing in congenital anomalies with Z-deformity. J Plast Reconstr Aesthet Surg, 69(3)：341-345, 2016.
6) 髙木岳彦他：橈側列形成不全—centralization（中心化術），創外固定器を用いた内反手矯正術. 金谷文則編：整形外科手術イラストレイテッド 上腕・肘・前腕の手術, p.295-302, 中山書店, 2015.
7) Takagi T, et al.：Bone lengthening of the radius with temporary external fixation of the wrist for mild radial club hand. J Plast Reconstr Aesthet Surg, 67(12)：1688-1693, 2014.

5. 先天性握り母指症

問診（臨床経過）

2歳男児．特に誘因なく，両側とも手掌内で親指を握りこむことがよくみられるようになった．親指の付け根が曲がりそれより先がまっすぐ伸びている様に感じられ，物をつかむ際に，親指の開きが悪いように見えたため受診した．

① 母指MP関節を屈曲しIP関節を伸展した変形を生じる病態で，いわゆるthumb in palm patternを呈する．
② 男児が女児の2.5倍の発生率といわれ，両側発生例は80％以上にのぼる．また32％に家族発生例があるとAbdel-Ghani Hによる報告がある．
③ 短母指伸筋の欠損が高率にみられる．同筋は系統発生学的にゴリラやヒトにしかみられない筋と言われている．
④ 母指以外の指にも拘縮が合併することがあり，風車翼手や先天性多発性関節拘縮症 arthrogryposis multiplex congenita（AMC）の部分症であることも多い．

視診

手掌内で母指を握りこむ，母指MP関節を屈曲しIP関節を伸展した肢位を示すのが特徴である．

同時期に同じく母指の屈曲変形を生じる疾患がばね指である．ばね指は母指MP関節が（過）伸展，IP関節が屈曲し，MP関節掌側に腫瘤（しこり）を触知するので比較的容易に鑑別できる．

身体所見

他動的にMP関節を伸展させることができるか，風車翼手やAMCなど他の指の変形を合併しているかを確認する．後述する治療方針決定に重要な情報となる．

① Tsuyuguchiらは重症度別に本症をGroup I（他動的にMP関節を伸展させることが可能），Group II（他動的にMP関節を伸展させることが不可能），Group III（風車翼手やAMCの合併）に分けている．

検査手順や次回受診のプランニング

MP関節が屈曲拘縮の状態では屈曲位のままつまみ動作を行うため母指は回外，橈屈方向にストレスがかかりやすい．その結果，第1第2中手骨間は開かずMP関節は屈曲したまま橈屈方向へ動く（**図1**）．この評価にも第1指間を最大に開大した位置で円錐形発泡スチロールを把持させた状態での単純X線写真が有用と考えている（母指形成不全，p.214参照）．

本症例の確定診断

同時期に同じく母指の屈曲変形を生じるばね指との鑑別ができれば，診断は比較的容易である．Abdel-Ghani Hの提唱した治療方針が参考になる（**図2**）．軽症例では可及的早期にスプリント（**図3**）による矯正を開始する．他動的にMP関

5. 先天性握り母指症

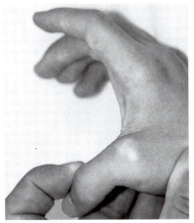

図1　母指 MP 関節の不安定性
母指 MP 関節は屈曲拘縮の状態でつまみ動作を行うため母指は回外，橈屈方向にストレスがかかりやすい．他動的に橈屈させても第1第2中手骨間が開かず母指は回外し MP 関節は屈曲したまま橈屈方向へ動く．

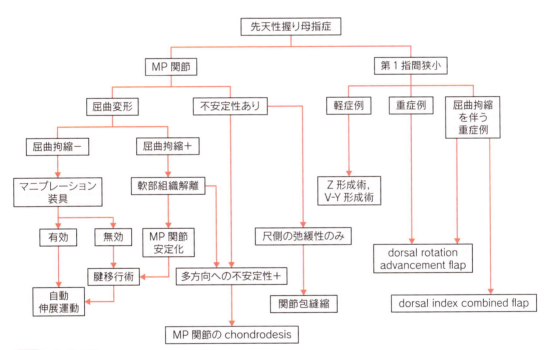

図2　治療方針
（Abdel-Ghani H, et al.：Congenital clasped thumb. Laub DR ed：Congenital Anomalies of the Upper Extremity, p.227-239, Springer, 2015）

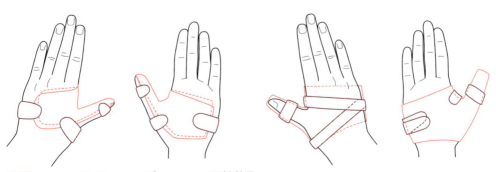

図3　当科で使用しているプラスチック硬性装具
乳幼児はどうしても外してしまうため，昼間も含めた装着は理想的であるが，夜間のみの装着が現実的である．

節伸展可能な軽症例で手術治療を要することはまれであるが，AMC 等を合併しているような重症例ではしばしば第 1 指間形成などの手術が必要になる．

① 重症度，病態に応じ，治療方法を慎重に決定していく必要がある．
② 第 1 指間形成に加え，Takayama らの考案した短母指外転筋停止部の移行による再建術は母指の回内作用に加え，MP 関節を伸展させる効果をもつため本症にも有効である．

（髙木岳彦）

参考文献

1) Abdel-Ghani H, et al.：Characteristics of patients with congenital clasped thumb：a prospective study of 40 patients with the results of treatment. J Child Orthop, 1：313-322, 2007.
2) Weckesser EC, et al.：Congenital clasped thumb (congenital flexion-addction deformity of the thumb). J Bone Joint Surg Am, 50：1417-1428, 1968.
3) Tsuyuguchi Y, et al.：Congenital clasped thumb：A review of forty-three cases. J Hand Surg Am, 10：613-618, 1985.
4) Takagi T, et al.：A radiographic method for evaluation of the index- hypoplastic thumb angle. J Hand Surg Am, 37(11)：2320-2324,e1-2, 2012.
5) Takagi T, et al.：Evaluation of the first web-space narrowing in congenital anomalies with Z-deformity. J Plast Reconstr Aesthet Surg, 69(3)：341-345, 2016.
6) Abdel-Ghani H, et al.：Congenital clasped thumb. Laub DR ed：Congenital Anomalies of the Upper Extremity, p.227-239, Springer, 2015.
7) Takayama S, et al.：Modified abductor digiti minimi opponensplasty in congenital hypoplastic thumb with laxity of metacarpophalangeal joint. Tech Hand Up Extrem Surg, 6(4)：166-170, 2002.

思春期・青年期

1. 三角線維軟骨複合体（TFCC）損傷

問診（臨床経過）

48歳男性．倒れそうになったバイクを前腕回外位で支えてから左手関節痛が出現した．近医を受診して装具固定を行ったが，左手関節尺側部痛が残存し，受傷後2ヵ月で当院を紹介受診した．

「転倒して手をついた」，「手関節をひねった」，「重いものを持ち上げた」などの後に手関節尺側部痛が出現したときは，手関節三角線維軟骨複合体 triangular fibrocartilage complex (TFCC) 損傷を疑う．明らかな外傷がなく，スポーツや仕事，日常生活での繰り返される負荷により発症することも多い．

TFCC損傷では，「ドアノブを回す」，「タオルを絞る」，「蛇口をひねる」，「ペットボトルのふたをあける」などの手関節の尺屈や回内外を要する動作で手関節尺側部痛を訴えることが多い．

視診

手関節の腫脹や変形はなかった．

身体所見

尺骨手根骨間の背側に圧痛があり，ulnar fovea sign は陽性あった．健側に比べて手関節尺屈可動域が8°，回外可動域が10°制限されており，ulnocarpal stress test は陽性であった．遠位橈尺関節 distal radioulnar joint（DRUJ）ballotement test で明らかな DRUJ の不安定性を認めた．

手関節尺側部痛を生じる疾患は多岐にわたるが，圧痛部位を詳細に調べることによりかなり絞り込むことができる．TFCC損傷では，背側では尺骨頭と手根骨の間に圧痛があることが多い．

ulnar fovea sign は，尺骨茎状突起と尺側手根屈筋の間で掌側から尺骨小窩の圧痛を調べる検査である．TFCCの尺骨小窩での損傷と尺骨三角骨間靱帯損傷で陽性となり，感度，特異度とも高い．手関節最大尺屈を強制した状態で前腕回内外を行って手関節尺側部痛を誘発する．

ulnocarpal stress test は，TFCC損傷で陽性になる感度は高いが，尺骨突き上げ症候群，月状骨三角骨間靱帯損傷，尺骨茎状突起骨折などの手関節尺側部に病変を持つ多くの疾患で陽性になり，特異度は低い．

DRUJ不安定性は，TFCCの尺骨小窩での断裂により生じることが多く，回内位で橈骨に対して尺骨頭を掌側に押すと沈み込み，手を放すと背側に浮き上がる piano key sign や，回旋中間位で尺骨頭を橈骨に対して背側，掌側に移動させたときの変位量や end point をみる DRUJ ballotement test で調べる．DRUJ不安定性には個人差が大きいため，健側と比較する必要がある．

検査手順や次回受診のプランニング

手関節4方向（正面，側面，両斜位）と健側2方向（正面，側面）の単純X線撮影を行った．異常所見ははなく，ulnar variance は患側健側ともに0であった（図1）．

身体所見より TFCC 損傷を疑い，MRI 撮影をオーダーし，撮影後の外来受診を指示した．

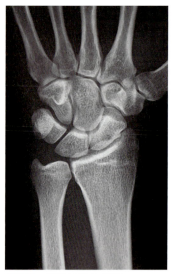

図1 単純X線正面像
骨性異常なく，ulnar variance は0である．

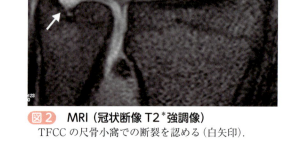

図2 MRI（冠状断像 T2*強調像）
TFCCの尺骨小窩での断裂を認める（白矢印）．

  単純X線所見はTFCC損傷に特徴的なものはないが，TFCC損傷では尺骨突き上げ症候群や尺骨茎状突起骨折や偽関節を合併することが多い．

　尺骨突き上げ症候群では，ulnar plus varianceであることが多く，月状骨や三角骨の近位とそれらと対向する尺骨頭に硬化像や囊胞状陰影がみられることもある．

　DRUJの不安定性が強い時には，正面像でDRUJの関節裂隙が開大していることや側面像で橈骨に対して尺骨が掌側あるいは背側に転位していることがある．これらの所見には個人差があるため，健側と比較する必要がある．

　有鉤骨鉤骨折や偽関節，豆状骨骨折，三角骨骨折，豆状三角関節の変形性関節症などとは圧痛部位で鑑別できることが多いが，これらの疾患は正側2方向の単純X線像では診断できないことが多いため，鑑別のためには斜位撮影を行ったほうがよい．

本症例の確定診断

MRIでTFCCの尺骨小窩での断裂を認めた（図2）．さらに関節造影を行ったところ，橈骨手根関節からの造影剤注入では異常はみられなかったが，DRUJに造影剤を注入すると尺骨小窩への造影剤の侵入が認められた（図3）．

　身体所見，MRI，関節造影の所見よりTFCCの尺骨小窩での断裂と診断した．手関節装具による保存的治療を第一選択とするが，症状が改善しないようなら手関節鏡検査とTFCC縫合術の適応となる．

　TFCC損傷を診断できる有用な画像検査はMRIと関節造影であるが，無侵襲であるMRIが通常関節造影より優先して行われる．

　MRIは，TFCCの変性や水平断裂などの内部の損傷や，尺骨小窩での損傷の抽出性で関節造影より優れている．さらに関節水腫，滑膜炎，尺側手根伸筋腱鞘炎などの有無についても確認できる．

　関節造影は，TFCC全層に及ぶ断裂がある場合には，橈骨手根関節から造影剤を注入すると造影剤がDRUJに漏出するため，容易に診断できる．漏出しない場合には，TFCC近位側の状態を診断できないため，DRUJにも造影剤を注入する必要がある．TFCCの尺骨小窩部での損傷では，造影剤の尺骨小窩への貯留を認めることが多い．

　身体所見と画像所見によりTFCC損傷と診断された場合，保存的治療が第一選択となるが，保存的治療を行っても症状が残存する場合には手関節

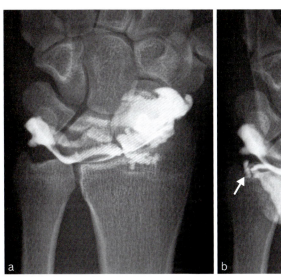
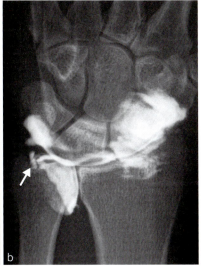

図3 関節造影像
a：橈骨手根関節からの造影ではDRUJへの漏出はない.
b：DRUJの造影で, 造影剤が尺骨小窩に侵入している（白矢印）.

鏡とTFCC修復術や尺骨短縮術などの手術療法の適応となる. しかし, TFCC損傷があっても無症状であることも多いため, 手術適応を画像所見のみで判断してはいけない. 身体所見と画像所見が一致するか慎重に検討することが重要であり, 迷った時には圧痛部位に局所麻酔剤を注射して疼痛が消失するか調べるのも良い方法である.

（西脇正夫）

参考文献

1) Nakamura R, et al.：The ulnocarpal stress test in the diagnosis of ulnar-sided wrist pain. J Hand Surg Br, 22(6)：719-723, 1997.
2) Tay SC, et al.：The "ulnar fovea sign" for defining ulnar wrist pain：an analysis of sensitivity and specificity. J Hand Surg Am, 32(4)：438-444, 2007.
3) Moriya T, et al.：Effect of triangular ligament tears on distal radioulnar joint instability and evaluation of three clinical tests：a biomechanical study. J Hand Surg Eur Vol, 34(2)：219-223, 2009.
4) 中村俊康：スポーツによる手関節・肘関節障害に対する最新の治療　スポーツによる手関節・肘関節障害の治療　TFCC障害の治療法. 関節外科, 30(3)：337-343, 2011.

2. 手指骨折

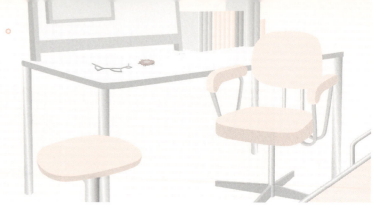

問診（臨床経過）

15歳女性．バスケットボールプレイ中に，ボールを取ろうとして右小指を突き指した．疼痛と腫脹を認めたため，当院を受診した．

ポイント できるだけ詳細に，受傷機転，受傷肢位などを聞き出すことが重要である．受傷機転から伸展損傷，軸圧損傷であるかなどを判断する．これらのことから靱帯損傷や腱損傷，神経損傷，骨折の予測が可能となる．問診から受傷状態を判断することが可能である．単純X線写真だけをみて受傷状態を判断してはならない．

また，患者は受傷したことで動揺しており，コミュニケーションが取りにくい場合もあるので，落ち着いて丁寧に問診を行い，必要な情報を聞き出す．

視　診

PIP関節部の腫脹を認めている．側屈変形，回旋変形は認めなかった（**図1**）．

ポイント 腫脹や内下出血の有無，変形の有無などを詳細に観察することが，診断に重要である．遠位側から，示指─小指までの爪の方向を観察することで回旋変形の有無を判断することができる．

身体所見

PIP関節部の圧痛を認め，MP関節，DIP関節の圧痛はなかった．爪の色は良好で，感覚障害を認めなかった．疼痛のため指関節の屈伸は不可能であった．

ポイント 視診で腫脹の存在しない部位も圧痛などの所見を確認することは重要である．神経損傷の有無も確認することを忘れてはならない．口頭で感覚障害の有無を確認し難い小児の場合，皮膚の発汗の有無を調べることが神経障害の診断に有用である．

検査手順や次回受診のプランニング

両側小指2方向の単純X線撮影を行った（**図2**）．

ポイント 側面像では，正確な側面，つまり関節面の屈伸軸に直交する側面像を撮影しないと関節内の評価は困難である．

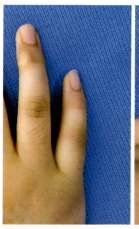

図1　初診時外観
小指の軽度腫脹を認める．

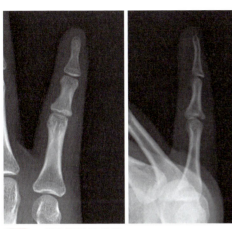

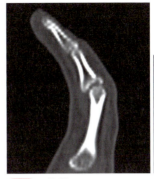

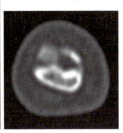

図2 術前単純X線像
PIP関節掌側脱臼を認める.

図3 術前CT
骨片の陥没とPIP関節掌側脱臼骨折を認める.

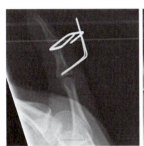

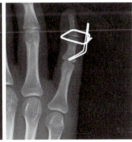

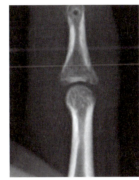

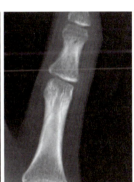

図4 術後単純X線像

図5 術後3ヵ月単純X線像
関節面の適合性は良好である.

　回旋変形がある場合や疼痛のため肢位の制限がある場合は，撮影室まで医師が自ら出向き，撮影方向を指示する．また，正面・側面・斜位2方向の4方向撮影が有用なこともある．

本症例の確定診断

　単純X線撮影にて左小指PIP関節掌側脱臼骨折を認めた．CTを撮像し，骨片の陥没の程度を詳細に把握した（図3）．骨片の転位の程度，大きさなどから手術を施行した．背側からK-Wireを刺入し，関節面を整復後，反張力を利用し固定した（図4, 5）.

ポイント 関節内骨折においては，関節面の整復をできる限り正確に行い，それを保持できるようにK-Wireの反張力を利用したり，創外固定を使用したりすることが必要である．また，指の骨折においては術中に靱帯損傷の有無や，Grip時に回旋変形によるcross fingerが起こらないか，確認することが重要である．

（丹治　敦）

参考文献

1) 石黒　隆，池上博泰：PIP関節脱臼骨折．金谷文則編：OS Now Instruction 上肢の骨折・脱臼, p.273-282 メジカルビュー社, 2007.

第 3 章　手関節・手部の臨床診断各論

3. 舟状骨骨折

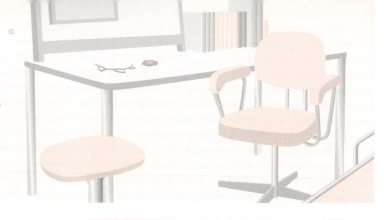

問診（臨床経過）

50 歳男性．転倒し手をついて受傷した．

> **ポイント**　舟状骨骨折の受傷機転は，手関節伸展および橈屈した状態で手をついた際に発生する過伸展損傷が多い．95～100°手関節を背屈時に舟状骨近位 1/2 が手関節掌側の靱帯機構と橈骨に固定され，舟状骨遠位 1/2 に bending loads が加わり骨折を生じる．

視　診

明らかな腫脹は認めなかった．

> **ポイント**　舟状骨骨折の場合，明らかな腫脹を認めない場合も多い．

月状骨周囲脱臼や月状骨脱臼では著明な腫脹を認めることがある．

身体所見

安静時痛は認めなかった．手関節の掌背屈で疼痛を認めた．snuff box に圧痛を認めた．

> **ポイント**　snuff box 部の圧痛の有無が重要である．しかし，舟状骨骨折があっても疼痛や圧痛がほとんどない症例も存在する．圧痛がなくても，舟状骨骨折を除外できない．
> 　疼痛が軽微であっても，舟状骨骨折でないことが確認されるまでは，舟状骨骨折の可能性を常に念頭に置くことが重要である．
> 　舟状骨の血行動態は，橈骨動脈の背側手根枝が遠位側から入っている．このことは，骨折が起こると中枢部への血行が途絶え癒合不全となる一因である．

検査手順や次回受診のプランニング

正面，側面，両斜位の 4 方向単純 X 線撮影に加えて，舟状骨撮影を行う（**図 1**）．

> **ポイント**　正面像，側面像だけでは，舟状骨骨折を見逃してしまうことがあるので，舟状骨骨折を疑った場合は舟状骨撮影も行う．
> 　手関節背屈でこぶしを握り尺側へ変位させて手関節の正面像を撮影する方法で骨折線が描出できる場合が多い．しかし，舟状骨撮影を行っても骨折線が分からないこともある．骨折がはっきりしなくても，舟状骨骨折を疑う場合は放置せず，シーネ

図 1　術前単純 X 線像
舟状骨撮影では舟状骨骨折を認める．

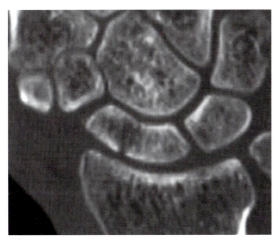

図2 術前CT
CTは骨折線の描出に優れている．

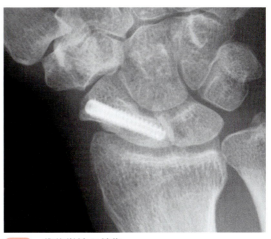

図3 術後単純X線像
スクリュー固定を施行し，良好な固定性が得られた．

固定を行い，後日再度単純X線撮影を行う．または，CTやMRIを施行する．

　舟状骨骨折があっても急性期を過ぎると疼痛は軽快するため，放置してしまい偽関節となって受診する例がある．

保存加療では偽関節になるリスクや外固定期間が8週間程度と長期であることなどから，手術を行うことが多い．

（丹治　敦）

本症例の確定診断

単純X線撮影，CTにて舟状骨骨折が判明した（図1, 2）．掌側小皮切刺入によるスクリュー固定を施行し，良好な固定性が得られた（図3）．

> **ポイント**
> 単純X線撮影やCTによる骨折線の描出が確定診断となる．判断が難しい場合や早期診断にはMRIが有用である．

参考文献

1) Weber ER, Chao EY：An experimental approach to the mechanism of scaphoid waist fractures. J Hand Surg Am, 3：142-148, 1978.
2) Gelberman RH, Menon J：The vascularity of the scaphoid bone. J Hand Surg Am, 5：508-513, 1980.
3) Green DP, et al.：Green's Operative Hand Surgery, 5th ed, p.711-779, Elsevier Churchill Livingstone, 2005.

4. 有鉤骨鉤突起骨折

問診（臨床経過）

22歳男性．小学生時から野球を始め，現在も社会人野球部所属．右投げ右打ち．今回試合中にファウルチップを打った際，左手に痛みを感じた．数日後近医整形外科を受診．単純X線像（手2方向）上骨傷がみられず，打撲ということで経過をみていた．強い痛みは程なく消失し，安静時痛はなくなったため，その後も我慢して試合や練習を続けていたが，約2ヵ月経っても運動時の痛みが取れないため来院した．

身体所見

手掌部尺側，手関節よりやや遠位部に圧痛あり．安静時痛はなく，手関節の可動時痛を認めるが自制内であった．とにかくバットを握る動作で痛みが生じるということであった．

ポイント スポーツに伴って起こることが多い外傷であるが，転倒した際に手掌部をつき受傷するケースも多い．スポーツの中でも野球やゴルフ，テニスなどで多くみられ，野球におけるファウルチップ，ゴルフにおけるいわゆる「ダフリ」など，イレギュラーな動作が受傷機転となることが多い．

検査手順や次回受診のプランニング

有鉤骨鉤突起骨折の可能性を念頭に置き，単純X線検査は通常の手関節2方向に加え手根管撮影を行った．手根管撮影で有鉤骨鉤突起骨折を認めた．手術加療の必要性を患者ならびに家族に説明し，骨片の質的診断と手術法の決定のため，CT検査をオーダーし，撮影でき次第再度来院してもらうこととした．

ポイント 通常の手または手関節単純X線撮影では骨片を評価できず，このため初療時に見逃される可能性が比較的高い骨折である．診察時圧痛部位をよく確認し，本骨折を疑った場合は通常のX線撮影に加え手根管撮影，あるいは手または手関節の斜位像を撮る．CTはそれらの特殊撮影でもわかりにくい骨折の診断や，治療方針の決定のため詳細な像を得たい場合に有用な検査である．

本症例の確定診断

正面・側面像では明らかな骨傷はみられないが，手根管撮影で有鉤骨鉤に骨折線を認めた（図1）．CT検査（図2）を行うことにより鮮明な骨折部の画像が得られた．特に手術については患者本人が早期のスポーツ復帰を強く希望したため，骨片切除術を行った．術後疼痛が軽減し，早期のスポーツ復帰が可能となった．

ポイント 有鉤骨鉤突起骨折は急性期には手根骨のギプス固定・安静で骨癒合することが多いとされる．しかし偽関節となった場合，放置すると小指の屈筋腱断裂や尺骨神経障害，手根管症候群などを生じることがあるとされ，手術治療が推奨されている．手術法は大きく分けて2つで，観血的整復固定術，あるいは骨片除去術である．前者は主に若年者，骨片の大きい症例，新鮮例に対して行われる．一方比較的高齢者，陳旧例，骨片が小さいもの，あるいは若年者であっても早期

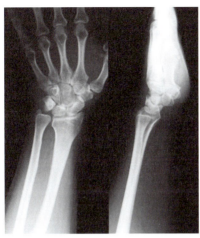
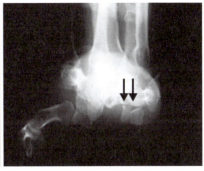

図1　単純X線像
正面・側面像（左）では明らかな骨傷はわからない．
手根管撮影（右）で骨折線を認める（矢印部）．

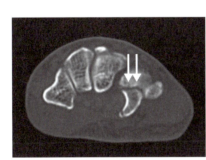
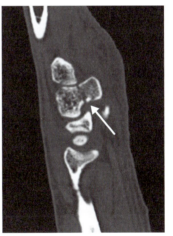

図2　CT（左：冠状断，右：矢状断）
矢印部に骨折線を認める．また冠状断ではさらに鉤先端に小さい骨片も認められる．

のスポーツ復帰・社会復帰を望むものに対しては骨片切除術が行われる．骨片切除術の有効性については諸家による報告が散見される．観血的整復固定術は生理的な修復を行うことができるが，骨癒合まで3ヵ月から半年程度かかることが多いため，早期のスポーツや社会復帰を希望するものには適さない．

（中山政憲）

参考文献

1) Whalen JL, et al.：Nonoperative treatment of acute hamate hook fractures. J Hand Surg Am, 17：507-511, 1992.
2) 佐々木孝他：有鉤骨骨折．日手会誌，10：696-699, 1993.
3) 村上恒二他：有鉤骨鉤部骨折の治療法と予後．日手会誌，14：51-55, 1997.
4) 古島弘三他：スポーツ選手における有鉤骨鉤骨折の治療．日手会誌，30：771-775, 2014.
5) 久保田豊他：当科における有鉤骨鉤骨折の治療成績．日手会誌，31：248-252, 2014.

5. 月状骨（周囲）脱臼

問診（臨床経過）

33歳男性．サッカーゴールキーパーで転倒して右手を地面について右手関節痛が出現した．近医でギプスシーネ固定を行い，受傷翌日に当院を紹介受診した．

視診

右手関節は橈側を中心に強く腫脹していた．

身体所見

右手関節全体に強い痛みと圧痛があり，手関節自動運動はできなかった．手指の自動運動も手関節痛のため制限されていたが，感覚障害はなかった．

> **ポイント** 月状骨（周囲）脱臼は，高所からの転落，オートバイ事故，コンタクトスポーツなどによる高エネルギー外傷であるため，多発骨折を合併することが多く，強い手関節痛と腫脹を生じる．しかし，橈骨遠位端骨折のような特徴的な外観上の変形は呈さないため，視診のみで診断することは困難であり，合併する他の骨折に目を奪われ，見逃されて陳旧化する例も少なくない．

検査手順や次回受診のプランニング

単純 X 線撮影 4 方向（手関節正面，側面，両斜位）を指示した．正面像で舟状骨骨折が明らかであり，Gilula's line は不連続で，段差を認めた（図

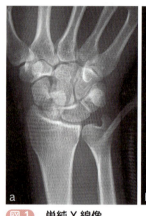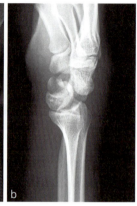

図1 単純 X 線像
a：正面像．舟状骨骨折が明らかであり，Gilula's line の断裂，段差を認める．
b：側面像．有頭骨が月状骨に対して背側に脱臼している．橈骨月状骨間の脱臼はない．

1a）．側面像で有頭骨が月状骨に対して背側に脱臼していた（**図 1b**）．橈骨月状骨間は背側が開大していたが，脱臼はしていなかった．

> **ポイント** 単純 X 線正面像で，近位手根列の近位を結ぶ線，近位手根列の遠位を結ぶ線，遠位手根列の近位を結ぶ線はいずれも正常な手関節では滑らかである（**図2**）．これらの線は Gilula's line と呼ばれ，不整なときは，手根骨骨折や脱臼が疑われる．
>
> 月状骨（周囲）脱臼では，正確な側面像を撮影することが重要であり，側面像で有頭骨，月状骨，橈骨の位置関係に着目すれば容易に診断できる．疼痛のため正確な側面像が撮影できないときは，以降の処置に備え，腋窩伝達麻酔を行ってから撮影するとよい．

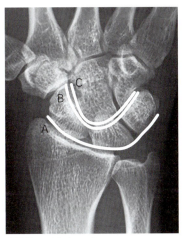

図2 Gilula's line
近位手根列の近位を結ぶ線(A),近位手根列の遠位を結ぶ線(B),遠位手根列の近位を結ぶ線(C)はいずれも正常な手関節では滑らかである.

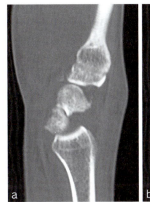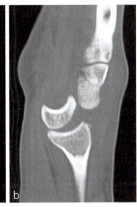

図3 単純CT像(矢状断像)
a:舟状骨遠位骨片は近位骨片に対して背側に大きく転位している.
b:有頭骨は月状骨に対して背側に脱臼している.橈骨月状骨間は背側が開大しているが,脱臼はしていない.

本症例の確定診断

単純X線像で,有頭骨が月状骨に対して背側に脱臼し,橈骨月状骨間には脱臼がなく,舟状骨骨折を伴っていることより経舟状骨月状骨周囲脱臼と診断した.腋窩伝達麻酔下に愛護的に徒手整復を試みたが,不成功に終わった.単純X線撮影と単純CT撮影を行い,矢状断で舟状骨遠位骨片は近位骨片に対して背側に大きく転位し,有頭骨は月状骨に対して背側に脱臼していることがさらに明瞭になった(**図3**).舟状骨骨折の観血的整復固定術,月状骨周囲脱臼の観血的整復,月状骨三角骨間靱帯の修復および経皮鋼線固定を行った.

> **ポイント** 月状骨周囲脱臼は,月状骨と橈骨の関係は保たれたままその他の手根骨が背側に転位する脱臼であり,月状骨脱臼は,月状骨周囲脱臼の状態から月状骨と橈骨の連続が断たれて月状骨が掌側に転位し,背側に脱臼していた手根骨がもとの位置に戻った状態である.したがって,単純X線側面像で有頭骨と月状骨の位置関係を観察し,有頭骨が月状骨に対して背側に脱臼していることを確認した後,橈骨と月状骨の位置関係を観察し,橈骨と月状骨の関係が保たれていれば月状骨周囲脱臼であり,月状骨が橈骨に対して掌

側に脱臼していれば月状骨脱臼と診断される.

月状骨(周囲)脱臼は,靱帯の断裂のみで発生するlesser arc injuryと損傷経路に骨折を含むgreater arc injuryに大別できる.greater arc injuryで経由する骨折には,橈骨茎状突起骨折,舟状骨骨折,有頭骨骨折,三角骨骨折,尺骨茎状突起骨折があり,経橈骨茎状突起月状骨(周囲)脱臼,経舟状骨月状骨(周囲)脱臼などと呼ばれる.

骨折がない月状骨(周囲)脱臼lesser arc injuryは,徒手整復可能なことが多い.徒手整復後にも単純X線撮影を行って手根骨配列を確認することが重要であり,舟状骨月状骨間離解などの手根骨配列の異常を認めた場合には観血的治療が必要となる.橈骨茎状突起骨折や舟状骨骨折を伴う症例(greater arc injury)は徒手整復不能,または徒手整復できても不安定なことが多く,観血的治療が必要となることがほとんどである.

(西脇正夫)

参考文献

1) Mayfield JK, et al.:Carpal dislocations: pathomechanics and progressive perilunar instability. J Hand Surg Am, 5(3):226-241, 1980.
2) Gilula LA:Carpal injuries: analytic approach and case exercises. AJR Am J Roentgenol, 133(3):503-517, 1979.
3) Herzberg G, et al.:Perilunate dislocations and fracture-dislocations: a multicenter study. J Hand Surg Am, 18(5):768-779, 1993.

第3章 手関節・手部の臨床診断各論

中・高齢期

1. 手根管症候群

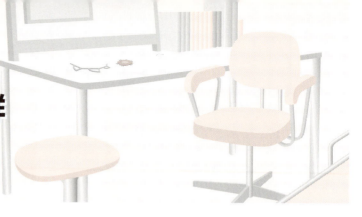

問診（臨床経過）

52歳女性．1年ほど前から特に外傷などの明らかな誘因なく左母指，示指，中指，環指（橈側1/2）にしびれと疼痛を自覚するようになり，徐々に症状が悪化してきている．発症当初は明け方に手指の疼痛で目が覚めたが，手を振ったりすることで症状が軽快していた．3ヵ月ほど前から症状は持続的になり，物をつまみにくくなってきている．

1. 男女比は1：5の割合で圧倒的に女性に多い．
2. さらに女性では妊娠出産期と更年期（閉経後）にピークがある．
3. ほとんどが原因不詳の特発性であり，両側に発症することが多い．

4. 原因としては諸説があるが，主なものとして
   ① 手根管内圧の亢進：ホルモンバランスの変化（妊娠，出産）に伴う浮腫，屈筋腱の腱鞘炎，ガングリオンなどの占拠性病変，透析によるアミロイドの沈着，外傷（橈骨遠位端骨折，手根骨の骨折，脱臼），変形性手関節症，Kienböck 病など
   ② 神経自体の易損性：糖尿病，重複神経障害（double lesion neuropathy：頚椎症や胸郭出口症候群などとの合併）
   が挙げられる．
5. 間欠性の疼痛，しびれ，夜間痛（night tingling）は急性期に特徴的な所見である．一方で進行期では症状が持続的となる．
6. 問診に当たっては，職業や趣味などから手の過度な使用がないかどうかを確認する．また，症状が間欠的か持続性かどうか，背景となる基礎疾患（妊娠，出産，糖尿病，血液透析など）の有無の確認も重要である．

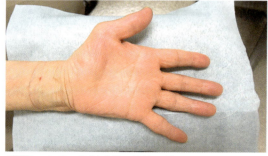

図1 左手の母指球筋の萎縮は著明である

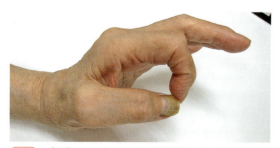

図2 左手のperfect-Oは不可能であった

視　診

左手の母指球筋の萎縮が著明（図1）．その他に目立った外観上の異常はなかった．

身体所見

手根管入口部での Tinel 様徴候，正中神経領域（母指，示指，中指，環指（橈側1/2））の感覚障害，Phalen test 陽性，perfect-O 不能（図2）といった所見を認めた．母指小指間のピンチ力は2 kg（健側比20％）であった．

母指球筋の萎縮，perfect-O 不能は短母指外転筋の機能不全を反映しており，これらの所見を認める場合，手根管症候群はすで

に進行期にあると言える．

手根管症候群の誘発テストとしてPhalen test, 逆Phalen test, Tinel様徴候, 正中神経圧迫テスト, Tourniquet testなどが挙げられるが, これらのうちTinel様徴候が特異度の高いものとして知られている．

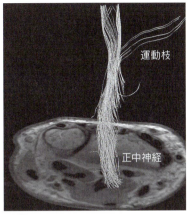

図3　正中神経のDTT
神経の絞扼や運動枝の描出が可能となった．

 診察室での検査

ここまでの段階で手根管症候群の診断が可能であったが, スクリーニングとして手根管内の超音波検査を行った. ガングリオンなどの明らかな占拠性病変はなかった．

> **ポイント**　超音波検査では屈筋支帯の近位側に偽性神経腫を認めることがある. また, 腱鞘炎に伴う屈筋腱の腫大, ガングリオンなどの占拠性病変も検出可能である．

> **ポイント**　手根管症候群は頸椎疾患（頸部痛, 頸椎神経根の誘発テスト陽性, 小指外転筋や背側骨間筋の筋萎縮・筋力低下, 髄節性のしびれや感覚障害), 多発末梢神経障害, 回内筋症候群（手掌の感覚障害, 回内筋入口部でのTinel様徴候陽性, 回内テスト陽性, 中指FDSテスト陽性, 方形回内筋の脱神経）などとの鑑別診断がきわめて重要である．

軽症例や若年者では自覚症状が強くても電気生理学的検査で異常所見がないこともある．

MRI検査はガングリオンなどの占拠性病変の有無等を描出するのに有用である. MR neurographyや拡散テンソルトラクトグラフィー（diffusion tensor tractography：DTT）の技術が進化して正中神経の描出も可能となってきている（図3）が, 現段階では病期を診断することまでは困難である．

 検査手順や次回受診のプランニング

まず骨, 関節の異常を確認するために単純X線で手関節3方向（正面, 側面, 手根管撮影）の撮像を行った. 単純X線では明らかな異常所見を認めなかったため, 次回受診時までに電気生理学的検査（神経伝導速度計測）のオーダーをした．

（山部英行）

 本症例の確定診断

特徴的な病歴や自覚症状, 低位正中神経障害所見から手根管症候群の診断は可能であるが, 定量評価が可能である神経伝導速度検査を補助診断として用いることで確定診断となる. 神経伝導速度検査で, 感覚神経伝導速度：28 msec, 短母指外転筋の遠位潜時：4.7 msec, 第2虫様筋の遠位潜時：4.2 msecと遅延を認め, 手根管症候群と確定診断した．

 参考文献

1) 中島祐子他：手の超音波診断. 超音波医学, 40：567-575, 2013.
2) http://www.aaos.org/cc_files/aaosorg/research/guidelines/ctstreatmentguideline.pdf
（2008年のAAOS手根管症候群ガイドライン）
3) Yamabe E, et al.：Quantitative and qualitative analysis of diffusion tensor imaging of the median nerve resion at the carpal tunnel in various clinical settings. Proc Intl Soc Mag Reson Med, 21：3100, 2013.

2. 尺骨神経管症候群（Guyon 管症候群）

問診（臨床経過）

　45 歳男性．大工（職歴 20 年）．1 年ほど前から明らかな誘因なく右環，小指のしびれ，感覚障害を認め，握力が低下してきた．また最近，指先を使った細かな運動が困難になってきた．

> **ポイント**
> 1. 問診に関しては，小指球筋部に圧迫が加わるような仕事やスポーツを行っていないか，また外傷の既往があるかないかを確認することが大切である．
> 2. 男性にやや多く発症する傾向があるが，好発する年齢はない．
> 3. 外因性がほとんどであり，
>   1. 腫瘍性病変（ガングリオンなど）
>   2. 慢性小外傷（大工，左官など小指球筋部に刺激が加わる職業）
>   3. 伴走する尺骨動静脈の疾患
>   4. 異常筋の存在
>   などが原因として考えられる．
> 4. 急性発症例では数ヵ月で自然に回復することが多い．

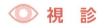 視　診

　肉眼上，軽度環指，小指のかぎ爪変形（**図 1**）を認めたが，明らかな筋萎縮はなかった．

身体所見

　尺骨神経管入口部での Tinel 様徴候，尺骨神経領域（小指と環指尺側 1/2 の掌側）の感覚障害，Froment 徴候陽性，指交叉試験陽性といった所見を認めた．手背尺側には感覚障害を認めなかった．有鉤骨の鉤には明らかな圧痛はなかった．Allen test は陰性であった．握力は 18 kg（健側比 36％）であった．肘部管部には Tinel 様徴候を認めず，尺側手根屈筋の筋萎縮もなかった．

> **ポイント**
> 障害部位により，
> 1. 運動神経麻痺のみ（尺骨神経管出口の腱性アーケードでの深枝のみの圧迫）
> 2. 感覚障害のみ（浅枝のみの圧迫）
> 3. 運動神経麻痺と感覚障害の合併（尺骨神経が浅枝と深枝に分枝する部分より近位での圧迫）
> に症状は大別される．

診察室での検査

　スクリーニングとして尺骨神経管内の超音波検査を行ったが，ガングリオンなどの明らかな占拠性病変はなかった．

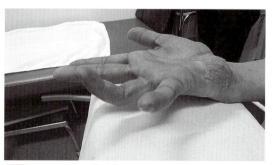

図 1　軽度のかぎ爪変形を認める

検査手順や次回受診のプランニング

まず骨，関節の異常を確認するために単純X線で手関節3方向(正面，側面，手根管撮影)の撮像を行ったが，明らかな異常所見を認めなかった．神経損傷程度を判定する目的で電気生理学的検査(神経伝導速度計測)のオーダーを行った．

ポイント 手をついたなどの外傷歴がある場合は有鉤骨の鉤を骨折し，その合併症として尺骨神経管症候群，尺骨神経麻痺を呈することがあるので，必ず手根管撮影を行い骨折の有無を確認する．単純X線では骨折を確認できないことも多いので，疑わしい場合はCT検査を追加でオーダーする．

本症例の確定診断

職業歴，尺骨神経障害所見(手背尺側の感覚障害を伴わない尺骨神経低位麻痺)から尺骨神経管症候群の診断は可能であるが，神経伝導速度検査を補助診断として用いることで確定診断となる．神経伝導速度検査で，尺骨神経の終末潜時の遅延を認め，尺骨神経管症候群と確定診断した．

ポイント 手根管症候群と同様に頚椎疾患，多発末梢神経障害，胸郭出口症候群などとの鑑別を行うとともに肘部管症候群との鑑別を行うこともきわめて重要である．本症は神経障害の部位，程度によって多彩な症状を呈する．浅枝の障害では尺骨神経管部でのTinel様徴候陽性，尺骨神経支配領域(小指と環指尺側1/2の掌側)の感覚障害，しびれや疼痛，Phalen test陽性などで診断する．深枝の障害では骨間筋，母指内転筋の萎縮を生じ，手指の巧緻運動障害が出現する．病期が進行すれば，握力低下，環指，小指のかぎ爪変形を呈する．小指外転筋の筋枝は尺骨神経管よりも近位で分枝するので，障害を生じないこともある．また，Froment徴候陽性，指交叉試験陽性なども本症を疑う所見となる．血管病変を疑う場合にはAllen testを行う．

MRI検査はガングリオンなどの占拠性病変の有無などを描出するのに有用である．ただし，本部位でのMR neurographyによる尺骨神経の描出は困難である．拡散テンソルトラクトグラフィー(diffusion tensor tractography：DTT)を用いることで尺骨神経の描出が可能となってきている(**図2**)が，現段階では病期を診断することまでは困難である．

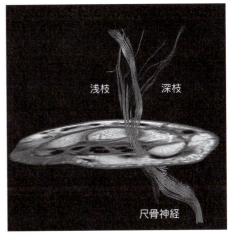

図2 尺骨神経のDTT
深枝，浅枝の分枝まで描出可能である

(山部英行)

参考文献

1) 青木孝文他：手関節部絞扼性神経障害．骨・関節・靱帯，19：933-938，2006．
2) 有野浩司：末梢神経損傷・障害のMR neurography．末梢神経を語る会記録，35：2-17，2013．
3) Yamabe E, et al.：Quantitative and qualitative analysis of diffusion tensor imaging of the median nerve resion at the carpal tunnel in various clinical settings. Proc Intl Soc Mag Reson Med, 21：3100, 2013．

3. de Quervain 病，ばね指

▶▶ de Quervain 病

💬 問診（臨床経過）

57 歳女性．1 ヵ月前から手関節橈側の痛みを認めていた．手関節を尺屈すると痛みがあり受診した．外傷の既往はなかった．

ポイント 中高年女性に多く発症する．男性では使いすぎによる発症が多いが，女性では明らかでないことが多い．原因は伸筋腱第 1 区画での長母指外転筋 abductor pollicis longus（APL）と短母指伸筋腱 extensor pollicis brevis（EPB）の狭窄性腱鞘炎であるが，もともと第 1 区画に隔壁が存在することがあり，若年発症の原因となる．堀内によると同疾患で手術した例の 83％に隔壁があり，正常でも 57％に存在したことが示されている．また，APL 腱には副腱があることが多く，本疾患の要因とも考えられている．

👁 視 診

手関節橈側の腫脹を認めた．

ポイント 母指 CM 関節症も手関節橈側に痛みを生じ，本疾患との鑑別が必要である．母指 CM 関節症では亜脱臼を伴うことが多く，第 1 中手骨基部の骨性隆起として観察できる．伸筋腱第 1 区画より近位尺側での痛みや腫脹が認められる例では腱交差症候群（インターセクション症候群）を疑う．これは EPB，APL が短，長橈骨手根伸筋腱や長母指伸筋腱と交差する箇所で生じる腱鞘炎である．

🔍 身体所見

伸筋腱第 1 区画に圧痛を認めた．Finkelstein test（母指を握り，手関節を他動的尺屈する）（**図 1**），Eichhoff test（母指を他指で握り，手関節を他動尺屈する）（**図 2**）を行った．

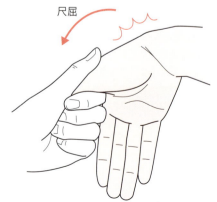

図 1 Finkelstein test

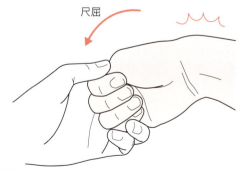

図 2 Eichhoff test

3. de Quervain病，ばね指

 Eichhoff test が誤記載されて以降，Finkelstein test となって誤認識されている．現在の教科書でも誤記載のまま紹介されている場合がある．Eichhoff test はほぼ100％の陽性率であり非常に有用な誘発テストである．伸筋腱第1区画にガングリオンがある場合は，硬い腫瘤として触れることができる．

検査手順や次回受診のプランニング

単純X線検査にて舟状骨偽関節，橈骨茎状突起による手根関節関節症，母指CM関節症を除外した．超音波検査で腱鞘の肥厚を認めた．安静加療を指示し，懸濁性ステロイドの腱鞘内注射を行い，次回外来にて注射の効果を判定すると説明した．

本症例の確定診断

伸筋腱第1区画に圧痛があり，Eichhoff test が陽性であることからde Quervain病と診断した．懸濁性ステロイドの腱鞘内注射が有効であれば，より正確な診断に至る．

 第1区画腱鞘内に確実に注射することが重要だが，腫脹が強い場合はEPBの同定が困難なことも多い．母指MP関節を自動伸展させ皮下にFPB腱の走行を確認したり，中枢側から穿刺する場合もある．

（小原由紀彦）

参考文献
1) 高原政利他：de Quervain病．骨・関節・靱帯，19(10)：939-945，2006．
2) 堀内行雄：de Quervain病における保存的治療．臨床整形外科，41(2)：115-121，2006．

ばね指

問診（臨床経過）

50歳女性．数年前から右母指痛を自覚していた．1ヵ月前から母指IP関節の伸展制限と可動時痛が生じて受診した．

よく手を使う女性に多く発症し，母指，中指，環指に多く発症する．A1 pulley での狭窄性腱鞘炎である．女性発症では更年期やホルモンバランスの影響があると言われている．

視診

腫脹ははっきりせず，母指IP関節は屈曲位となっていた．

原因はMP関節直上の狭窄性腱鞘炎であるがIPやPIP関節が伸展できなくなったとの訴えで来院することもある．Snappingは特徴的な症状である．

身体所見

A1 pulley に一致して硬結腫瘤を触れた．

 A1 pulley の場所は示指，小指では屈筋腱が手関節中心に向かうため，やや正中寄りとなる．母指は他指と対立位となっておりそれを考慮した触診が必要となる．表在解剖とA1 pulley の位置関係を把握することが重要である（図3）．

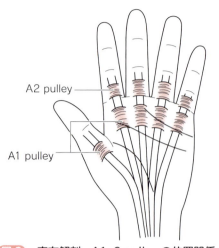

図3 表在解剖，A1，2 pulley の位置関係

検査手順や次回受診のプランニング

単純 X 線検査で PIP，IP 関節症を除外した．超音波検査で腱の滑走障害や腱鞘の肥厚を認めた．

> **ポイント** 局所の安静，NSAIDs の内服，外用，マッサージ，外固定は効果がある．懸濁性ステロイドの腱鞘内注射が有用であり，次回外来で，注射の効果を問診すると診断に役立つ．

本症例の確定診断

Snapping と圧痛部位によって腱鞘炎と診断した．懸濁性ステロイドの腱鞘内注射によって著明に改善したことから，本疾患であるとの確証を得た．

> **ポイント** 懸濁性ステロイド腱鞘内注射によりほぼ100％改善することから，1ヵ月後の診察で注射がまったく効果のなかった症例は，他の疾患を疑うべきである．

（小原由紀彦）

参考文献

1) 堀内行雄：狭窄性腱鞘炎（ばね指）の保存療法．整災外，49：481-486，2006．
2) 亀山 真：狭窄性屈筋腱腱鞘炎の超音波診断．Orthopaedics，25(8)：53-59，2012．
3) 池上博泰，佐藤和毅編：整形外科専門医になるための診療スタンダードシリーズ2．上肢，p.231，羊土社，2011．

4. 母指 CM 関節症

問診（臨床経過）

72歳女性．3ヵ月前より家事を行う際に，右母指の基部から手関節橈側にかけて強い痛みを感じるようになったため受診した．特にぞうきん絞りや洗濯ばさみのつまみ動作で痛みが強いとのことであった．外傷の既往はなかったが，5年前まで洋裁の仕事に長年従事していた．

 診察の前に詳細な現病歴，既往歴を聞くことは基本である．どの様な動作で痛みが出現するのか，外傷の既往があるのか，手をよく使う（つまみ動作の多い）職業に従事したことがあるか，十分問診する．特に手をよく使う中高年の女性が母指基部から手関節橈側の痛みを訴え来院した場合，de Quervain 病との鑑別が重要となる．

視診

母指 CM 関節部の腫脹と軽度の背側凸変形を認めた（**図 1**）．

 母指 CM 関節付近をよく観察する．両手をそろえて出してもらい，腫脹・突出の有無を健側と比較する．CM 関節症が進行すると関節は亜脱臼し，背側への突出は明らかとなり，さらに母指は相対的に内転変形する．長期罹患例では母指 CM 関節は内転拘縮をきたし，MP 関節は代償性に過伸展変形をきたすこともある．

身体所見

母指 CM 関節に圧痛を認めた．またグリップや母指のピンチ動作をさせると母指 CM 関節に疼痛を伴う礫音を生じた．母指ストレス試験で疼痛が誘発された．Finkelstein test は陰性であった．

 診断上，患部の触診は非常に重要である．圧痛部位は CM 関節だけでなく，その尺側の第 2 中手骨基部にも存在することがある．圧痛の位置が CM 関節より近位である場合は de Quervain 病，舟状骨骨折・偽関節，scapho-trapezio-trapezoid (STT) 関節症の鑑別を考慮する．また亜脱臼している場合，ピンチ動作やグリップ動作で著明な礫音を生じることがある．母指ストレス試験は母指 CM 関節症の重要な診断法である．方法は患者の母指を把持して軸圧をかけながら母指を内転させたり，回旋させたりする．その際 CM 関節に動揺性や疼痛を伴う礫音を触知したら陽性とする（**図 2**）．

検査手順や次回診察のプランニング

単純 X 線検査（母指 CM 関節正面・側面 2 方向）を行った．関節裂隙の狭小化，骨棘形成を認めた（**図 3**）．

 母指 CM 関節症の診断には単純 X 線検査が必須である．

母指 CM 関節は鞍状関節で第 1 中手骨と大菱形骨が相互に直交するという形態学的特徴がある．通常の手関節正面・側面 2 方向撮影では第 1・2 中手骨，大小菱形骨が重なるため，母指 CM 関節の

第3章　手関節・手部の臨床診断各論

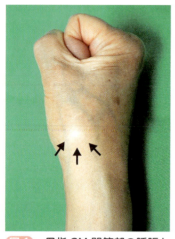

図1　母指CM関節部の腫脹と第1中手骨基部の軽度背側突出

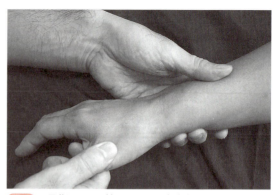

図2　母指CM関節ストレス試験（動画18）
患者の母指を把持してCM関節に軸圧を加えながら，母指を内転させたり，回旋させたりすることで疼痛の出現や轢音を触知すれば陽性とする．

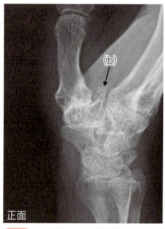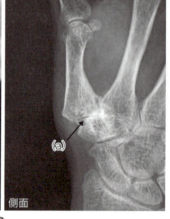

図3　母指CM関節単純X線像
本症例では正確な正面・側面像が得られていないが，一般外来での診断には十分有用である．関節裂隙の狭小化（a），骨棘形成（b）を認めた．

形態は明確には描出できない．
　そのため，母指CM関節が明瞭に描出される撮影法（Robert法あるいはそれに準じた変法など）が診断に有用である．ただし，正確な正面・側面の撮影には熟練が必要で，一般外来で正確なCM関節の正面・側面像を得るのは，時に難しいのが現状である．また，変形が高度で単純X線上の関節の適合性などの評価が困難なケースでは，CT検査（多断面再構成CT，3D-CTなど）が必要となることもある．

本症例の確定診断

　身体所見で母指CM関節の腫脹・圧痛を認め，さらにストレス試験陽性であり，単純X線上の関節裂隙の狭小化，骨棘形成を認めたため，母指CM関節症と診断した．類似した症状を呈するde Quervain病ではFinkelstein test陽性となることから除外した．保存療法を第一選択として局所の安静と日常生活指導を行い，消炎鎮痛剤（外用剤）を処方した．1ヵ月程度加療したが，効果

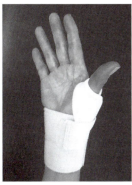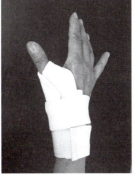

図4　母指対立位でのサポーター固定

が不十分であったため，母指対立位でのサポーター固定を行い，経過をみている（図4）．

ポイント
母指CM関節症は中高年女性によくみられる疾患であるが，単純X線所見（Eaton分類）と臨床症状が必ずしも一致しない例も多く，時に無症状に経過して偶然発見されることもある．そのため単純X線上の病期が進行している例でも，まず十分な保存療法（消炎鎮痛剤の内服・外用，ステロイドと局麻剤の関節内注入，サポーターなどによる固定など）を行うべきである．保存療法が奏効しない場合には病期や患者の年齢，手の使用頻度に応じて手術療法（靱帯再建術，中手骨骨切り術，関節形成術，関節固定術，人工関節全置換術など）を検討すべきである．

（杉木　正）

参考文献

1) 小林明正：母指CM関節障害の診断と治療―母指CM関節症の診断．関節外科，26(10)：1122-1126，2007．
2) Robert PM：Bulletins et memories de la Societe de Radiologie. Medicate de France, 24：687, 1936.
3) Eaton RG, et al.：Ligament reconstruction for the painful thumb carpometacarpal joint：a long-term assesment. J Hand Surg Am, 9：692-699, 1984.
4) 川島秀一他：母指CM関節障害の診断と治療―母指CM関節症　保存療法はどこまで可能か．関節外科，26(10)：1135-1139，2007．

5. Kienböck 病

問診（臨床経過）

37歳女性．

既往歴：特記すべきことなし．

現病歴：数年前から誘因なく右手関節痛が出現するようになった．しばらく経過をみていたが症状が続くため，初療医受診後紹介受診となった．

 現病歴はさまざまであるが，特に疼痛が労作時または労作後に出現・増強するが安静にすると軽快することが多く，しばらく経過をみていたという症例が多い．

視診

外観上明らかな変形はない．

 外観では明らかな変形は認めない例が多く，腫脹を伴うことがあっても軽度である．

身体所見

右手関節背側中央部の月状骨部に限局した圧痛を認める．手関節可動域は掌背屈，橈尺屈ともに健側に比べ制限されており，握力の低下も認める．

 これらの所見は本症に特異的なものではないが，診断および治療方針決定の参考にはなる．

検査手順や次回受診のプランニング

単純X線検査は手関節2方向（正・側面像）を撮影した（図1）．正面像で月状骨の圧潰像・硬化像，側面像で分節化像を認めたため，Kienböck 病を疑い，CT，MRI 撮影後の受診を指示した．

通常診断は臨床所見および単純X線像により可能である．特に本症では単純X線正面像にて橈骨が尺骨に比べて長い ulnar minus variant との関連が指摘されている．また早期例の診断の際や月状骨内部の壊死の程度の評価のために MRI を施行することが望ましい．CT検査は単純X線のみではわかりにくい圧潰の程度，分節化の程度，治療法の選択の際に目安となる Lichtman 分類の stage 判定のために行う．

本症例の確定診断

手関節単純X線検査において，正面像で月状骨の圧潰像・硬化像，側面像で分節化像を認め，Kienböck 病と診断した．MRI（図2）で骨壊死の

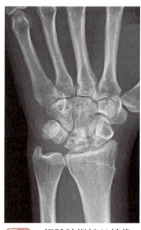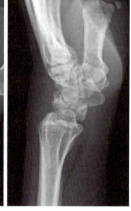

図1 初診時単純X線像
月状骨の圧潰が認められる．

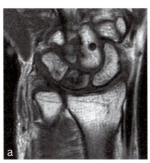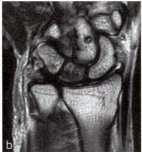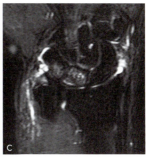

図2 MRI像
a：T1強調（左），b：T2強調（中央），c：STIR（右）　冠状断像．
T1，T2強調像ともに月状骨中央から軟骨下骨にわたる低信号像，STIRでは高信号を認める．

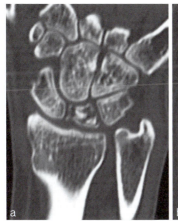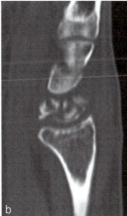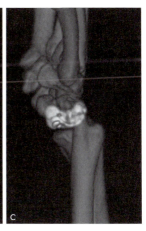

図3 CT画像
a：冠状断像，b：矢状断像，c：3D-CT像．
月状骨の圧潰・分節化の程度，関節症性変化の有無が詳細に把握可能となる．3D-CT像を作成することにより，より直感的に形状把握が可能となる．

程度を確認し，本例ではT1, T2強調像で低信号，STIR像で高信号を認めた．CT検査（**図3**）で，掌背側の圧潰・硬化・分節化の程度の確認を行った．まず外固定による安静保持にて保存的治療を行い，改善傾向が見られなければ，手術的治療を検討していく旨を説明した．

ポイント
Kienböck病は一般的には手関節単純X線像で診断可能であるが，詳細な病状把握のためにはMRIやCT像の追加も必要となる．MRIでは骨壊死の場合，T1強調像にて低信号，T2強調像では壊死の進行度によって異なり，STIR像では高信号を呈するのが一般的である．治療としてはまずは装具などを用いた手関節の安静保持や投薬などの保存的治療を行い，改善しない場合は外科的治療の適応となるが，その際にはLichtman分類，圧潰の形状などから手術法を決定していくことが一般的である．

（森田晃造）

参考文献

1) 岩崎倫政他：Kienböck病の診断と治療．MB Orthop, 18(12)：74-78, 2005.
2) Lutsky K, et al：Kienböck disease. J Hand Surg Am, 37(9)：1942-1952, 2012.
3) Schuind F, et al：Kienböck's disease. J Bone Joint Surg Br, 90(2)：133-139, 2008.

6. Preiser病

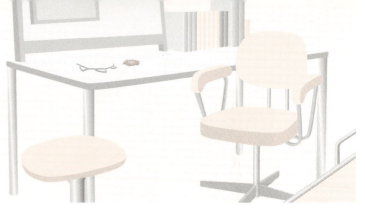

問診（臨床経過）

64歳女性．
既往歴：特記すべきことなし．
現病歴：3年程前より誘因なく左手関節痛するも自然軽快したため放置していた．その後も疼痛を繰り返すため受診となった．

 舟状骨付近の疼痛を訴えてきたら，まずは過去に外傷の既往がなかったか確認することが重要である．舟状骨偽関節との鑑別の際に重要となる．
Preiser病は一般的には外傷を伴わない舟状骨の無腐性壊死と認識されている．現病歴はさまざまであるが，以前から疼痛を特に労作時または労作後に出現・増強するが安静にすると軽快することが多く，しばらく経過をみていたという症例が多い．

視診

外観上，左手関節橈側を中心に軽度の腫脹を認めた．労作後は腫脹が増強するとのことであった．

 本症では腫脹を伴うことが多いが軽度もしくは認めないこともあり，労作後のみに出現することもあることから，視診のみならず問診も重要である．

身体所見

左手関節背側橈側部の anatomical snuff box に一致した圧痛を認める．手関節可動域は掌背屈，橈尺屈共に健側に比べ制限されており（対健側比40〜85％），握力の低下（対健側比80％）も認める．

 これらの所見は本症に特異的なものではないが，診断および治療方針決定の参考にはなる．

検査手順や次回受診のプランニング

単純X線検査は手関節4方向（正・側面像，両斜位像）を撮影した．正面像および斜位撮影像にて舟状骨の近位部を中心とした圧潰像，中央部の囊腫形成，遠位および近位に骨硬化像（側面像）を認めたため（図1），Preiser病を疑い，MRI・CT検査撮影後の受診を指示した．

 手関節の通常の2方向単純X線写真では特に正面像では舟状骨の特徴的な形状から異常を指摘しにくいため，舟状骨の異常を疑ったら必ず斜位像または舟状骨撮影を追加するべきである．

本症例の確定診断

MRI検査を施行し，T1強調像では舟状骨全体の低信号像を，T2*強調像では舟状骨全体の低信号域の中央に囊胞に一致した高信号像を，STIR像では壊死部と思われる舟状骨全体の高信号像が認められた（図2）．
CT検査にて舟状骨の圧潰の程度，橈骨舟状関節の関節症性変化の存在を確認した（図3）．
以上より明らかな外傷歴がない手関節橈側部痛が存在し，各画像検査で骨壊死像を認めることからPreiser病と診断した．まず外固定による安静

6. Preiser病

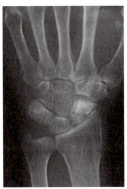 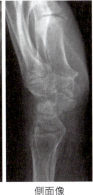 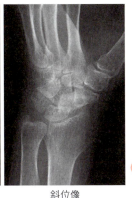

正面像　　　　側面像　　　　斜位像

図1　初診時単純X線像
舟状骨近位部中心に圧潰像・中央部には嚢腫形成が認められる．

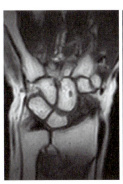 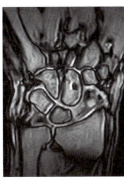 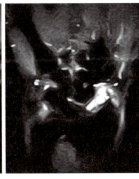

図2　MRI像
T1(左)，T2*強調(中央)，STIR(右)冠状断像．
T1では舟状骨全体の低信号像を，T2*では低信号域の中に舟状骨中央に嚢胞に一致した高信号像を，STIRでは壊死部と思われる舟状骨全体の高信号像を認める．

保持にて保存的治療を行い，改善傾向がみられなければ手術的治療を検討していく旨を説明した．

先にも述べたように臨床的には舟状骨骨折後偽関節との鑑別が必要となるが，外傷歴の有無と各画像検査にて骨壊死像の存在から診断される．MRIでは骨壊死の場合，T1強調像にて低信号，T2強調像では壊死の進行度によって異なり，STIR像では高信号を呈するのが一般的である．治療方針は確立されたものがないが，一般的には保存的治療を行い，症状の改善されない場合には，早期例には血管柄付き骨移植術，進行例には舟状骨摘出・部分または全手関節固定術などが選択される．

（森田晃造）

冠状断像　　　　3D-CT像

図3　CT画像
舟状骨の圧潰の程度，橈骨舟状関節の関節症性変化が，より詳細に把握可能となる．

参考文献

1) 高山真一郎他：Preiser病の病態と治療．臨床整形外科，36(12)：1371-1379，2001．
2) 伊東知子他：観血的に治療したPreiser病の2例．整形外科，62(11)：1184-1187，2011．
3) Preiser G：Eine typische posttraumatische und zur Spontanfraktur führende Ostitis des Naviculare carpi. Fortschr Geb Röntgenstrahlem, 15：189-197, 1910.
4) Geissler WB, Slade JF：Preiser's disease. Wolfe SW, Hotchkiss RN, Pederson WC et al：Green's Operative Hand Surgery, ed by, 6th ed, Elsevier, 9. 679-680, Philadelphia, 679-680, 2011.

7. 手根不安定症

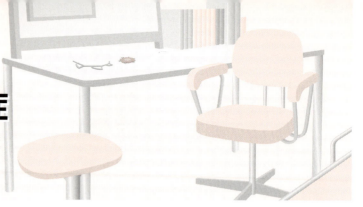

問診（臨床経過）

50歳女性．4ヵ月前に転倒し，橈骨遠位端骨折を受傷した．近医にて保存加療を行うも外固定除去後に可動時痛が悪化し，紹介受診となった．

 手根不安定症の頻度は少なく，診断に苦慮する．過去の受傷歴が関係していることもあり，軽微外傷も含めて，詳細な問診が必要となる．手関節の背屈や掌屈によって生じる運動時痛が主訴のことが多いが，クリックや抜ける感じを訴えることもある．

視診

特に所見はなかった．

 経過が長い例が多く，明らかな腫脹を認めることは少ない．手根不安定症は手根列間に異常のある解離性手根不安定症 carpal instability dissociative (CID) と近位遠位手根列間に異常のない非解離性手根不安定症 carpal instability non-dissociative (CIND) に分類される．さらに CID の原因には舟状月状骨解離や月状三角骨解離などがある．それぞれ受傷部位が異なるため表在解剖を熟知したうえで，圧痛点を触診することが重要となる．

身体所見

各種誘発テストがある．CIND（近位手根列と遠位手根列の不安定性）を診る Midcarpal clunk test を施行し，陰性であった（図1）．CID のうち SL に問題がある場合は Scaphoid shift test (Watson test)（図2），LT に問題がある場合には LT shuck test（図3）などを用いるが，Watson test が陽性であった．

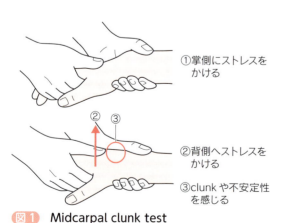

図1 Midcarpal clunk test
①掌側にストレスをかける
②背側へストレスをかける
③clunk や不安定性を感じる

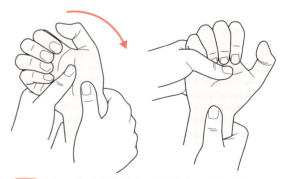

図2 Scaphoid shift test (Watson test)
検者の母指で舟状骨結節を掌側から圧迫し患者の手関節を尺屈強制する．

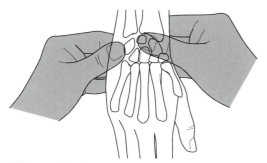

図3 LT shuck test
舟状骨背側を母指，掌側を示指で保持し三角骨背側をもう一方の母指，掌側を示指で保持し舟状骨三角骨間に掌背側方向にストレスをかける．
（重松浩二，面川庄平：知っておきたい疾患特有の所見と判別テスト手関節．MB Orthop, 27(11)：21-30, 2014）

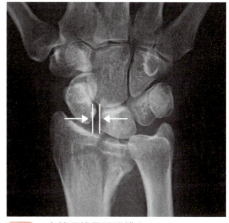

図4 舟状月状骨間距離 3 mm
橈骨遠位端骨折受傷時の SL 靱帯損傷を見逃していた．

検査手順や次回受診のプランニング

単純 X 線検査を行い，既存の橈骨遠位端骨折に加えて舟状月状骨解離を認めた（**図4**）．装具加療や外固定を行い，次回診察時に疼痛が抑制されたか否かを問診することもある．

 単純 X 線検査では舟状月状骨解離や月状三角骨解離を診断できる．舟状月状骨間距離は 3 mm 以上で疑い，5 mm 以上で確定診断となる．また MRI も補助診断として有効である．

本症例の確定診断

ストレス X 線撮影や関節造影を施行し，舟状月状骨解離を確認した．誘発テストも陽性であることから舟状月状骨解離による手根不安定症と診断し，靱帯縫合術を施行した．

動的因子が原因であることが多く，通常の単純 X 線検査だけでは確定診断には至らずストレス X 線撮影や関節造影が最終的に必要となる．関節造影は有用な検査だが，高齢者では 25％が偽陽性となるとされ，ストレス撮影や誘発テストも参考にして総合的に診断をつけることが必要となる．

（小原由紀彦）

参考文献

1) Larsen CF, et al.：Analysis of carpal instability：I. Description of the scheme. J Hand Surg Am, 20(5)：757-764, 1995.
2) Kirshenbaum, et al.：Arthrography of the wrist. Assessment of the integrity of the ligaments in young asymptomatic adults. J Bone Joint Surg Am, 77(8)：1207-1209, 1995.

第3章 手関節・手部の臨床診断各論

8. ボタン穴変形，スワンネック変形

 問診（臨床経過）

症例①：48歳女性．3ヵ月前にバレーボールで突き指をしてから徐々に中指の伸展が困難となり，変形が生じたため受診した．

症例②：35歳女性．5年前に関節リウマチと診断され，薬物療法で治療している．中指・環指のPIP関節に滑膜炎による関節腫脹があったが薬物療法により改善した．腫脹改善後より変形が進行した．

ポイント 軽微な外傷により伸筋腱が断裂し，手指の伸展障害をきたすことはまれではない．適切な初期治療が行われずに放置されると，複雑な指伸展機構のバランスが破綻し，症例①のように徐々に手指の変形（スワンネック変形）が進行することとなる．症例②は基礎疾患として関節リウマチがあり，滑膜炎によって関節が腫脹し伸筋腱にゆるみが生じ，関節腫脹は消退したものの弛緩した伸筋腱はもとには戻らず，ボタン穴変形が生じている．

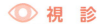 視診

症例①：中指DIP関節の伸展制限，PIP関節の過伸展を認めた（図1）．

症例②：中指・環指PIP関節は屈曲し，DIP関節は強い過伸展を認めた（図2）．

ポイント 外観上特徴的な変形を生じるため，視診にて判断が可能である．スワンネック変形とボタン穴変形は機序がまったく異なるが，ともに指伸展機構のバランス破綻によるものであり，外傷性および炎症性疾患（関節リウマチが代表的）によっても生じうる．

身体所見

症例①：DIP関節背側に軽度の圧痛を認めたが，明らかな関節腫脹はなかった．DIP関節の自動伸展は-40°と制限されていたが，他動的には完全伸展可能であった．PIP関節の自動屈曲も不可能

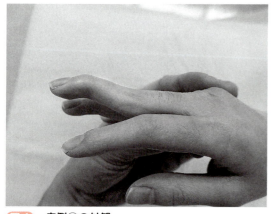

図1 症例①の外観
スワンネック変形を認める．

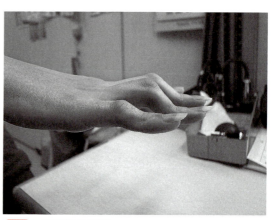

図2 症例②の外観
中指・環指にボタン穴変形を認める．

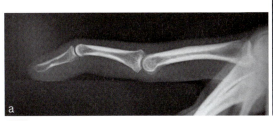
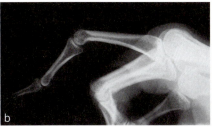

図3 単純X線側面像
両症例ともに明らかな関節破壊は認めない．a：症例①　b：症例②

であったが，軽度屈曲位まで他動的に補助することで屈曲可能であった．

症例②：手指の自動屈曲は可能であり，PIP関節の他動伸展も可能であるが自動伸展は不可能であった．

症例①ではDIP関節の圧痛，伸展制限から伸筋腱断裂が示唆される．代償性にPIP関節が過伸展し，伸筋腱側索が背側転位することにより自動屈曲が困難となる．本例では発症から3ヵ月であるため他動屈曲は可能であるが，長期経過により関節拘縮を生じる症例もある．他動的な関節拘縮の有無の確認は治療方針決定において重要である．症例②のボタン穴変形ではPIP関節背側で伸筋腱中央索が弛緩しPIP関節の伸展が不能となり，掌側に転位した側索によりDIP関節が過伸展する．

検査手順や次回受診のプランニング

単純X線検査は両手2方向および中指の2方向撮影を行い，関節の損傷の有無について評価した（図3）．また症例①では中年女性であり，関節リウマチの可能性も否定できないことから血液検査にてリウマチ因子，抗CCP抗体，CRPなどの検査を行った．

症例①は外傷を契機としているが，明らかな外傷の既往のないもの，症例②のように多数指に変形あるいは関節腫脹を認めるものでは，関節リウマチによる手指変形を強く疑うべきである．MRIも関節の炎症の評価には有効であるが，きわめて薄い伸筋腱の断裂評価には限界がある．

本症例の確定診断

単純X線検査で明らかな関節破壊はなく，症例①では血液生化学検査も異常所見はなかった．以上より症例①は外傷性の伸筋腱断裂に伴うスワンネック変形，症例②は既往歴から関節リウマチによるボタン穴変形と診断した．保存的治療としてスワンネック変形に対してはPIP関節の過伸展を制御するリング型装具，ボタン穴変形に対してはPIP関節を伸展位に矯正するコイル型装具が有用である．患者の希望により外科的治療を適応するが，破綻した伸筋腱バランスの再建は容易ではなく，関節破壊および関節拘縮の程度に応じて手術方法（腱移植，腱移行，人工指関節，関節固定）を選択する必要がある．

（岩本卓士）

参考文献

1) 岩本卓士他：手外科における関節リウマチ．Bone Joint Nerve, 3(2)：265-270, 2013.
2) 岩本卓士他：関節リウマチ手部変形の画像的特徴．Orthopaedics, 23(6)：63-69, 2010.
3) 岩本卓士他：表面置換型セメントレスPIP人工指関節置換術の治療成績．日手会誌, 27(4)：468-471, 2011.

9. 指屈筋腱損傷

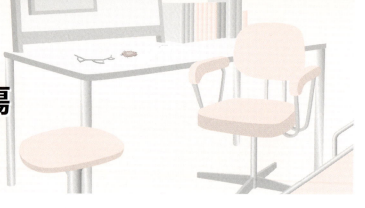

問診（臨床経過）

35歳男性．右利き．建設の仕事中トタンを外す作業中にトタンの縁で左小指を切創し，ただちに当科を受診した．

ポイント 受傷機転から，おおよその病態は予想されやすい．一般的に，指屈筋腱の開放性断裂の原因としては包丁やカッター，ガラス，電動ノコギリなどの鋭利なものによる外傷の頻度が高く，それらの多くは非利き手側の受傷となりやすい．また，機械による巻き込みや挟撃などの高エネルギー外傷では同部の骨折を含めて複合損傷となる場合もしばしば遭遇する．手の外傷における問診では，原則的に詳細な受傷機転，治療におけるゴール設定ともなる職業（業務内容）の確認，利き手の確認は必須であろう．

視診

左小指はPIP関節レベル掌側に約1.5 cmの切創を認めていた．創の汚染度はほとんどなく，末梢側の皮膚色調も良好であった．安静時の肢位はDIP関節伸展位，PIP関節軽度屈曲位となっていた（図1）．

ポイント 見た目だけで安易に単純な切創と診断して，内部の実質損傷を確認しないまま創処置のみを行うことは，後で見逃しとして患者とのトラブルになるケースがあるので注意する．初診時では，創の部位・状態・汚染度，さらには血行を詳細に評価する．視診上，安静時における手指の肢位を見れば，屈筋腱断裂の有無はおおよそ予測できる．たとえば，深指屈筋腱 flexor digitorum profundus (FDP) と浅指屈筋腱 flexor digitorum superficialis (FDS) の両方が断裂している場合は通常PIP関節とDIP関節はともに完全伸展位になっている．一方，FDP単独損傷であればDIP関節のみ完全伸展位になっており，PIP関節はわずかに屈曲位となっている．

損傷部位は一般的に国際分類（図3）が多用されており，とりわけ，Zone II は "No man's land" とも呼ばれている治療が最も難しい領域であり，速やかに手外科専門医との連携が大切である．

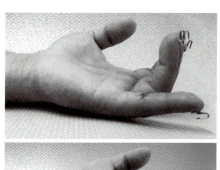
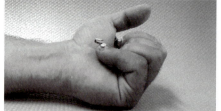

図1 安静肢位（上）と自動屈曲肢位（下）

身体所見

自動屈曲運動でPIP関節は屈曲可能であったが，DIP関節は不可だった（図1）．FDP test は不可，FDS test は可能であった（図2）．また，患指の感覚障害も認めていなかった．これらによりFDP単独損傷の存在が示唆された．

ポイント 開放創から直接，腱断端が確認されれば診断は容易であるが，一般的には創を拡大切開しないと見えないことのほうが多い．具

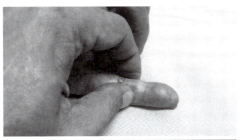

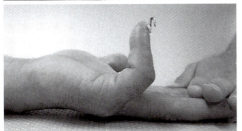

図2 FDP test（上）とFDS test（下）
FDP testはPIP関節を固定してDIP関節の自動屈曲を評価し，FDP損傷の有無を確認する．FDS testはFDPの影響を受けないよう他の指を伸展位に固定してPIP関節屈曲を評価し，FDS損傷の有無を確認する．

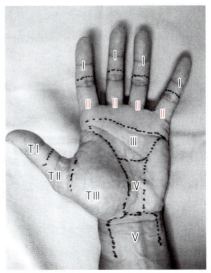

図3 屈筋腱損傷の部位別分類

体的な腱断裂の評価は，隣接指を完全に伸展させた状態でPIP関節の自動屈曲をみるFDS test，PIP関節を固定させてDIP関節の自動屈曲をみるFDP testの確認が重要である．

また，手指部での外傷では，固有指神経損傷を合併することも多く，感覚障害の有無を確実に評価すべきである．臨床の現場では意外に見逃されていることも多く，こちらも後々患者とのトラブルになりやすいことを銘記しておくべきであろう．具体的には開放創部以遠の感覚障害（Semmes-Weinstein testあるいは2PD testによる知覚評価），さらにはTinel様徴候の有無が大切となる．

高頻度に固有指神経損傷が合併しやすい．解剖学的には固有指神経の走行は屈筋腱の掌側部とほぼ同レベルを走行していることを理解していてほしい．

検査手順や次回診察のプランニング

まず単純X線検査（通常2方向）をルーチンに行い，骨折の合併や異物混入などを確認する必要性がある．続いて，詳細な診察で腱損傷の有無を評価する．この際，補助診断としての超音波検査は腱断裂の確認および動的な術後評価に有用である．

この後続く治療においては，ただちに，開放創の洗浄・デブリドマンを徹底して行うことが重要である．理想的には手術室での緊急手術が望ましいが，創部の挫滅が著しく，また感染の危険性が懸念される場合は，抗菌薬の投与とともにいったん創をrough sutureとし，後日delayed primary sutureを行うこととする．

本症例の確定診断

本例では，感染徴候がないことを確認し，受傷後1週目に内部を展開した．術中所見としてA1 pulley遠位まで退縮したFDP単独損傷を確認し，6 strands core sutureで再建した．術前評価通り，FDSおよび固有指神経は損傷を認めなかった．

（坂井健介）

参考文献

1) Kleinert HE, Verdan C：Report of the Committee on Tendon Injuries（International Federation of Societies for Surgery of the Hand. J Hand Surg Am, 8：794-798, 1983.
2) 中島祐子, 砂川 融, 越智光夫：運動器疾患の超音波診断 手の腱鞘炎と腱断裂. J Clin Rehabil, 23：387-392, 2014.

第3章 手関節・手部の臨床診断各論

10. 指伸筋腱損傷

問診（臨床経過）

15歳男性．右利き．自宅の窓ガラスにぶつかって右母指を切創し，ただちに近医で創の縫合処置を受けていた．創治癒後も左母指のIP関節の伸展制限が改善しないことを主訴に受傷後3週目に当科を受診した．

ポイント 指屈筋腱損傷と同様に受傷機転から，おおよその病態は予想されやすい．一般的に，伸筋腱の開放性断裂の原因としては包丁やカッターなどの鋭利なものを持った作業中に多く，結果的に非利き手側の受傷となりやすい．また，その受傷形態からは，長母指伸筋腱損傷が頻度的に高い傾向を認める．受傷機転，職業の確認，利き手非利き手の確認は指屈筋腱損傷と同様に大切である．

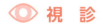 視診

右母指は基節骨中央背側に約2cmの切創瘢痕を認めていた．安静時の肢位では明らかな左右差を認めなかった．

ポイント 創の状態・部位・汚染度をただちに評価する．伸筋腱は屈筋腱に比べ皮膚直下に存在しており，より損傷をうけやすい．今回の呈示例とは異なり，急性期には伸筋腱のレリーフ像が消失していないかを注視することにより伸筋腱損傷の診断は比較的容易なことが多い．単純な切創ほど安易に創縫合処置のみとなりやすく，あえて本例を通して注意を喚起したい．

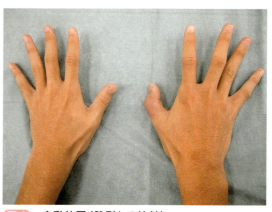

図1 自動伸展（健側との比較）

身体所見

母指の自動伸展でIP関節の伸展制限を認めた（**図1**）．その際，長母指伸筋腱近位部のレリーフは比較的しっかりしており，さらにはMP関節は健側と比べ，やや過伸展傾向を認めていた．この段階で長母指伸筋腱断裂および近位断端部の創部周囲での癒着が示唆された．

ポイント まずは自動伸展をチェックする．臨床の現場では，ある程度伸展可能なことも多く，確定診断に迷うこともあるが，健側と照らし合わせながら徒手筋力テストを注意深く行うと患側は明らかに低下していることがわかる．伸筋腱は解剖学的に固有指部では複雑な構造をしており（**図2**），その特徴をよく理解しておく必要がある．具体的には，終始伸腱の断裂では槌指変形となりやすい．また，伸筋腱中央索の断裂では側索が掌側に亜脱臼するまですぐにはボタン穴変形は出現せず，DIP関節やMP関節は伸展可能であるため見逃されやすい．
一方，MP関節のすぐ近位で断裂している場合，DIP関節およびPIP関節は側索の影響で伸展でき

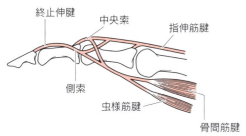

図2 指の伸筋機構（簡易シェーマ）

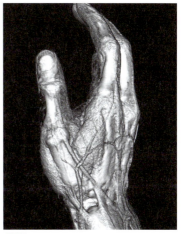

図3 3D-CT による長母指伸筋腱描出（正常像）

るが，MP 関節の伸展は不完全である．手関節レベルで1本の伸筋腱が断裂している場合は見かけ上，指の完全伸展ができる場合もあるが，それは腱間結合の影響によるもので注意を要する．

一方，長母指伸筋腱断裂の診断には，MP 関節を保持して IP 関節の自動伸展を慎重に評価すべきである．個々のケースでは短母指伸筋あるいは母指内在筋が IP 関節の伸展を補助できるケースが存在しており，こちらも見逃しに注意が必要である．

検査手順や次回診察のプランニング

単純 X 線検査は通常2方向をルーチンに行い，骨折や異物混入の有無などを確認する．この後，開放創の洗浄，デブリドマンを徹底して行うが，伸筋腱損傷は屈筋腱の場合と異なり，創部を少しだけ展開すると断端を確認できることも多く，特に sharp cut のような場合はできれば手術室で一期的に腱縫合することが望ましい．ただし，創部の挫滅が強く，感染などが懸念される場合は，いったん創を rough suture とし待機的に再建しても治療上問題を生じることは少ない．近年では補助診断としての超音波検査，volume rendering 法による 3D-CT（図3）なども腱断裂の確認には有用である．

治療

本例（陳旧例）は受傷後1ヵ月目に手術を行っ

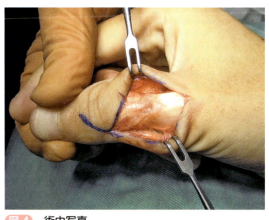

図4 術中写真

た．もともとの創を拡大切開すると，長母指伸筋腱は完全断裂しており，gap には瘢痕形成を認め，それぞれ周囲と癒着していた（図4）．結果的に，断端部を新鮮化した後で端々縫合を行った．

（坂井健介）

参考文献

1) 上羽康夫：筋および腱．手 その機能と解剖，改訂4版，p.110-165, 金芳堂，2006.
2) Sunagawa T, Ishida O, Ishiburo M, et al.：Three-dimensional computed tomography imaging：its applicability in the evaluation of extensor tendons in the hand and wrist. J Comput Assist Tomogr, 29：94-98, 2005.

11. 指屈筋腱・伸筋腱皮下断裂

問診（臨床経過）

症例①：67歳女性．約4ヵ月前橈骨遠位端骨折を受傷．転位が小さいため保存的に加療され，約2ヵ月の加療の末終診となった．手関節背側に違和感を自覚していたが放置していた．今回，転倒しそうになり手すりを強くつかんだところ，母指IP関節の自動伸展が不可となり来院した．

症例②：72歳女性．若年時発症の関節リウマチに対し近医で投薬加療を受けていた．近年リウマチのコントロールは良好であったが，手関節には変形があり，時折疼痛を感じていた．ある日コップを持ったとき，落としそうになったため強く握ったところ，環指・小指の自動伸展が不可となった．改善がみられないため，リウマチの主治医に相談したところ当院を紹介され来院した．

ポイント 健常者が外創のない腱の皮下断裂を起こすことはまれであり，背景として先行する外傷，関節症性変化，頻回のステロイド注射などが挙げられる．先行する外傷については，特に転位の小さい橈骨遠位端骨折に続く長母指伸筋腱皮下断裂が外来で遭遇する頻度が高い．関節症性変化については，その背景の多くは関節リウマチや変形性関節症であり，変形した関節部での摩耗を原因として，明らかな外傷なく，あるいはごく軽微な外傷で皮下断裂する．特に尺骨頭部での伸筋腱断裂や手根骨部での屈筋腱断裂は外来で遭遇する頻度は比較的高い．ステロイド注射はばね指や手関節腱鞘炎に対し外来でよく行われているが，短期間に頻回に行われている場合，同部で腱の皮下断裂を起こす例が報告されている．

視診

① 母指のIP関節が自動伸展できないため軽度屈曲位となっている．

② 環指ならびに小指が伸展位を保持できず下垂している．

ポイント いずれも伸筋腱断裂のため自動伸展が不可となり，屈曲位や下垂位を呈していると考えられる．

身体所見

① 母指IP関節の自動伸展が不可であるが，他動では伸展できる．屈曲は問題なく可能である．

② 環指・小指が一見下垂指のように垂れているが，他動的に伸展は可能である．

ポイント 伸筋腱の皮下断裂においては自動での伸展が不可であるが，他動では問題なく可能で，かつ屈曲は自動でも他動でも可能という点がポイントである．自動でも他動でも関節が動かない場合は当該関節の変形や拘縮などを鑑別する必要があり，自動伸展だけでなく自動屈曲も制限されている場合は中枢・末梢神経障害を鑑別する必要がある．屈筋腱の皮下断裂の場合は伸筋腱の場合と伸展・屈曲の関係が逆になる．

両症例の確定診断

① 手関節単純X線像上，橈骨遠位にほとんど転位のないほぼ癒合した骨折があり（図1），同部に軽度の圧痛を認める．

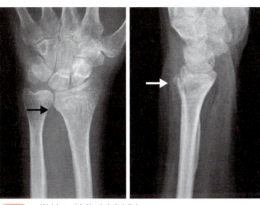

図1 単純X線像(症例①)
ほとんど転位のない骨折線を認める(矢印部).

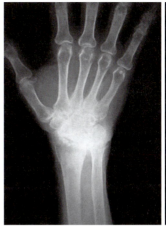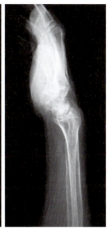

図2 単純X線像(症例②)
リウマチによる手関節の骨破壊が強く,尺骨頭の変形も強い.

② 手関節単純X線像,上手根骨の破壊が強く,遠位橈尺関節の変形も著しい(**図2**).

両症例とも上記画像所見に加え問診および身体所見から,伸筋腱皮下断裂と診断した.両症例とも手術加療を要すると考え,その旨を説明し手術を予約した.

> **ポイント**
> 手の腱は細く,現在普及しているMRIでは解像度に限界があり,断裂部が必ずしも描出できるとは限らない.近年超音波検査機器の解像度が向上したため,腱の皮下断裂のスクリーニングにおいて有用であるが,まだまだ設置されていない施設も多い.CT画像の再構築により腱を画像化することも行われ,断裂部の描出も可能であり診断上大変有用であるが,これも可能な施設はまだまだ少ない.そのため腱断裂の診断は依然として問診と身体所見に頼らざるをえない.

治 療

① 固有示指伸筋腱を示指背側で切離し,一度近位に引き出したうえで長母指伸筋腱の遠位断端と端々縫合した.

② 環指・小指の総指伸筋腱の遠位断端を中指の総指伸筋腱に端側縫合した.

いずれも腱移行術である.両症例とも経過は良好であり,それぞれ3ヵ月程度の術後リハビリテーションを行い患指の動きは良好となった.

> **ポイント**
> 鋭利な刃物による腱損傷と異なり,皮下断裂の多くは受傷から来院まで時間が経過していることが多い.そのため断端の磨耗や退縮がみられ,自然治癒は期待できず,また手術加療を行う場合でも断端の直接縫合は困難であることが多い.よって腱移行術や腱移植術が選択される.伸筋腱損傷の場合,固有示指伸筋腱や長橈側手根伸筋腱を力源とする腱移行術,屈筋腱損傷の場合は環指の浅指屈筋腱を力源とする腱移行術や長掌筋腱を移植腱として用いる腱移植術が行われることが多い.

(中山政憲)

参考文献

1) 長尾聡哉他:橈骨遠位端骨折の合併症としての腱皮下断裂.骨折,31:490-494,2009.
2) 高瀬勝己他:関節リウマチ以外に起因する腱皮下断裂の治療経験.日手会誌,28:90-93,2011.
3) 池上博泰:RAによる手関節部伸筋腱皮下断裂の修復法と後療法.関節外科,29:957-964,2010.
4) 鈴木 拓:関節リウマチにおける屈筋腱皮下断裂の検討.日手会誌,29:802-805,2013.
5) 日本手外科学会社会保険等委員会:トリアムシノロンアセトニド(ケナコルト-A®)注射液の一時的供給停止が及ぼした医療経済的影響.日手会誌,27:1-6,2010.

12. 指屈筋腱化膿性腱鞘炎

問診（臨床経過）

症例①：62歳男性．2日前から指先の腫脹に気づくものの放置していた．昨日から指全体が赤く腫れあがり，自発痛も続くため来院した．既往歴にアルコール性肝障害，糖尿病（インスリン治療），趣味は家庭菜園．

症例②：55歳女性．2日前に猫に指の付け根をかまれた．痛みは当日なかったものの，昨日から指から掌全体に赤く腫れあがり，自発痛も続くため来院した．既往歴に特記すべきことなし．

ポイント 指屈筋腱の腱鞘内に菌が感染し，炎症が腱や腱鞘腔に沿って広がっていく病態である（図1）．一般的には，環指，中指，示指に多く，感染菌は黄色ブドウ球菌の頻度が高い．聴取すべき内容は，既往歴に症例①のような易感染性の合併症の有無や症例②のような動物による咬傷や魚の歯の刺し傷，人の歯での創での受傷であるかを確認する．症例②の場合には，原因菌がグラム陰性桿菌の場合もあり抗生剤の選択に注意が必要となる．炎症部位が手関節より近位に波及しない限りは，一般的に体温の上昇は認めないことが多い．

治療開始が遅れると手指の運動性は著しく制限されるため，問診レベルで，本疾患を念頭に置いた鑑別が必要である．2日以上経過し，固有指部から近位部に炎症が波及している場合には，外科的治療に踏み切る必要性が高くなる．

視診

腱鞘に沿ったびまん性の腫脹の存在と自動運動の制限を認める．色調は，紅潮した赤色であった．指は軽度屈曲位であった．傷口と思われる部分は，血餅と痂皮によって閉じていた．

ポイント Kanavelの4徴候（図2）にある，指軽度屈曲位，腱鞘に沿うびまん性腫脹の2徴候を確認する．指のしわの深さや軟部組織の光沢は罹患指と健常指で比較する．

咬傷の場合には，視診上，腫脹のみと判断しやすいが，通常の切創と比べて，傷部分は小さいものの，比較的深部に達することが多い．関節リウマチなどの関節を主体とした腫脹とは異なり，腱に沿った腫脹とその周辺の軟部組織に波及した腫脹であることを念頭に置いて確認を進める．腫脹を呈する疾患には，膠原病や甲状腺機能低下症や低アルブミン血症，突発性の浮腫，悪性腫瘍などでも起こりうるが，皮膚色調の違いや咬傷の有無で判断は可能である．

図1 手における滑膜性腱鞘，滑液包，筋膜腔の解剖と化膿の波及経路
● 印から→の方向へ波及することが多い．前腕まで（Parona腔）波及することもある．

ラベル：腱鞘，母指腔，手掌中央腔，尺側滑液包，橈側滑液包，Parona腔

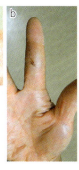

身体所見

他動的伸展による疼痛と腱鞘に沿った圧痛を認めた．知覚消失はないものの，腫脹部の知覚過敏と安静時の自発痛を認めた．健常部と比べて局所の熱感を認めた．

ポイント Kanavel の4徴候にある，屈筋腱鞘に沿う疼痛，他動的伸展による疼痛が重要である．また，炎症病変であるため正常組織への刺激として疼痛が強い．症例②のような咬傷では創周囲を圧することで滲出液を確認し，炎症の波及を推測する．病初期には，指の屈伸運動が可能であることも多いため，正確に関節可動域を確認する必要がある．

図2 Kanavel の4徴候
指軽度屈曲位，屈筋腱鞘に沿う圧痛，指の腫脹，他動的伸展による疼痛を認める．(a：指軽度屈曲位　b：指の腫脹)

検査

採血，培養検査，単純X線検査，超音波検査，MRI検査など．

ポイント 問診，視診から化膿性病変を強く疑うことは可能であり，検査結果が出てから治療開始では遅い．採血検査は即日結果がでるものの，指レベルの炎症では，CRP や白血球は正常値を示すことも多い．培養検査は原因菌同定の近道である．嫌気性菌などの可能性もわずかながら残っているため滲出液の採取が可能であれば提出すると有用であるが，結果判定まで時間を要する．単純X線撮影は，細菌浸潤による骨びらんの発生には有用である．不幸にも化膿性腱鞘炎が遷延した場合に，初期画像と比較検討するうえで重要な所見となる．超音波検査やMRI検査は腱鞘や軟部組織への炎症所見を画像的に把握できるが，非特異的検査であり，感度は低くこの疾患での優先順位は低くなる．

本症例の確定診断

症例①は，外傷による傷はないものの，爪甲周囲から指尖部の軟部にかけて小さな裂創を認め，既往歴からも感染に対して易損性が高い状況から，本疾患を強く疑い診療を開始した．広域の抗生剤の点滴投与を3日間施行し，局所の腫脹が消失したことを確認できたため，抗生剤を経口投与とし，合わせてリハビリ管理下の可動域訓練を施行した．初診時，抗生剤の点滴投与，治療終了時点での採血結果では炎症所見は得られなかった．

症例②は，明らかな咬傷と受傷原因があるため本疾患と確定した．初診時に採血，創部からの培養を提出し，広域の抗生剤の点滴投与を開始したものの，局所所見に変化を認めなかったため，翌日，切開排膿術を行い，指先からの持続洗浄（閉鎖式灌流）を行った．

ポイント 症例提示のように軽傷と思い，治療や処置が遅れると屈筋腱の壊死や腱鞘内での腱癒着といった重篤な後遺障害を残しやすい．本疾患を疑った場合には，迅速に適切な加療を進める必要がある．

（谷野善彦）

13. 手指の循環障害

問診（臨床経過）

症例①：35歳女性．うどんをゆでる仕事を5年来している．数ヵ月前から，うどんを冷水でしめる時に両指全体が赤く腫れあがり，紫色になることが多くなり来院．喫煙歴なし．

症例②：35歳男性．冷たい水や風にあたると指先が痛くしびれを自覚していた．数ヵ月前からは安静時の痛みが出現し，市販の痛み止めを服用しても症状が改善しなかった．指先が細く固くなり，仕事に支障のある痛みが続くため来院．喫煙歴15年：1日2箱．

症例③：45歳男性．仕事で岩盤掘削機械を操縦することが多い．仕事の終わりと朝に手指のこわばりとしびれ感を自覚していた．最近，手指の小刻みな震えと，手指の色が変化したことも気になり来院．喫煙歴25年：1日1箱．

表1　1次性（原発性）レイノー現象の診断基準

左右対称性で両手指に発生
壊死や壊疽はなし
赤沈正常
血清学的検査の異常なし
血管攣縮が寒冷刺激あるいはストレス下で発症
爪郭毛細血管異常なし
他原疾患の存在なし

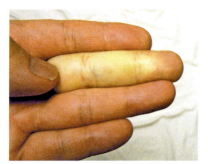

図1　レイノー現象

ポイント

指の血行障害をきたす疾患は多種多彩である．一般的なレイノー現象（症例①）と呼ばれるものから，2次性にレイノー現象を引き起こす病態（症例②③）がある（**表1, 2**）．レイノー現象（**図1**）は，人口比で5％程度に存在するcommon diseaseである．若年女性（40歳以上は全体の4分の1程度）が多く，寒冷曝露やストレスが重なると発症しやすく，家族内発生も一定数存在する．問診レベルで具体的な現病歴，基礎疾患の有無を聴取することが重要である．

視診

症例①：手指の色調に変化はないものの，末節部（DIP関節より遠位）では皮下脂肪がやせている印象である．

症例②：PIP関節より遠位の色調は悪く，末梢指腹部に約3～4 mm程度の大きさの潰瘍を数ヵ所に認めた．

症例③：指全体は皮膚の肥厚を認める．一部，

表2　2次性レイノー現象の要因

結合組織疾患	強皮症，関節リウマチ，多発性筋炎/皮膚筋炎，シェーグレン症候群，全身性エリテマトーデス，血管炎など
血液異常	寒冷凝集素血症，クリオグロブリン血症，多血症
職業（機械的刺激）	振動性障害，外傷性動脈閉塞，塩化ビニル使用
内分泌系	甲状腺機能低下症，褐色細胞腫，原発性肺高血圧症，複合性局所疼痛症候群（CRPS）
薬剤性	インターフェロン，ニコチン，β遮断薬，抗腫瘍薬，エルゴタミン
神経・血管の圧迫	胸郭出口症候群，手根管症候群
その他	悪性腫瘍，感染，閉塞性血管炎（バージャー病など），投球による指動脈血栓および塞栓

あかぎれしており，指の各関節は腫脹を認める．皮膚皺襞には異常を認めない．

> **ポイント** 来院時，指の浮腫や関節腫脹，出血斑，潰瘍の有無などを確認する．指の血行障害では軽傷例は正常であることも多く，持続した血行障害により，皮下脂肪の萎縮や皮膚色調の光沢低下などの所見がみられる．患者に症状発生時の状況を画像に記録させることで，レイノー現象の有無や皮膚色調，浮腫の程度などが具体的にわかる．症例③の関節腫脹については変形性関節症による骨性由来，関節リウマチに代表される関節包や軟部組織由来，傷口からの細菌感染由来であるかを検討する必要が生じる．

身体所見

症例①②③ともに指の感覚鈍麻を認めたが，末梢神経支配に一致した感覚鈍麻はない．症例①②は指尖を圧迫すると退色するものの，暗赤色には変化せず，指の可動域に明らかな制限はない．症例①は，自発痛や圧痛を認めず，症例②は，コントロールしがたい安静時自発痛と圧痛を認めた．症例③は，関節の可動域制限と圧痛が存在したが，神経学的所見，腱反射に異常はない．

> **ポイント** 鑑別疾患 (**表 1, 2**) を念頭に置きながら個々の病態を推察する．感覚鈍麻については，その原因が神経性あるいは血管性であるかを鑑別する．血管性の場合では，さらに血管収縮あるいは血管閉塞により血行障害が発症しているかを鑑別する．視診とも関連するが，症例①の場合には，指先における色調変化が重要となる．狭義のレイノー現象は，血管の攣縮，毛細血管や小静脈への血液うっ滞とそれに伴う反応性の血管拡張がある．色調としては，白→紫→赤となる．臨床では，白がなくとも著明な色調変化と腫脹からレイノー現象と判断する．1次性のレイノー現象では疼痛を訴えることはなく (症例①では疼痛なく，症例②では存在した)，血管自体の器質的変化はない．指尖部からの細菌感染による腫脹の場合は，速やかに治療を開始する必要が生じる．症例③は振動による機械的刺激が血管収縮を引き起こす障害である．

検査

症例①：採血，単純X線検査など

症例②③：採血，単純X線検査，MRI検査，超音波検査，血管造影，など

> **ポイント** 各種検査の長所，短所を意識した検査項目を選択する．採血では内分泌，膠原病疾患の鑑別が可能である．その結果で必要ならば原疾患の当該科に連携を求める．単純X線検査では，特徴的な骨性変化 (関節裂隙の狭小化，びらん，腫瘍病変の存在) の有無を確認する．

症例②にある潰瘍形成の存在は精密検査が必要となる．近年は，血管性を疑う場合には，非侵襲的な超音波検査やMRI検査によって血行状態を確認し，より疑わしい場合に血管造影で確定診断をつける．

症例③では，基礎疾患，既往症の状態を再確認する．年齢や生活習慣病による動脈硬化，喫煙歴による閉塞性動脈硬化症，閉塞性血管炎，手の頻回使用歴から手根管症候群や胸郭出口症候群なども鑑別が必要となる．

本症例の確定診断

症例①：1次性レイノー現象 (レイノー病)

症例②：バージャー病

症例③：振動病 (振動障害)

> **ポイント** 症例①は，表1の診断基準と採血データが正常であったことから基礎疾患を除外し診断した．治療として寒冷曝露を避け，Ca拮抗剤の投与を開始した．症例②は，MRIと動脈造影により確定診断とした．徹底した禁煙指導，Ca拮抗剤投与と血行再建術あるいは指動脈外膜剥離術も適応がある．症例③は，就労状況と採血結果から診断した．生活，禁煙指導，就労環境の変更指導，Ca拮抗剤投与を開始した．

(谷野善彦)

参考文献

1) 岸本暢将：レイノー現象．岸本暢将編，リウマチ・膠原病診療マニュアル，p.10-14, 羊土社，2015.
2) 遠藤直人：四肢循環障害と阻血壊死性疾患．松野丈夫，中村利孝総編集，標準整形外科 第12版, p.297-300, 医学書院，2014.

14. Dupuytren 拘縮

 問診（臨床経過）

60歳男性．数年前から誘因なく，手掌に硬結を自覚していた．症状がないため放置していたが，最近になって，環小指の伸展制限が出現し，日常生活に支障をきたすようになり，来院した．

① 伸展制限を認める期間が長いと，PIP関節の拘縮が出現することがあるため，伸展制限の出現の時期を聴取する．
② 糖尿病との関連が指摘されているため，糖尿病の既往を聴取する．
③ 遺伝，飲酒，外傷，手の激しい使用も拘縮と関連が指摘されているため，家族歴，飲酒歴や職業についても聴取する．

 視　診

手掌部尺側および小指の基節部に陥凹（dimple），結節（nodule），索状物（cord）を認めた．環指の固有指部に cord は認めなかった（図1）．

① 足底腱膜の肥厚（Ledderhose 病）や陰茎海綿体の肥厚（Peyronie 病）の合併も確認する．
② 約半数は両側性であるため，健側の手指も確認する．

身体所見

自他動ともに環小指の MP 関節の伸展制限を認めたが（図2），屈曲制限は認めなかった（図3）．

① 自他動で伸展制限の有無を確認する．伸展制限を認める場合は，MP 関節だけでなく，PIP 関節の伸展制限の有無を確認する．
② 固有指部だけに病変が限局する場合，PIP 関節のみ伸展制限を認める場合もあるので注意する（図4）．

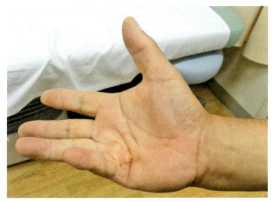

図1　手掌〜固有指部に病変を認める

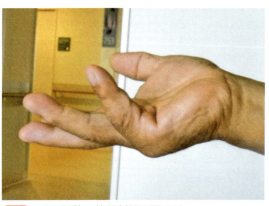

図2　MP 関節の伸展制限を認める

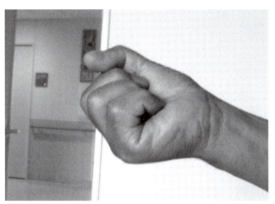
図3 屈曲制限は認めない

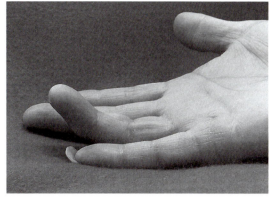
図4 固有指部に病変が限局している

検査手順や次回受診のプランニング

単純X線検査は手指の通常の撮影を行い、MP関節、PIP関節を確認した。単純X線検査では特記すべき所見は認めなかった。手術加療の選択の説明をして、次回受診を指示した。

ポイント
① 罹病期間が長期に及ぶとPIP関節の屈曲拘縮を認めることがあるため、PIP関節の関節症変化の有無を調べておく必要がある。MRI検査は他の軟部腫瘍との鑑別には有用であるが、本病態に必須の検査ではない。
② 屈曲拘縮が強く、日常生活動作に支障をきたす場合には手術の説明を行うが、cordの存在だけで、屈曲拘縮もなく、日常生活に支障がない場合には保存的に経過観察をする。

本症例の確定診断

環小指の手掌～固有指部に特徴的な肥厚、硬結を認め、指の伸展制限を認めていることより、Dupuytren拘縮と診断した。屈曲拘縮が高度であり、手術を施行し、腱膜切除を行った。

ポイント
ばね指の高度な例でもPIP関節の屈曲拘縮を認めるため、cordを腱鞘の肥厚と診断し、ばね指と診断を誤ることもある。Dupuytren拘縮は、ばね指と異なり、MP関節の圧痛や弾発を認めることもない。ばね指もDupuytren拘縮も画像診断ではなく、問診と身体所見で診断を行うため、注意深い診察が必要である。

（鈴木　拓）

参考文献

1) Larry Hurst：Dupuytren's Contracture. Wolf SW, Hotchkiss RN, Pederson WC, Kozin SH：Green's Operative Hand Surgery. 6th ed, p.189-207, Churchill Livingstone, 2010.
2) Rayan GM：Dupuytren disease：Anatomy, pathology, presentation, and treatment. J Bone Joint Surg Am, 89：189-198, 2007.

第3章 手関節・手部の臨床診断各論

15. Heberden 結節

問診（臨床経過）

65歳女性．最近，特に誘因なく両手の示指，中指のDIP関節に痛みが出現した．肉眼上も腫脹してきている．特に右示指は腫脹し，屈曲変形も進んできている．以前は圧痛のみであったが何かにぶつけたり，じっとしていてもズキズキすることがある．本人は周囲からリウマチではないかといわれ，そのことも心配している．

ポイント 外傷か非外傷か，疼痛が動作時痛か安静時痛かが重要である．初期ではほとんどの症例で動作時痛のみであるが，時に進行例では安静時痛も伴うことがある．

視診

右示指DIPの腫脹，軽度屈曲変形を認めた．

ポイント DIP関節の部位の腫脹の有無，発赤の有無で感染（爪周囲炎，瘭疽など）を鑑別する．粘液囊腫（mucous cyst）を合併していることもある（図1）．単指のみのこともあるが，程度の差はあるが複数指に症状があることが多い．進行例では側屈変形している場合もある（図2）．

身体所見

DIP関節に圧痛・可動域制限を認めた．

検査手順や次回受診のプランニング

単純X線検査は，指2方向（正側）を行った．

ポイント 単純X線を手でオーダーすると指は屈曲して撮影されるため，DIP関節の関節裂隙の狭小の程度，骨棘の有無などの情報が得られない．

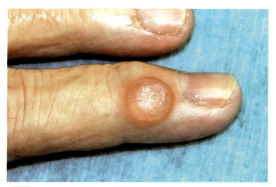
図1 粘液囊腫

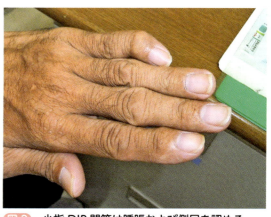
図2 小指DIP関節は腫脹および側屈を認める

15. Heberden結節

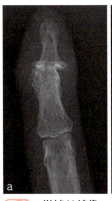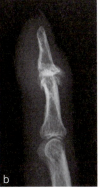

図3 単純X線像
a：正面．関節裂隙の狭小化を認める．
b：側面．骨棘を認める．

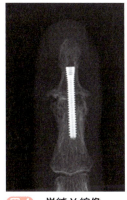

図4 単純X線像
（関節固定術後）
変形の矯正と除痛を目的とする手術である．可動域が失われるが，疼痛はなくなり日常生活で困ることはほとんどない．

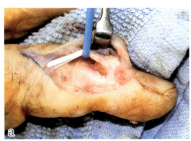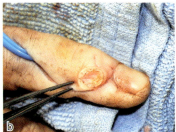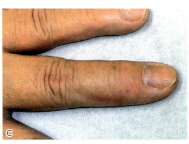

図5 粘液嚢腫摘出術（図1の症例）
a：伸筋腱を温存し，その両側の骨棘，関節包を切除する．
b：嚢腫の部分の皮膚は温存する．
c：術後再発なく，可動域制限もない．

本症例の確定診断

単純X線像で左示指・両中指は軽度の関節裂隙の狭小化を認めた．右示指は関節裂隙の狭小化，骨棘も認めた（**図3**）．第一選択としてDIP関節に対して疼痛時に消炎鎮痛剤の内服および外用，テーピングを指導した．約半年から10ヵ月程度で大部分の症例で疼痛は軽減するが，DIP関節の変形は遺残することを説明した．日常生活上に支障をきたす場合は関節形成術（関節包切除，骨棘切除），関節固定術（**図4**）の適応であることを説明した．なお，粘液嚢腫の患者は単純X線上，関節裂隙は保たれているが，骨棘形成を伴っていることがある．患者は疼痛よりも美容的な観点から困っていることも多く，関節形成術（関節包切除，骨棘切除）（**図5**）を施行している．

（森澤 妥）

参考文献

1) 藤澤幸三，森田哲正：Heberden結節の治療のコツ．金谷文則編：手の外科の要点と盲点，p.338-339，文光堂，2007．

16. Bouchard 結節

問診（臨床経過）

70歳女性．特に誘因なく，左手の中指PIP関節に圧痛がある．肉眼上も腫脹してきている．保存的に経過をみているが，動作時痛に加えて可動域制限もある．特に指先が手掌につかないのが日常生活で困る．本人は周囲から関節リウマチ（RA）ではないかといわれ，そのことも心配している．

ポイント 外傷か非外傷かを聴取することが重要である．初期ではほとんどの症例で動作時痛のみであるが，時に進行例では安静時痛も伴うことがある．また，RAの特徴的な所見（朝のこわばり，複数あるいは両側の関節痛など）の鑑別はする必要がある．

視診

PIP関節部の腫脹，軽度側屈変形を認めた．

ポイント PIP関節腫脹の有無，発赤の有無で感染（化膿性関節炎）を鑑別する．進行例ではPIP関節で腫脹に加えて軽度側屈変形している場合もある．

身体所見

PIP関節に圧痛・可動域制限を認めた（図1）．

検査手順や次回受診のプランニング

単純X線検査は，指2方向（正側）を行った．

ポイント 単純X線を手でオーダーすると指の正しい正面側面が写らないため，PIP関節の関節裂隙の狭小化の程度，骨棘の有無などの情報が得られない．また両側性，他の複数の関節に

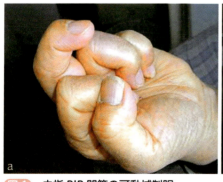
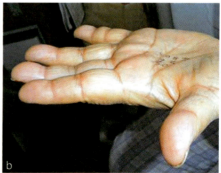

図1 中指PIP関節の可動域制限
a：手指屈曲時．
b：手指伸展時．
中指PIP関節の著明な屈曲制限および痛みを認めた．

痛み・腫脹・朝の手のこわばりなどがある場合は血液検査などを行って RA を鑑別する．RA を疑う場合は単純 X 線手正面像も追加する．

本症例の確定診断

単純 X 線像で左中指は軽度の関節列隙の狭小化および骨棘を認めた（図2）．第一選択としてPIP 関節に対して疼痛時に消炎鎮痛剤の内服および外用，テーピングを指導した．疼痛が著しい場合は関節内ステロイド注射を施行する．しかし，疼痛に加えて関節可動域制限も伴う場合，日常生活上の不自由が生じる．高齢化社会では中高年でも就労率は高く，指を使わず安静を保つことは困難である．そのような症例は人工指関節全置換術（図3）あるいは関節固定術の適応である．筆者らは変形，不安定性の高度な症例では固定術，それ以外の症例では除痛に加えて関節可動域が改善される人工指関節全置換術を施行している．

（森澤　妥）

参考文献

1) 森澤　妥，河野友祐，池上博泰，高山真一郎：変形性指 PIP 関節症に対する掌側進入による表面置換型セメントレス人工指関節置換術の治療成績．日手会誌，31：722-726，2015．
2) 森澤　妥，吉田　篤，池上博泰：変形性指近位指間関節症に対する人工指関節置換術．別冊整形外科，65：136-139，2014．

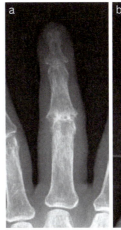
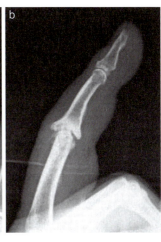

図2 単純 X 線像
a：正面．関節裂隙の狭小化を認める．
b：側面．関節裂隙の狭小化および骨棘を認める．

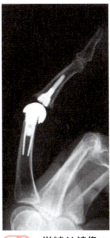

図3 単純 X 線像：人工指関節全置換術後（側面）

人工指関節では除痛に加えて関節可動域の改善も図れる．

17. ガングリオン

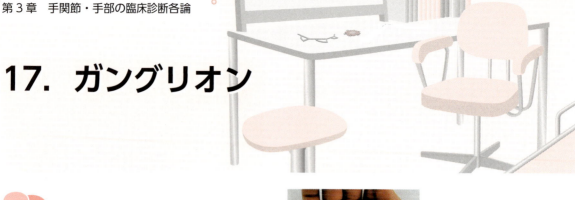

問診（臨床経過）

20歳女性．約2年前から右手関節掌側の腫瘤を自覚していたが，症状がないため放置していた．数ヵ月前から手関節運動時の痛みを自覚するようになったため来院した．

ポイント 年齢や発生部位，誘因の有無，増大の速度，自発痛の有無などが，他の軟部腫瘍や炎症性腫瘤との鑑別に重要な情報となる．

ガングリオンは関節や腱鞘の周囲に発生するゼリー状の内容物を含む嚢腫で，発生原因は不明である．手に発生する軟部腫瘍・軟部腫瘍類似疾患のなかで最も発生頻度が高く（60〜70％），全年齢層に発生するが20〜40歳代の女性に好発する．手や手関節の限られた部位に発生し（**表1**），最も多くみられるのが手関節背側（60〜70％），次いで手関節掌側（約20％），屈筋腱腱鞘（約10％）に生じる．患者の多くは腫瘤の触知や動作時の痛み，不快感を主訴に来院する．

視診

右手関節皮線の橈側皮下で，橈側手根屈筋腱と橈骨動脈の間に10 mm大の腫瘤を認めた（**図1**）．発赤や皮下静脈の怒張は認めなかった．

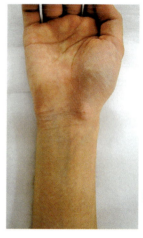

図1 外観
右手関節掌橈側皮下に，10 mm大の腫瘤を認める．

ポイント 手関節掌側ガングリオンは通常，橈骨手根関節の関節包あるいは靱帯から発生する．手関節背側ガングリオンの多くは舟状月状骨関節から発生し，屈筋腱腱鞘のガングリオンはA1 pulleyから生じる．ガングリオンの典型的な発生部位を知っておくことは，手および手関節に発生するその他の軟部腫瘍との鑑別に役立つ．

身体所見

弾性硬の腫瘤で軽度の圧痛を認めた．手関節の可動域制限は認めなかったが，関節運動時に軽度の疼痛を訴えた．手指のしびれや運動・感覚障害は認めなかった．

ポイント ガングリオンは無症状のことも多いが，ときに周囲の軟部組織を圧迫して局所の圧痛や手関節・手指の運動痛を生じる．腫瘤が

表1 手・手関節のガングリオンの発生部位

手関節背側
手関節掌側
屈筋腱腱鞘（retinacular ganglion）
DIP関節（粘液嚢腫）
PIP関節
第2，第3CM関節
伸筋腱
第一伸筋コンパートメント
手根管
Guyon管
骨内ガングリオン

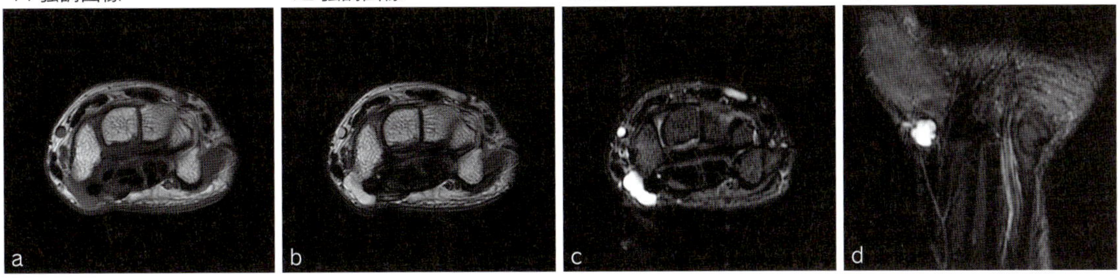

17. ガングリオン

| T1強調画像 | T2強調画像 | STIR | STIR |

図2 MRI
右手関節掌橈側皮下に，T1強調画像で均一な低信号，T2強調画像および脂肪抑制画像で均一な高信号を示す腫瘤を認める．

神経近傍に発生すれば，神経を圧迫してしびれや感覚・運動障害を生じることもある．手関節掌側のガングリオンは遠位尺側に拡大し，正中神経を圧迫して正中神経障害を呈することがある．

検査手順や次回受診のプランニング

病歴，身体所見より手関節掌側ガングリオンを第一に疑い，MRI撮像後の受診を指示した．橈骨動脈が隣接しているため穿刺は行わなかった．

 ガングリオンの診断に最も有効な検査はMRIである．単純X線検査は，骨内ガングリオンを除き診断的意義は乏しい．超音波検査では均一な低エコーの腫瘤として描出され，補助診断として有用である．

穿刺して内容物を確認することで診断を確定することもできるが，穿刺を行う際には，隣接する神経や血管を損傷しないように十分に注意しなければならない．

本症例の確定診断

MRIにて手関節掌橈側皮下に，T1強調画像で均一な低信号，T2強調画像および脂肪抑制画像で均一な高信号を示す囊胞性腫瘤を認め（図2），ガングリオンと診断した．

治療として，経過観察（自然消退することもある），穿刺吸引，手指による圧砕などの保存的治療と手術的治療について説明し，患者が手術的治療を希望したため，摘出術を行った．

 ガングリオンの鑑別診断として，脂肪腫，腱鞘巨細胞腫，神経鞘腫，血管腫などの軟部腫瘍が挙げられる．脂肪腫はT1およびT2強調画像で均一な高信号を呈し，脂肪抑制画像で均一に抑制され，造影効果を認めない．腱鞘巨細胞腫はT1，T2強調画像でともに低信号の傾向を示し，造影効果を認める．神経鞘腫はT1強調画像で低信号，T2強調画像で低信号と高信号が混在し，造影効果を認める．T2強調画像で辺縁が著明な高信号で縁取られたような，いわゆるtarget signを呈していれば診断は容易とされている．血管腫はT1強調画像で低〜等信号，T2強調画像で高信号を示し，造影効果を認める．単純X線検査にてしばしば石灰化像がみられ，鑑別に役立つ．軟部腫瘍・軟部腫瘍類似疾患の診断に際しては，丁寧な病歴聴取と臨床所見，MRIを中心とした画像検査を併せて多角的に評価を行うことが重要である．

（齊藤　毅）

参考文献

1) Athanasian EA：Bone and soft tissue tumors. Wolfe SW, Hotchkiss RN, Pederson WC, Kozin SH eds：Green's Operative Hand Surgery, 6th ed, p.2150-2166, Churchill Livingstone, 2010.
2) 津下健哉：手の外科の実際，第6版，p.641-656，南江堂，1985.
3) 若杉琢磨，野本　栄：上肢発生の軟部腫瘍の検討．日手外科会誌，26(5)：423-426, 2010.

18. グロムス腫瘍

問診（臨床経過）

39歳女性．4年前から誘因なく右母指痛を自覚するようになった．複数の医療機関で診察を受けるも原因不明と言われていた．

指をぶつけると激痛があり，冬になると安静時にも疼痛がある．動作時痛は訴えない．

　医療機関を受診しても診断がつかず，整形外科だけでなく，皮膚科や精神神経科など複数の科を受診している場合も少なくない．逆にインターネットで検索して患者自らグロムス腫瘍を疑って来院する場合もある．本疾患を念頭に置いて丁寧な問診と触診を行えば正しい診断に至ることはさほど難しくない．繰り返すが，本疾患を鑑別疾患の一つとして挙げられることが重要である．

グロムス腫瘍は末節部，特に爪下部に好発するが，指腹部に発生することもまれではない．指先以外の発生も報告されている．安静時痛は軽微だが，寒冷時には増悪することが多い．既往歴や家族歴は特記事項に乏しい．

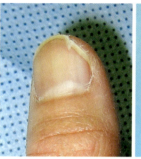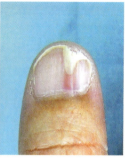

図1　外観（右は別のグロムス腫瘍症例）

身体所見

爪母尺側縁にピンポイントの強い圧痛を認めた．爪甲の先端が割れている（図1）．腫瘤は触れない．

　爪下に腫瘍が存在する場合，腫瘍に一致して青っぽく透見できることがある．また溝状に陥没や凸凹など明らかな爪変形を認めることもあるが，爪先端のみ割れていたり，爪が薄いと訴えるだけの場合も多い．

ほとんどの場合，腫瘍直上にピンポイントの強い圧痛が存在する．圧痛点を検索するとき，検者の指では大きすぎるので，ペンやクリップの先端などを用いる．なかには疼痛を訴えないグロムス腫瘍の症例報告もある．

診察室での検査

氷水に指を浸すと疼痛が悪化した．

　超音波検査が簡便で有用と報告されている．腫瘤を確認できたり，ドプラで血流を確認できる場合がある．

検査手順のプランニング

両側母指の単純X線2方向撮影を行ったところ，患側末節骨に圧痕像を認めた．身体所見からグロムス腫瘍の存在を疑い，MRI撮像後の診察を指示した．

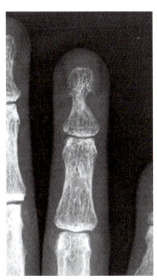

図2 単純X線正面像

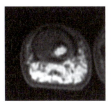

図3 T1強調

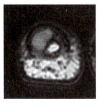

図4 T2強調

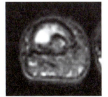

図5 T2脂肪抑制

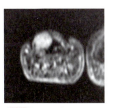

図6 T2*強調

ポイント 単純X線撮影はルーチン検査として行っている．特に所見を認めないことが多いが，末節骨に腫瘍による骨圧痕像（scalloping）を認めることがある（図2）．左右比べることが肝要である．まれに骨内発生が報告されている．

MRIは単純X線より陽性所見が得られやすい．T1強調画像（図3）では判別困難なことが多いが，T2強調画像（図4）で高輝度に描出されることがあり，脂肪抑制（図5）やT2*強調画像（図6）でより高輝度の充実性腫瘍として描出される．造影MRIで早期から造影効果がある．

ポイント 腫瘍がまだ小さい場合（2 mm未満）には，術前に画像診断できない場合がある．同意が得られれば身体所見のみを診断根拠に試験切開に踏み切ることもある．

（岡崎真人）

本症例の確定診断

ピンポイントの圧痛，爪変形があり，疼痛は寒冷刺激で悪化し，MRIで圧痛部位に一致して高輝度の腫瘤を認めた．身体所見と画像所見から術前にほぼ診断可能だが，手術を行い，切除した腫瘍の病理組織検査にて診断を確定した．

参考文献

1) Mravic M, LaChaud G, Nguyen A, Scott MA, Dry SM, James AW : Clinical and histopathological diagnosis of glomus tumor : an institutional experience of 138 cases. Int J Surg Pathol, 23(3) : 181-188, 2015.
2) Netscher DT, Aburto J, Koepplinger M : Subungual glomus tumor. J Hand Surg Am, 37(4) : 821-823, 2012.
3) Tang CY, Tipoe T, Fung B : Where is the Lesion? Glomus Tumours of the Hand. Arch Plast Surg, 40(5) : 492-495, 2013.
4) Dahlin LB, Besjakov J, Veress B : A glomus tumour : classic signs without magnetic resonance imaging finding. Scand J Plast Reconstr Surg Hand Surg, 39 : 123-125, 2005.

19. 腱鞘巨細胞腫

問診（臨床経過）

56歳女性．1年前から左環指に腫瘤を自覚していた．近医でガングリオンを疑われて穿刺するも何も吸引できなかった．日常生活に支障はないものの，腫瘤がやや増大したため不安を訴えて来院した．

ポイント 腫瘤の存在自体が主訴であり，それ以外は日常生活に支障がないことがほとんどである．既往歴・家族歴には特記すべき事項に乏しいことが多い．

身体所見

環指PIP関節掌橈側に辺縁明瞭な軟部腫瘍を認めた（図1）．皮膚色調や可動域に異常を認めない．腫瘤は可動性に乏しく，Tinel様徴候はない．強く圧迫すると疼痛を訴えるが，自発痛はない．

ポイント ほとんどの場合，皮膚との癒着はないものの腱鞘などの深部組織と分離不能な部位があり，腫瘤は可動性に乏しい．手指運動とも連動しない．柔らかいことが多いが，患者が「骨が出っ張ってきた」と表現するくらい固いこともある．まれに腫瘤が神経を押し上げてTinel様徴候陽性のこともある．

検査手順のプランニング

単純X線2方向撮影を行った．軟部陰影のほか，中節骨にscallopingを認めた（図2）．MRI撮像後の診察を予定した．

ポイント 単純X線撮影では軟部腫瘤陰影を認め，ときに骨圧排像（scalloping）を認めることがある．石灰沈着や溶骨性変化はみられない．
MRI撮像は診断上欠かせない検査の一つである．T1強調画像（図3）では低～中等度の，T2強調画像（図4）では低信号の充実性腫瘤として描出

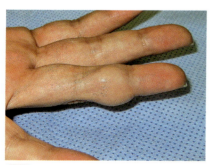

図1　外観

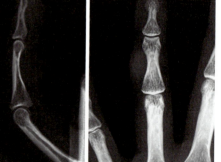

図2　単純X線像

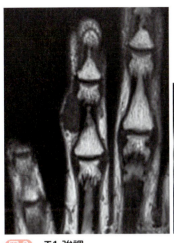
図3 T1強調

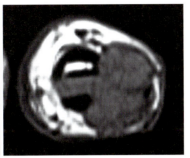

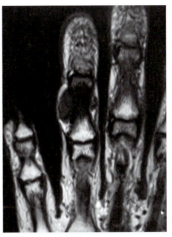
図4 T2強調

される．脂肪抑制（図5）でまだらに高信号に描出され，早期から造影効果を認める．また腫瘍の局在，つまり腱鞘に接するか，腱鞘内・腱と骨の間に及んでいるか，関節内に及んでいるか，に留意して読影することが重要である．

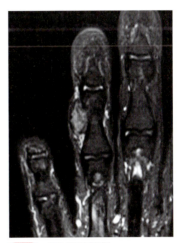
図5 T2脂肪抑制

本症例の確定診断

増大傾向があるため，患者と相談のうえ，局所麻酔下に切除手術を行った．ウニ様の軟部腫瘍が皮下に存在し，一部屈筋腱腱鞘内・伸筋腱深層に及んでいた（図6）．術中所見から腱鞘巨細胞腫と診断し，後日病理組織学的に診断を確定した．

（岡崎真人）

参考文献

1) Di Grazia S, Succi G, Fragetta F, Perrotta RE : Giant cell tumor of tendon sheath : study of 64 cases and review of literature. G Chir, 34 (5-6) : 149-152, 2013.
2) Lanzinger WD, Bindra R : Giant cell tumor of the tendon sheath. J Hand Surg Am, 38 (1) : 154-157, 2013.

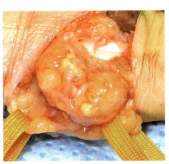
図6 術中所見

第3章 手関節・手部の臨床診断各論

20. 内軟骨腫

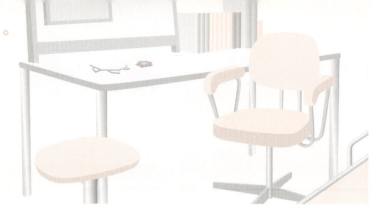

問診（臨床経過）

88歳女性．水筒を握った際に左示指に痛みが出現した．数日様子を見ていたが，痛みが改善しないため受診した．特記すべき既往歴はない．左示指に疼痛，動かしづらさを感じたことはなく，日常的に左手をよく使う作業もしていないとのことであった．

 中高年の明らかな外傷がなく出現した手指の痛みの原因として，腱鞘炎，関節症，感染，膠原病，軟部腫瘍，骨腫瘍が鑑別に挙がってくる．痛みの出現時期，職業，生活習慣（手をよく使う趣味など），既往歴，家族歴などの聴取が有用である．腱鞘炎の診断となり，腱鞘内注射による加療を受けたが改善せず，その後の単純X線検査により骨腫瘍の診断となる例もある．一つの診断に固執せず，さまざまな可能性を考え問診を行うべきである．

視診

明らかな腫脹，変形，皮下出血などは認めなかった．

 左右をよく比較することで，小さな変化にも気づくことができる．

身体所見

左示指基節部に圧痛を認めた．軽度の疼痛を伴うが，自動的関節運動は可動域の左右差なく可能であった．

 圧痛部位を詳細に調べることで，疑うべき疾患をかなり絞ることが可能である．どの方向から圧迫すると痛みが強いか細かく調べ，鑑別を進めていく．可動域は左右で比較することが望ましい．

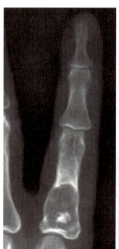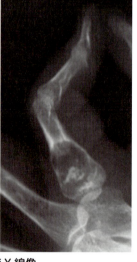

図1 示指2方向単純X線像
基節骨に辺縁明瞭で内部に石灰化を伴う骨透亮像を認めた．皮質骨は菲薄化し，膨隆していた．

検査手順や次回受診のプランニング

単純X線検査は，左示指2方向を行った．示指基節骨近位1/2に辺縁明瞭で内部に石灰化を伴う骨透亮像を認めた．皮質骨は菲薄化し，膨隆していた（**図1**）．図1では分かりづらいが，側面像で背側皮質骨の不連続となっている箇所があり病的骨折が疑われた．

 特徴的な単純X線所見で，ほぼ内軟骨腫の診断が確定する．本症例のように病的骨折後に受診する場合と，偶然単純X線検査で

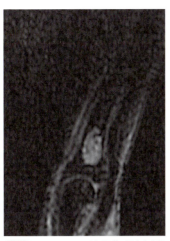

図2 MRI T2強調像（別症例）
水分豊富な軟骨が高信号を呈し，線維成分の多い隔壁が低信号を呈して分葉状となっている．

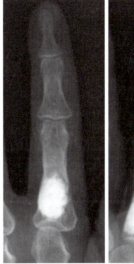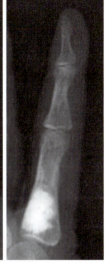

図3 術後6年単純X線像
再発は認めていない．

発見されて診断される場合がある．腫瘍の成長はゆっくりで，40歳代で見つかることが多い．手の骨腫瘍の中で最も多く（90％），基節骨，中手骨，中節骨の順に多い．単発例が多い．多発例はOllier病やMaffucci症候群に伴うことが多く，悪性化も高率に認め，単発例とは別の病態と考えたほうがよい．

軟部組織の腫脹，強い骨破壊像などの非典型的な所見を認めるようであれば，軟骨肉腫の可能性を念頭に，MRIによる精査，生検による病理検査が望ましい．内軟骨腫のMRI像は，T2強調像で水分豊富な軟骨が高信号を呈し，線維成分の多い隔壁が低信号を呈して分葉状となっている（図2）．

たものは手術が望ましい．病的骨折に転位を伴っている場合は，早期の手術が必要となる．転位していない病的骨折に関しては，骨癒合後に手術を施行した方が合併症の減少につながる．

再発予防には十分な掻爬が重要である．Hsu CSらによると再発は2〜15％と報告されている．掻爬のみをする，掻爬後に自家骨・骨補填材を移植する，という選択肢がある．自家骨・骨補填材の骨折予防・再発予防へ効果は明らかとなっていないが，術直後の強度を補い，早期に可動域訓練を開始するために移植を併用している術者が多い．

悪性化の報告はあるものの，まれである．

（阿部耕治）

本症例の確定診断

内軟骨腫に伴う病的骨折と診断した．骨癒合が得られるまで保存加療とした．骨癒合後に，伸筋腱縦切によるアプローチで，基節骨背側皮質を開窓し腫瘍を可及的に掻爬し，骨補填材を注入した．病理診断も内軟骨腫であった．術後6年時点で，再発は認めていない（図3）．

ポイント 無症状で小さな腫瘍であれば，経過観察でも問題ない．皮質骨の菲薄化により病的骨折の可能性が高いもの，病的骨折を起こし

参考文献

1) Takigawa K : Chondroma of the bones of the hand : a review of 110 cases. J Bone Joint Surg Am, 53 : 1591-1600, 1971.
2) Athanasian EA : Bone and soft tissue tumors. Wolfe SW, Hotchkiss RN, Penderson WC, Kozin SH, ed : Green's Operative Hand Surgery, 6th ed, p.2141-2195, Churchill Livingstone, 2010.
3) Hsu CS, et al. : Tumours of the hand. Lancet Oncol, 8 : 157-166, 2007.
4) Ablove RH, et al. : Early versus delayed treatment of enchondroma. Am J Orthop, 29 : 771-772, 2000.

# 日本語索引

ページ数の太字は主要解説箇所を示す.

あ

圧痛覚計 186
鞍状関節 168

い

怒り肩 26
1次性レイノー現象 256
岩原・野末の徴候 190
インターセクション症候群 234
インピンジメント徴候
　——, Hawkins の 29
　——, Neer の 28, 78

う

烏口肩峰アーチ 4
烏口肩峰靱帯 2
烏口鎖骨靱帯 2
　——再建術 77
烏口上腕靱帯 2, 4, 62
烏口突起 2, 77

え

腋窩神経 5
腋窩神経障害 73
　——の発生部位 74
腋窩神経麻痺 26, 48
遠位指節間関節（DIP 関節） 168
遠位指節間関節皮線 166
遠位手根列 167
遠位手掌皮線 166
遠位長軸像, 前腕の 122
遠位橈尺関節 98, 167, 189, 196, 219
円回内筋 97, 170
円回内筋症候群 111

お

横走線維 99
オカルトガングリオン 202
音叉 187

か

回外筋 170
外在筋 169
外在靱帯 171
外傷性肩関節脱臼 51
外傷性肘関節靱帯損傷 142
外傷性肘関節脱臼 142
外旋位固定装具 52
外旋テスト 20
外旋ラグ徴候 29
外側縁 98
外側顆骨折 130
外側関節裂隙 120

外側尺側側副靱帯 99, 144
外側側副靱帯 98, 120
外側長軸像, 肘関節の 121
外転, 肩の 5
外転耐久力 28
外反肩 13, 14
外反ストレス 98
外反ストレステスト 136
外反肘 99, 102, 109
外偏角 99
解剖頸 3
解離性手根不安定症 244
下角 2
下関節上腕靱帯 4
嗅ぎタバコ窩 196
かぎ爪変形 184
拡散テンソルトラクトグラフィー 231
下垂位 61
下垂指 184
下垂手 184
肩関節拘縮 90
肩関節疾患, 中高年者の 25
肩関節周囲炎 87, 90
肩関節前上方部損傷, 超音波像 36
肩関節の可動域 57
肩関節部 2
肩こり 25
肩内旋肘屈曲テスト 162
肩の挙上困難 70
肩の激痛 25
滑液囊炎 109
滑車 98, 118
滑膜腱鞘, 指屈筋の 170
滑膜ひだ障害 110, 148
化膿性肩関節炎 11, 16, 78, 84
化膿性関節炎 109
化膿性腱鞘炎 170, 185, 255
化膿性骨髄炎 195
陥凹圧迫効果 6
ガングリオン 109, 162, 232, 264
　——, 超音波像 38
環指 168
関節窩 4
関節可動域
　——, 肩関節の 105
　——, 肘関節の 104
　——, 指関節の 185
関節唇 3
関節唇損傷 62
　——, 上方 57
　——, 超音波像 36
関節水腫 78
関節包 4

関節リウマチ
　——, 肩関節の 87
　——, 手関節の 196
　——, 肘関節の 115, 150
関節裂隙の狭小化 87, 152
乾癬性関節炎 195
顔面肩甲上腕型筋ジストロフィー 11

き

偽性麻痺肩 80
基節骨 168
偽痛風 78
機能解剖
　——, 肩関節の 5
　——, 前腕の 98
　——, 肘関節の 96
機能的円弧 113
基本解剖
　——, 肩関節の 2
　——, 手関節の 166
　——, 肘関節の 98
逆 chair test 156
逆 Phalen test 231
胸郭出口症候群 70
　——における圧痛部位 71
強剛母指 177
胸骨 2
胸鎖関節 2
胸鎖関節包 2
狭窄性腱鞘炎 195, 234
胸鎖靱帯 2
鏡視下 Bankart 法 56
鏡視下 capsular shift 61
鏡視下腱板修復術 79
胸肋鎖骨肥厚症 26
棘下筋 5
　——の萎縮 27
　——の完全断裂 20
棘下筋萎縮, 超音波像 36
棘下筋腱 3, 78
棘下筋腱断裂 80
棘下筋テスト 20
棘上筋 5
棘上筋腱 3, 78
棘上筋腱前縁 33
棘上筋腱断裂, 超音波像 34
棘上筋テスト 29
局所麻酔剤 65, 78
　——テスト 58, 68, 74
巨指症 178
挙上 5
挙上位整復法 52
魚鱗癬症候群 179
近位指節間関節（PIP 関節） 168

273

近位指節間関節皮線　166
筋萎縮　64
近位手根列　167
　　──掌側回転型手根不安定症　168
　　──背側回転型手根不安定症　168
近位手掌皮線　166
近位長軸像，前腕の　122
近位橈尺関節　98

く

屈曲，肩の　5
屈筋腱腱鞘　171
屈筋腱損傷　188
　　──の部位別分類　249
屈筋腱断裂　248
屈筋腱皮下断裂　183
屈指症　178
グロムス腫瘍　266

け

経舟状骨月状骨（周囲）脱臼　229
茎状突起　98
頚椎症性筋萎縮症　80
経橈骨茎状突起月状骨（周囲）脱臼　229
外科頚　3
血管腫　177
月状骨　167
月状骨三角骨靱帯損傷　219
月状骨三角骨靱帯　167
月状骨周囲脱臼　228
結節間溝　33
肩甲下筋　5
肩甲下筋腱　78
肩甲下筋腱断裂　62, 80
　　──，超音波像　36
肩甲下筋断裂・損傷，超音波像　36
肩甲胸郭関節　2, 4
肩甲挙筋　5
肩甲棘　2
肩甲棘基部　5
肩甲骨　2
肩甲骨高位　11, 45
肩甲骨面　6
腱交差　170
腱交叉症候群　109, 234
肩甲上神経　5
肩甲上腕関節　2, 4
　　──の内方化　87
肩甲上腕関節脱臼　17
肩甲上腕リズム　6
肩甲脊椎骨　13, 44
肩鎖関節　2
肩鎖関節損傷，超音波像　38
肩鎖関節脱臼　76
肩鎖関節包　2
肩鎖靱帯　2
腱鞘　254
腱鞘巨細胞腫　268

腱鞘内注射　235
腱上膜　170
腱板　3, 4
腱板損傷，超音波像　33
腱板断端　18
腱板断裂　17, 25, 64
腱板断裂（小〜中断裂）　78
腱板断裂（大〜広範囲断裂）　80
腱板テスト　19
肩峰　2
肩峰下インピンジメント症候群　67
肩峰下滑液包　4, 78
肩峰下滑液包炎　67
肩峰下関節　2, 4
肩峰下包　4

こ

高エネルギー外傷　228
後縁　98
後外側回旋不安定症　144
後外側不安定性　116
後骨間神経　97
後骨間神経麻痺　109, 184
合指症　178, 206
咬傷　254
鉤状突起　98
合短指症　178, 207, 211
鉤突窩　98
広背筋　5, 74
後方関節唇損傷，超音波像　38
後方挙上　5
後方脱臼の整復　142
後方長軸像，肘関節　121
絞扼輪　211
後斜走線維　99
五十肩　80
骨圧痕像　267
骨化核　180
骨間膜　98
骨棘形成　152
骨系統疾患　180
骨性合指症　206
骨粗鬆症　92
骨端核　105
骨端線部の圧痛　47
骨端損傷　46
骨軟骨腫　111
骨・軟部腫瘍　181
ゴルフ肘　107

さ

鎖骨　2
鎖骨遠位端骨折，超音波像　38
鎖骨間靱帯　2
鎖骨欠損症　11
鎖骨骨折　10, 76
鎖骨頭蓋異骨形成症　11, 14
猿手　169, 183

三角筋　5
　　──の萎縮　26
三角筋下包　4
三角筋拘縮症　13, 14
三角骨　167
三角骨骨折　229
三角舟状大菱形小菱形骨靱帯　172
三角線維軟骨複合体　167
三角線維軟骨複合体損傷　183, 189, 219
三角有鉤有頭骨靱帯　172
三頭筋付着部断裂　109

し

視覚アナログ尺度　195
識別知覚　186
指屈筋腱　170
指屈筋腱化膿性腱鞘炎　254
指屈筋腱腱鞘　170
指屈筋腱損傷　248
指屈筋腱皮下断裂　252
示指　168
示指伸筋腱　171
矢状索　171
指伸展機構　171
指節間関節（IP関節）　168
指節間関節皮線　166
指節骨　168
指節癒合症　178
指背腱膜　171
四辺形間隙　5, 70
四辺形間隙症候群　70, 73
シメチジン　82
斜角筋三角部　70
斜角筋ブロック　91
尺屈回外テスト　189
尺屈テスト　189
尺骨　98
尺骨管　168
尺骨茎状突起　96
尺骨茎状突起骨折　219, 229
尺骨月状骨靱帯　172
尺骨鉤状突起　118
尺骨鉤状突起結節　118
尺骨三角骨靱帯　172
尺骨神経　97, 99, 168, 173
尺骨神経亜脱臼　118
尺骨神経管症候群　232
尺骨神経障害　109
　　──，スポーツによる　146
尺骨神経麻痺　169, 183, 190
尺骨突き上げ症候群　219
尺骨動脈　97, 99, 173, 187
尺骨有頭骨靱帯　172
尺側滑液鞘　170
尺側手根屈筋　97, 170
尺側手根屈筋腱　96
尺側手根伸筋腱　171
尺側手根伸筋腱腱鞘炎　183

若年性特発性関節炎　177
尺骨頭　167
尺骨頭脱臼　111
終止伸筋腱　171
舟状月状骨解離　245
舟状月状骨靱帯　167
舟状骨　167
　　——の特殊撮影　191
　　——の無腐性壊死　242
舟状骨骨折　185, **224**, 229
舟状大菱形小菱形骨間関節　167
舟状大菱形骨靱帯　172
舟状有頭骨靱帯　172
手根管症候群　183, 189, 193, 201, **230**
手根骨　168
手根中央関節　167
手根中手関節（CM 関節）　167, 168
手根不安定症　**244**
手指骨折　**222**
手掌腱膜　166
手掌指皮線　166
手掌母指線　166
循環障害　195
　　——，手指の　**256**
小円筋　5
小円筋腱　3
上関節上腕靱帯　4
小胸筋腱部　70
小結節　3
上肩甲横靱帯　2
小指　168
小指外転筋　169, 170
小指球筋　169, 183
小指屈筋　170
小指伸筋腱　171
小指対立筋　169
上肢下垂位　14
上肢長　105
掌蹠膿疱症性関節炎　195
掌側傾斜　167
掌側骨間筋　169, 170, 183
　　——の構造　170
掌側板　173
小児肩関節疾患　10
上方関節唇損傷　**57**
　　——，超音波像　37
静脈奇形　177
小菱形筋損傷　40
小菱形骨　167
上腕骨　3
上腕骨遠位端骨折　108, 115
上腕骨外側顆骨折　102
上腕骨外側上顆　96, 120
上腕骨外側上顆炎　114, **155**
上腕骨外反変形　13, 14
上腕骨顆上骨折　127, 130
上腕骨近位骨端離開　**48**
　　——，超音波像　33

上腕骨近位端骨折　10, **92**
上腕骨近位端骨折，超音波像　33
上腕骨近位部　3
上腕骨骨端離開　47
上腕骨小頭　98, 118
上腕骨小頭離断性骨軟骨炎　120
上腕骨頭　3
上腕骨内側上顆　96, 118
上腕骨内側上顆炎　107, 115
上腕骨内側上顆裂離骨折　108
上腕三頭筋　19
上腕周囲径　105
上腕長　105
上腕動脈　97
上腕二頭筋　5, 96, 97
上腕二頭筋遠位部腱断裂　**158**
上腕二頭筋腱断裂　109
上腕二頭筋長頭腱　2, 4, 26, 33
上腕二頭筋長頭腱炎，超音波像　38
上腕二頭筋長頭腱断裂　17, **64**, 80
伸筋腱　184
伸筋腱区画　171
伸筋腱第1区画　234
神経痛性筋萎縮症　160
進行性骨化性線維異形成症　11, 16
人工指関節全置換術　263
深指屈筋　170
深指屈筋腱　168, 169, 170, 248
深指屈筋腱テスト　188
深掌動脈弓　173
伸展，肩の　5

す

スカプラ Y 撮影　15
ステロイド　252
ストルーザーアーケード　146
スワンネック変形　246

せ

正拳テスト　19
正中神経　97, 99, 168, 173
正中神経麻痺　183
石灰性腱炎　25, **82**
前下方関節唇損傷，超音波像　36
前鋸筋　4, 5
前鋸筋麻痺　27
前骨間神経麻痺　109, 189
浅指屈筋　97, 170
浅指屈筋腱　96, 168, 170, 248
浅指屈筋腱テスト　188
前斜走線維　99
浅掌動脈弓　173
尖端合指　212
先天異常，指の　208
先天性絞扼輪症候群　**211**
先天性鎖骨偽関節症　11
先天性僧帽筋欠損症　14
先天性多発性関節拘縮症　216

先天性橈尺骨癒合症　179
先天性握り母指症　216
前方 load and shift test　61
前方挙上　5
前方短軸像，肘関節の　119
前方長軸像，肘関節の　119
前腕回旋運動　100
前腕回旋可動域　104
前腕筋　98
前腕骨塑性変形　**128**
前腕周囲径　105
前腕伸筋群　120
前腕長　105
前腕の解剖　100

そ

爪甲退色反応　187
総指伸筋　170
総指伸筋腱　171
僧帽筋　4
僧帽筋麻痺　27
側索　171
足趾の視診　13
側副靱帯，MP 関節の　172
側方挙上　5

た

第 5 頚神経根障害　48
大胸筋　5
大結節　3
第 2 肩関節　4
第 2 中手骨基部　237
大菱形骨　167
多指症　208
脱臼整復法　53
手綱靱帯　173
多方向性肩関節不安定症　60
短軸，超音波　33
短掌筋　169
短小指屈筋　169
短橈側手根伸筋　155, 170
短橈側手根伸筋腱　171
弾発指　178
短母指伸筋　170, 216
短母指伸筋腱　111, 171, 234

ち

知覚テスター　186
中央索　171, 184
肘外偏角　100
中関節上腕靱帯　4, 62
中指　168
中手骨　168
中手指節関節（MP 関節）　168
中節骨　168
肘頭　98
肘頭窩　98
肘頭骨折　108

肘頭骨端離開　**133**
肘頭疲労骨折　**133**
　　──の分類　**134**
肘内障　**124**, **177**
肘部管症候群　113, 146, **162**
虫様筋　169, 171, 183
長軸像，肘頭窩　122
長軸，超音波　33
長掌筋　97
長掌筋腱　96
蝶番関節　169
長橈側手根伸筋　170
長母指外転筋　111, 234
長母指外転筋腱　171
長母指屈筋　170
長母指屈筋腱　168
長母指伸筋　170
長母指伸筋腱　171
長母指伸筋腱腱鞘炎　183
長母指伸筋腱断裂　250

つ
槌指　182

て
ディスク・クリミネーター　187
手関節　167
手関節皮線　166
手関節・手部の診断
　　──，思春期・成人　182
　　──，小児　176
　　──，中・高齢者　193
テニス肘　107, **155**
手の横アーチ　169
手指の先天異常　176, 178

と
投球障害肩　73
凍結肩　26
橈骨　98
橈骨茎状突起　96
橈骨茎状突起骨折　229
橈骨月状骨窩　167
橈骨月状骨靱帯　172
橈骨三角骨靱帯　172
橈骨舟状骨月状骨靱帯　172
橈骨舟状骨窩　167
橈骨舟状骨靱帯　172
橈骨有頭骨靱帯　172
橈骨手根関節　167
橈骨神経　97, 99, 173
橈骨神経感覚枝　97
橈骨神経管症候群　155
橈骨神経高位麻痺　184
橈骨頭　98, 118, 120
橈骨頭骨折　108
橈骨頭前方脱臼　104
橈骨頭脱臼　102, 111, 128

橈骨動脈　97, 99, 173, 187
　　──の触知　126
橈尺骨骨折　108
橈側滑液鞘　170
橈側手根屈筋　97, 170
橈側手根屈筋腱　96, 168
動揺肩　60
特発性後骨間神経麻痺　**160**
特発性前骨間神経麻痺　**160**
徒手筋力検査　197
トランペット肢位　13

な
内腱鞘　170
内在筋　169, 183
内在筋麻痺　169, 190
内在靱帯　171
内側関節裂隙　118
内側上顆障害　136
内側側副靱帯　98, 118
内側側副靱帯機能不全　**140**
内側側副靱帯損傷　107, 140
内側短軸像
　　──，肘関節の　119, 120
内軟骨腫　**14**
内反手　178
内反ストレス　98
内反肘　99, 103, 109, **130**

に
2次性レイノー現象　256

ね
粘液囊腫　260

は
背側骨間筋　169, 183
　　──の構造　170
背側手根間靱帯　172
把持動作　197
ばね指　201, 216, **234**, 259
パラテノン　170
反復性肩関節脱臼　**54**
反復性肩関節脱臼・亜脱臼，超音波像
　　36

ひ
非解離性手根不安定症　244
肘45°屈曲位正面像　138
肘関節　96
肘関節後方脱臼　109
肘関節皺　96
肘関節脱臼　108, 142
肘関節・前腕部の診かた
　　──，思春期・成人　107
　　──，小児　102
　　──，中・高齢者　113
肘屈曲テスト　162

肘周辺骨折　**126**
皮線　166
皮膚性合指症　206
皮膚瘻孔　195
病的骨折　92
表面解剖
　　──，肩関節の　2
　　──，手関節の　166
　　──，肘関節の　96

ふ
複合性局所疼痛症候群　82
フローマン徴候　190

へ
変形性肩関節症　**84**
変形性肘関節症　113, **152**

ほ
防御知覚　186
方形回内筋　170
母指　168
母指CM関節症　193, **237**
母指CM関節ストレス試験　238
母指球筋　183, 214
母指球筋群　169
母指球皮線　166
母指形成不全　176, **214**
母指尺側側副靱帯　172
母指多指症　178, **208**
捕食動作　113
ボタン穴変形　184, **246**

ま
末梢神経障害　196
末節骨　168
慢性再発性多発性骨髄炎　15

み
水かき形成　206

め
メゾテノン　170

も
毛細血管再充満時間　187

や
野球肘　98, 107

ゆ
有鉤骨　167
有鉤骨鉤骨折　182, 185
有鉤骨鉤突起骨折　**226**
有痛弧徴候　28
有頭骨　167
有頭骨骨折　229
癒着性関節包炎　90

指伸筋腱損傷　250
指伸筋腱脱臼　183
指伸筋腱皮下断裂　252
指の皮線　166

よ

翼状肩甲　27, 58

り

リウマチ性肩関節症　88
リウマトイド結節　109
離断性骨軟骨炎　107, 138

リドカイン　74
リトルリーグ肩　46
　――，超音波像　33
リトルリーグ肘　136
リバース型人工肩関節置換術　81
菱形筋　5
輪状靱帯　98

る

ルーレット　186

ろ

肋鎖間隙部　70
肋鎖靱帯　2

わ

鷲手変形　169, 183
腕尺関節　97, 152
腕神経叢麻痺　48
腕橈関節　98, 152
腕橈骨筋　96, 98
腕落下徴候　29

外国語索引

A

A1 pulley　171, 235
A2 pulley　171
abductor pollicis longus（APL）　234
Allen test　187, 198
annular ligament　98
anterior apprehension test　22, 54
anterior labroligamentous periosteal sleeve avulsion　36
anterosuperior corner injury　36
ape hand　183
Apert 症候群　207
armchair pushup test　145
arthrogryposis multiplex congenita（AMC）　216

B

ballottement test　189
Bankart 損傷　55
bear hug test　20
belly press test　20, 80
Blauth 分類　214
bone　44
Bouchard 結節　195, **262**
Bunnell intrinsic tightness test　190

C

capillary refilling time（CRT）　187
carpal instability dissociative（CID）　244
carpal instability non-dissociative（CIND）　244
Carpenter 症候群　208
carpometacarpal（CM）　167
carrying angle　99, 130
Carter の 5 徴候　179
Cavendish 分類　44
central slip　171
chair test　110, 156
checkrein ligament　173
chiasma tendinum　170
chronic recurrent multifocal osteomyelitis（CRMO）　15
claw hand　169, 183
CM 関節　167
combined abduction test（CAT）　18
congenital constriction band syndrome　211
crank test　21
crease　166
cross finger test　190
cuff tear arthropathy　81

D

dark tendon sign　201
de Quervain 病　190, 201, **234**
diffusion tensor tractography（DTT）　231
digital Allen test　187
digital flexor tendon sheath　170
distal radioulnar joint（DRUJ）　167, 219
divergent dislocation　142
dorsal intercalated segment instability（DISI）　168
dorsal intercarpal　172
drop finger　184
drop hand　184
dropping sign test　20
Dupuytren 拘縮　166, **258**

E

Eichhoff test　198, 234
elbow extension test（ET）　19
elbow flexion test　110
elbow push test（EPT）　19
empty can test　19, 29
endotenon　170
epitenon　170
extensor carpi radialis brevis（ECRB）　155
extensor pollicis brevis（EPB）　234
extrinsic ligament　171
extrinsic muscle　169

F

Fanconi 貧血　208
feeding　96
finger extension test　110
finger floor distance（FFD）　24
Finkelstein test　190, 198, 234, 238
flexor digitorum profundus（FDP）　248
flexor digitorum superficialis（FDS）　248
fluid sign　26
fringe impingement test　110
Frohse arcade　110, 173
Froment sign　190
full can test　19, 29
functional arc　113

G

Galeazzi 骨折　108
Galeazzi 脱臼骨折　111
gamekeeper's thumb　172
geyser sign　17
Gilula's line　229

greater arc injury　229
Greig 頭蓋多合指症候群　208
grind test　198
grinding　14
Guyon 管　162, 168
Guyon 管症候群　183, **232**

H

Hüter 三角　96
Hüter 線　96
Hawkins-Kennedy の impingement test　21
Heberden 結節　193, 195, **260**
heel buttock distance（HBD）　24
hip adduction（HADD）　24
hip internal rotation（HIR）　24
Holt-Oram 症候群　208
horizontal flexion test（HFT）　18
hornblower's sign　30
humeral avulsion of the glenohumeral ligament　36
hyper external rotation test（HERT）　22

I

inferior facet　3
intrinsic ligament　171
intrinsic minus position　183
intrinsic muscle　169
intrinsic plus position　183
intrinsic tightness test　190

J

Janecki 変法　52

K

Kanavel sign　185
Kanavel の 4 徴候　255
Kienböck 病　195, **240**
Klippel-Feil 症候群　45

L

lateral band　171
lateral collateral ligament（LCL）　98
lateral ulnar collateral ligament（LUCL）　144
Ledderhose 病　258
lesser arc injury　229
Levy-Hollister 症候群　208
Lichtman 分類　240
lift-off test　20, 80
Lister 結節　98
load and shift test　22
LT shuck test　245

M

Madelung 変形　180
Majewski 症候群　208
manual muscle testing（MMT）　197
maximum ulnar bow　128
medial collateral ligament（MCL）　98
mesotenon　170
midcarpal clunk test　244
midcarpal joint　167
middle facet　3
middle finger extension test　156
milking test　140
Mimori test　21
Monteggia 骨折　108
Monteggia 脱臼骨折　111, **126**
moving milking（valgus）test　110
moving valgus stress test　141
mucous cyst　260
multidirectional instability（MDI）　60

N

Neer-Horwitz 分類　50
Neer の impingement test　21
no man's land　170, 248

O

O'Brien active compression test　64
O'Brien test　22
omovertebral　44

P

pain provocation test　21
painful instability　115
painful stiffness　115
palmar aponeurosis　166
paratenon　170
perfect O　189
Peyronie 病　258
Phalen test　189, 198, 231
piano-key sign　76, 219
pink pulseless hand　126
PIP 関節　259, 262
Poland 症候群　12
Popeye sign　17, 27, 80
posterior jerk test　22
posterolateral pivot test　144
posterolateral rotatory instability　116
posterolateral rotatory instability of the elbow（PLRI）　**144**
Preiser 病　**242**

provocation test　29
pseudoglenoid　15
pucker sign　126

Q

QA 受容器（quickly adapting mechano-receptor）　186
quadrilateral space syndrome（QLSS）　70, 73

R

radial bursa　170
radial inclination　167
radiocarpal joint　167
radiolunate（RL）　172
rent test　18
reversed Phalen test　189

S

SA 受容器（slowly adapting mechanore-ceptor）　186
sagittal band　171
Salter-Harris 分類　49
Samilson 分類　85
scapho-trapezio-trapezoid joint（STT joint）　167
scaphoid shift test　244
scapula Y 撮影　15
shoulder internal rotation elbow flexion test　110
skier's thumb　172
SLAP（superior labrum anterior posterior）損傷　62
snapping scapula　14
snuff box　173
Speed test　22, 31
spinoglenoidal notch　5
Sprengel 変形　11, **44**
Stener's lesion　172
Stimson 法　53
straight leg raising（SLR）　24
Struther's arcade　146
sulcus sign　22, 54, 61
superior facet　3, 28
swan-neck 変形　184
swimmer's shoulder　40
syndactyly　206

T

tangential view　111, 138
Taybi-Lindre 症候群　208

tear drop sign　189
terminal tendon　171
TFCC 損傷　219
Thomsen test　110, 156
thoracic outlet syndrome（TOS）　70
thumb in palm pattern　216
tilting angle　130
Tinel 徴候　187, 197
Tinel 様徴候　188, 197, 230
tip palmar distance（TPD）　185
toileting　96
Tossy 分類　76
total active motion（TAM）　185
total passive motion（TPM）　185
triangular fibrocartilage complex（TFCC）　167, 219
triquetral-hamate-capitate　172
triquetrohamate（TH）　172
trumpeter sign　13

U

ulnar bursa　170
ulnar collateral ligament（UCL）　140
ulnar fovea sign　219
ulnar inclination　167
ulnar minus variant　240
ulnar-collapsed pattern　214
ulnocarpal stress test　219
ulnolunate（UL）　172
ulnotriquetral（UT）　172

V

VACTERL 連合　208
valgus extension overload（VEO）　133
visual analogue scale（VAS）　195
volar intercalated segment instability（VISI）　168
volar plate　173
volar tilt　167

W

Wassel 分類　209
Watson test　190, 244
white pulseless hand　126

Y

Yamamoto 法　130
Yergason test　22, 31

上肢臨床症候の診かた・考え方　　　Ⓒ 2016

定価（本体 6,800 円＋税）

2016 年 6 月 1 日　1 版 1 刷

編　者　　玉井和哉
　　　　　金谷文則
　　　　　池上博泰

発行者　　株式会社　南山堂
　　　　　代表者　鈴木　肇

〒113-0034　東京都文京区湯島 4 丁目 1-11
　　TEL 編集(03)5689-7850・営業(03)5689-7855
　　　　振替口座　00110-5-6338

ISBN 978-4-525-32181-9　　　　Printed in Japan

本書を無断で複写複製することは，著作者および出版社の権利の侵害となります．

JCOPY　＜(社)出版者著作権管理機構　委託出版物＞
本書の無断複写は著作権法上での例外を除き禁じられています．複写される場合は，そのつど事前に，(社)出版者著作権管理機構(電話 03-3513-6969，FAX 03-3513-6979，e-mail: info@jcopy.or.jp)の許諾を得てください．

スキャン，デジタルデータ化などの複製行為を無断で行うことは，著作権法上での限られた例外（私的使用のための複製など）を除き禁じられています．業務目的での複製行為は使用範囲が内部的であっても違法となり，また私的使用のためであっても代行業者等の第三者に依頼して複製行為を行うことは違法となります．